谢文英 编著

名医珍藏 药膳大全

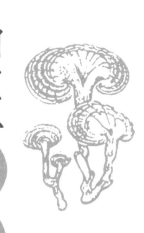

陕西出版传媒集团
陕西科学技术出版社

图书在版编目（CIP）数据

名医珍藏药膳大全/谢文英编著. —西安：陕西科学技术出版社，2014.2
ISBN 978-7-5369-4806-8

Ⅰ.①名… Ⅱ.①谢… Ⅲ.①食物养生—食谱 Ⅳ.①R247.1②TS972.161

中国版本图书馆CIP数据核字（2014）第012880号

名医珍藏药膳大全

出版者	陕西出版传媒集团　陕西科学技术出版社
	西安北大街131号　邮编　710003
	电话（029）87211894　传真（029）87218236
	http://www.snstp.com
发行者	陕西出版传媒集团　陕西科学技术出版社
	电话（029）87212206　87260001
印　刷	北京建泰印刷有限公司
规　格	710×1000毫米　　16开本
印　张	23
字　数	350千字
版　次	2014年5月第1版
	2014年5月第1次印刷
书　号	ISBN 978-7-5369-4806-8
定　价	29.80元

版权所有　翻印必究

前言 FOREWORD

　　饮食是一门学问，用药更是一门学问，将用药蕴于饮食中，是我国传统养生方法之一——药膳。早在2000多年前就提出了"药食同源"的说法，周代就专门设有"食医"掌管帝王的饮食营养，据《周礼·天官》记载，当时的宫廷医生分为食医、疾医、疡医、兽医四种，其中食医就是负责以食治病的医生。传说商代宰相伊尹著的《汤液经》就是采取烹调方法疗疾的，我国第一部中医典籍《黄帝内经》中就已载有食疗方。至唐，对于中医食疗的科学研究已经相当发达，推崇以食疗疾，认为能够用食物治好病的才是最高明的医生。《黄帝内经·素问》也指出："五谷为养，五果为助，五畜为益，五菜为充，气味合而服之，以补益精气"，"谷肉果菜，食养尽之"。指出粮谷、肉类、蔬菜、果品等在体内起补益精气的作用，人们须根据需要，兼而取之。但是当今有很多人过于注重味道，只有吃好的概念，而所谓"吃好"，主要是指吃鸡、鸭、鱼、肉、奶等荤腥食品或味道好的食品，他们很少知道人体需要什么营养，哪些食品含有什么养分，为平衡膳食应当怎样搭配。事实上饮食养生涉及饮食的调配、烹调加工、进食的卫生、饮食前后的保养、饮食的节制、饮食的禁忌等很多方面。而中医里的饮食养生则更强调药食同源、辨证施治。中医认为要想发挥出药膳的最大功效，就必须遵循辨证论治、因证施膳的原则，即在选用药膳之前，要全面分析患者体质、患病性质、季节、环境等多种因素，判断其基本证型，然后再确定相应的食疗方法，进行适当的药膳原理。因此可以说，药膳作为中医药学的重要组成部分，取药物之性，用食物之味，充分应用了药物与食物的性味与功能的统一，最大限度地促进药物与食物的吸收、利用，以达到保健强身、防病治病的目的。

　　《名医珍藏药膳大全》通过查阅古今名医的大量药膳资料，系统地论述了

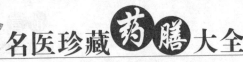

药膳食疗的方方面面。本书相对同类书，具有如下特点：

1. 根据"药食同源"的理论，遵循因人、因体质、因病而异的原则，全面又灵活地介绍了对应的药膳方。其药膳方疗效可靠、简便易做、经济实惠。

2. 在常见病食疗药膳中，我们对每一病证都列出了症状剖析，针对每一病证制定了简单方便有效的食疗药膳。包括常见的汤类、粥类、甜品点心类、药茶类等，每一例药膳都有其具体的食材、做法、功效、食用宜忌等。

3. 书中的每一款药膳都结合了现代营养学、中医学和现代医学知识，精选名医药膳方。其中的食材、中药材都是常见、常听到的，绝不用担心找不到药材。

岁月像是一道风景线，人们在享受这美丽风景之时，不要遗落了健康，且行且珍惜的不光是一草一木，阳光雨露，更要将健康捧于掌心呵护。《名医珍藏药膳大全》也许不能让您成为专业医师，但您将从中感受到药膳食疗为您健康带来的惊喜，并学会自己制作药膳，为自己和身边的人送去健康。

编 者

第一章 养生药膳基础知识

一、药膳与疾病 ·· 001
二、药膳的应用原则 ·· 002
    辨证施膳 ·· 002
    因时施膳 ·· 002
    因地施膳 ·· 003
    因人施膳 ·· 004
三、药膳配伍禁忌 ·· 005
四、制作药膳的诀窍 ·· 006

第二章 药膳常用中药材

一、补气药 ·· 007
    人　参 ·· 007
    西洋参 ·· 008
    党　参 ·· 008
    太子参 ·· 009
    黄　芪 ·· 009
    五味子 ·· 010
    白　术 ·· 010

白扁豆 011
甘　草 011

二、补血药 011

何首乌 011
当　归 012
阿　胶 013
白　芍 013
熟地黄 014
龙眼肉 014
桑　葚 014

三、补阴药 015

沙　参 015
麦　冬 015
天　冬 016
百　合 016
枸杞子 016
黄　精 017
玉　竹 017
石　斛 018
女贞子 018

四、补阳药 018

鹿　茸 018
冬虫夏草 019
巴戟天 019
杜　仲 020
淫羊藿 020
仙　茅 020
菟丝子 021
海　马 021
补骨脂 022

肉苁蓉 …………………………………… 022
　　锁　阳 …………………………………… 022

五、消食药 …………………………………… 023
　　鸡内金 …………………………………… 023
　　神　曲 …………………………………… 023
　　山　楂 …………………………………… 023
　　山　药 …………………………………… 024
　　陈　皮 …………………………………… 024
　　砂　仁 …………………………………… 025

六、安神药 …………………………………… 025
　　酸枣仁 …………………………………… 025
　　柏子仁 …………………………………… 025

七、化痰止咳药 ……………………………… 026
　　川贝母 …………………………………… 026
　　苦杏仁 …………………………………… 026
　　白　果 …………………………………… 027

八、活血化瘀药 ……………………………… 027
　　川　芎 …………………………………… 027
　　益母草 …………………………………… 027
　　丹　参 …………………………………… 028
　　红　花 …………………………………… 028

第三章　养生保健药膳

一、滋补强身药膳 …………………………… 029
　　补气药膳 ………………………………… 029

补血药膳 ································· *035*
　　气血双补药膳 ····························· *039*
　　滋阴壮阳药膳 ····························· *044*
　　健脑益智药膳 ····························· *050*
　　益肝补肾药膳 ····························· *055*
　　防病抗癌药膳 ····························· *060*
　　补益脾胃药膳 ····························· *064*
二、美容保健药膳 ··························· *069*
　　丰胸健体药膳 ····························· *069*
　　减肥瘦身药膳 ····························· *073*
　　美容养颜药膳 ····························· *077*
　　乌发明目药膳 ····························· *082*
三、四季养生药膳 ··························· *087*
　　春季调理药膳 ····························· *088*
　　夏季调理药膳 ····························· *094*
　　秋季调理药膳 ····························· *101*
　　冬季调理药膳 ····························· *106*

第四章

常见疾病调理药膳

一、呼吸系统 ······························· 113
　　感　冒 ··································· 113
　　哮　喘 ··································· 117
　　支气管炎 ································· 123
　　肺　炎 ··································· 128

二、消化系统 …… 130
慢性胃炎 …… 130
胃下垂 …… 134
腹痛 …… 136
腹泻 …… 140
便秘 …… 144
食欲不振 …… 148
胆囊炎 …… 152
胆结石 …… 154
肝硬化 …… 156
肝炎 …… 159

三、循环系统 …… 164
高血压 …… 164
低血压 …… 169
高脂血症 …… 171
冠心病 …… 176
贫血 …… 182

四、泌尿系统 …… 186
肾炎 …… 186
泌尿系统结石 …… 189

五、神经系统 …… 192
神经衰弱 …… 192
失眠 …… 194
更年期综合征 …… 198

六、男性生殖系统 …… 202
阳痿 …… 202
早泄 …… 207
遗精 …… 211
前列腺炎 …… 214
前列腺肥大 …… 216

七、女性生殖系统 …… 218
　　闭　经 …… 218
　　痛　经 …… 222
　　月经不调 …… 227
　　子宫脱垂 …… 232
　　崩　漏 …… 236
　　带　下 …… 239
　　妇科炎症 …… 242
　　妊娠恶阻 …… 245
　　妊娠水肿 …… 248
　　产后恶露不绝 …… 250
　　产后缺乳 …… 254
　　产后体虚 …… 259
　　产后腹痛 …… 261

八、儿科疾病 …… 263
　　咳　喘 …… 263
　　疳　积 …… 266
　　腹　泻 …… 270
　　厌　食 …… 274
　　遗　尿 …… 279
　　癫　痫 …… 282
　　佝偻病 …… 284
　　流　涎 …… 287
　　百日咳 …… 289
　　小儿暑热 …… 291

九、外科疾病 …… 294
　　风湿性关节炎 …… 294
　　跌打损伤 …… 298
　　骨　折 …… 301
　　疖、痈疮肿 …… 305

甲状腺肿大	307
乳腺炎	309
痔 疮	312
脱 肛	315
荨麻疹	317
皮肤瘙痒	320
白癜风	323
脚 气	325

十、五官科疾病 …… 327

耳鸣耳聋	327
中耳炎	329
鼻 炎	331
鼻出血	334
咽 炎	336
扁桃体炎	338
牙 痛	341
口 疮	343
结膜炎	345
青光眼	348
近视眼	351
白内障	353

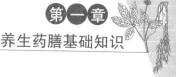

第一章 养生药膳基础知识
YANG SHENG YAO SHAN JI CHU ZHI SHI

一、药膳与疾病

药膳是防病治病的美味食品，对各种不同病因引起的疾病，可用不同的药膳进行治疗与调养。

导致疾病发生的原因，主要有六淫、疠气、七情、饮食、劳倦以及外伤和虫兽伤等。所谓六淫，即风、寒、暑、湿、燥、火六种外感病邪的统称。在正常情况下，"六气"对于人体是无害的；但当气候变化异常、六气发生太过或不及、气候变化过于急骤、在人体的正气不足、抵抗力下降时，六气才能成为致病因素，此时称为"六淫"，又称"六邪"。所谓疠气，是一类具有强烈传染性的病邪。古称"瘟疫"、"毒气"等。所谓七情，即喜、怒、忧、思、悲、恐、惊七种情志变化，是机体的精神状态。七情是人体对客观事物的不同反映，在正常的情况下，一般不会致病，只有受到突然、强烈或长期持久的情志刺激，才会引起人体致病。所谓饮食、劳倦，即人们生存和保持健康的必要条件。但如果饮食不节、劳逸不能结合，休息不好，就可导致患病。此外，外伤和被虫兽伤害，都会致人患病。知道了以上致病的原因，人类除加强保护自己、预防疾病，同时我们还可以经常食用一些保健药膳，以增强人体的抵抗能力，使之不受病疾。

祖国医学，十分强调未病先防。其一，调养身体。提高正气抗邪能力，包括调摄精神、加强锻炼，生活起居有规律，用药物、药膳预防及人工免疫；其二，防止病邪的侵害，若疾病已经发生，则应尽早治疗。

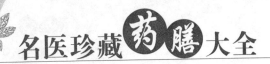

二 药膳的应用原则

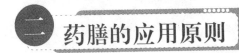

  药膳的选择必须以中医理、法为依据，而理、法的确立，又必须有中医基础理论的指导，运用辨证的方法及论治的原则，在正确辨证的基础上，采取相应得当的治疗方法，选择适宜的药物和食物，配制成药膳，方能取得预期效果。

  中医提出"同病异治，异病同治"的辨证概念，意思是说，同一种疾病或症状，发生在不同的人身上，处于不同的病程阶段，其证候性质不一样，阴虚者当滋阴，阳虚者当温阳，治疗方法、选方用药截然相反，这就是同病异治；若其证候性质相同，阴虚的则滋阴，血瘀的则活血，治疗方法、选方用药可以完全相同或大致相似，这就是异病同治。可见中医治病，重证轻病。药膳作为中医治病的一种手段，也应当遵守辨证的基本原则。

  辨证选用药膳是人们合理使用药膳的原则，就药膳与病症性质而言，则当采用寒者热之、热者寒之、虚者补之、实者泻之的总原则，结合脏腑辨证的特点，选择相应的药物和食物配制药膳，再结合季节变化、体质特点、地理环境和生活习惯等，从整体去把握选择，一般可收到预期的效果。

因时施膳

  春季是万物生发的季节，此时人体生理功能为了适应这一季节气候的变化，表现在皮肤腠理（汗孔）由冬令的致密而转疏松，在五脏中肝的功能活动也较为旺盛。故《内经》言"东方青色，入通于肝"，因此，春季的膳食就应适当地注意到这一生理特点。唐代医学家孙思邈提出调味"省酸增甘，以养脾气"，即少吃酸味食物，多吃甜食，以防止肝旺克脾，也就是后世养生家提出的"春宜甘平"的养生法。其性味甘平或有清肝作用的药物和食物有：茯苓、山药、薏苡仁、莲子、胡萝卜、菠菜、银耳、木耳、芹菜、小白菜、荸荠等。对于肝气不旺、气血两虚者，亦可选择黄芪、当

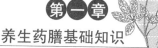

归、人参、桂圆、乌鸡等进补，以助肝气顺应自然而正常升发。

夏季对五脏中心的功能活动有一定帮助，故有"南方赤色，入通于心"的说法。孙思邈提出"夏宜增辛减郁苦"。他认为夏季心火当令，而苦味入心，苦多则助心火，而伐克肺金，为了防止肺气受伤，故多吃辛味，以补肺气。夏季膳食应以甘寒清凉为宜，再适当地加些清心火的食物，以防中暑。另外，夏天多数人食欲减退，脾胃功能较为迟钝，故此时的药膳总体上应遵循"清淡甘平"的原则，有助于开胃消食。夏季宜选择甘寒清补之品，如黄瓜、西瓜、绿豆、西红柿、玉竹、麦冬、西洋参、枸杞等。

秋天阳气由升浮趋于沉降，生理功能趋于平静，气候逐渐转凉。此时，宜注意补益甘味以益气。秋高气爽，气候偏于干燥，秋气应肺，燥气可耗伤肺阴，使人产生口干咽燥、干咳少痰、皮肤干燥、便秘等症状，这些都是秋季使用药膳进补时应注意的因素。根据"燥者濡之"的原则，秋天药膳应选择甘润养肺类补品，甘润温养，既不可过热，又不能太凉，总体上以不伤阳、不耗阳为度。同时在味型的选择上，秋令肺气旺，辛味能入肺补充肺气，故应少吃辛味，以免肺气过旺而克肝；多吃酸味，以助肝气，可以抵御肺旺的克伐。酸味与甘味相合则可化生阴津以濡润秋燥。所以，秋季制作药膳常用的药物和食物有百合、沙参、麦冬、阿胶、石斛、银耳、甘蔗、柿子、梨、荸荠、菠萝、香蕉等。

冬季药膳应很好地保护阳气，去除阴寒，宜遵循温补的原则。冬季对五脏中肾的功能活动有一定帮助，所谓"肾气旺于冬"。又因咸能入肾，肾主蛰藏。咸多伤肾，故冬季药膳不宜用咸过多。冬季药膳尤要注意温补肾阳，以助肾藏精气，从而化生气血津液，促进脏腑的生理功能。但要注意制作药膳选择药物和食物时应温而不散，热而不燥，如牛肉、羊肉、狗肉、桂圆、红枣、核桃肉、鹿茸、胎盘、冬虫夏草、人参、肉苁蓉、桑寄生等。

因地施膳

药膳除了顺应四时气候外，还应顺应四方地理。

西北地区，地处多高原，而气候较寒冷、干燥，药膳宜温、宜润。因为地区寒凉，易伤人体阳气，故宜用温性的药物和食物制作药膳以胜寒凉之气，又由于多风致燥，燥则易伤人体阴液，伤阴液则易使人皮肤、黏膜干燥，故宜用滋润的药物和食物制作药膳以胜其干燥。其具体药物和食物可参照秋季和冬季选择有关补品。

东南地区，地势较低洼，气候亦较温热、潮湿，药膳宜甘、宜辛、宜燥。因为地区潮湿，易伤脾胃，困顿阳气，故宜用甘淡渗湿、辛燥、散湿、甘味健中之品，如茯苓、山药、薏米、砂仁、陈皮、白术、扁豆、大枣、莲子等。

因人施膳

人体是一个有机的整体，受自然界气候、环境变化的影响，过度劳累、精神刺激、生活和饮食不节等使机体失衡，产生各种疾病。不同年龄层次的人选用药膳也不同。

小儿：小儿的生理特点是生机旺盛、脏腑娇嫩、气血未充。选择药膳着重在养，以饮食为主，做到营养充足，合理多样，保证其正常发育的需要，特别注意用血肉有情之品，填充脑髓、益智健脑。一般生长发育正常的小儿，无需刻意服用补药药膳，只有禀赋薄弱、体虚多病、生长迟缓者，可以适当服用补益药膳。

中年：中年人的生理特点是气血旺盛、脏腑坚强、营卫调和。而这个时期又是一个由盛而衰的转折点，某种生理机能开始逐渐衰退，再加上这个时期的许多人肩负工作、生活的重担，往往拼命工作。中医认为过度劳体则伤气损肺，长此以往则少气力衰，脏腑功能衰败，加速衰老；而过度劳心则阴血内耗，出现记忆力下降，性功能减退，气血不足，久而久之出现脏腑功能失调，产生各种疾病。所以中年时的补养不但要使身体强壮，也要防治早衰，通过药膳来选用一些补肾、健脾、舒肝等功效的食物，就能达到健肤美容、抗疲劳、增智、抗早衰、活血补肾强身的作用。

老年：老年人是药膳最主要的适用人群。人到老年期，其组织器官及生理功能均已经衰退，气血运行缓慢，且多亏虚，脏腑功能虚弱，尤以肾中精不足明显，五脏根本不固，呈现一派老态：行动迟缓，思维减退，耳不聪，目不明，饮食不香，睡眠多梦等，这是衰老过程中的常态，不是病。所以，无需刻意治疗，但必须精心呵护。药膳是重要的手段，老年人的药膳着重在补，特别是应选补肾的药物和食物制作药膳，如鹿茸、虫草、紫河车、熟地黄、肉苁蓉、山萸肉、杜仲、阿胶、牛鞭、狗肾、虾、狗肉等。因为肾中精气的多少，直接影响整个人体的盛衰，但老人的生理特点是脏器功能衰退，故补益不宜太多，多则影响消化、吸收的功能。要特别注意照顾脾胃，制作药膳时，要讲究清淡可口，烹制做到细、碎、软、烂，进食做到少食多餐。

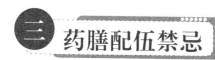

三 药膳配伍禁忌

药膳的配伍禁忌，无论是在古代还是在现代都是十分严格的。常见的中药与食物配伍禁忌如下：

（1）**猪肉** 反乌梅、桔梗、黄连；合苍术食，令人动风；合荞麦食，令人落毛发，患风病；合鸽肉、鲫鱼、黄豆食，令人滞气。

（2）**猪血** 忌地黄、何首乌；合黄豆食，令人气滞。

（3）**猪心** 忌吴茱萸。

（4）**猪肝** 合荞麦、豆酱食，令人发痼疾；合鲤鱼肠子食，令人伤神；合鱼肉食，令人生痈疽。

（5）**羊肉** 反半夏、菖蒲；忌铜、丹砂和醋。

（6）**狗肉** 反商陆；忌杏仁。

（7）**鲫鱼** 反厚朴；忌麦门冬、芥菜、猪肝。

（8）**鲤鱼** 忌朱砂、狗肉。

（9）**龟肉** 忌酒、瓜果、苋菜。

（10）**鳝鱼** 忌狗肉、狗血。

（11）**雀肉** 忌白术、李子、猪肝。

（12）**鸭蛋** 忌李子、桑葚。

（13）**鳖肉** 忌猪肉、兔肉、鸭肉、苋菜、鸡蛋。

以上中药与食物配伍禁忌是古人的经验，值得重视。我们在烹调药膳时，应当加以注意。

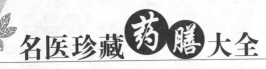

四 制作药膳的诀窍

药膳的制作除了要遵循相关医学理论，要符合食材、药材的宜忌搭配之外，还有一定的窍门，这样可以让药膳吃起来更像美食。

(1) **适当添加一些甘味的药材**　因为具有甘味的药材既有不错的药性，又可以增加菜肴的甜味，这样就会使药膳的整体味道更好。

(2) **用调味料降低药味**　人们日常生活中所用的糖、酒、油、盐、酱、醋等均属药膳的配料，利用这些调味料可以有效降低药味。如果是炒菜，还可以加入一些味道稍重的调味料。

(3) **将药材熬汁使用**　这样可以使药性变得温和，又不失药效，还可以降低药味，可谓"一举三得"。

(4) **药材分量要适中**　切忌做药膳时用的药材分量与熬药相同，这样会使药膳药味过重，影响菜品的味道。

(5) **药材装入布袋使用**　这样可以防止药材附着在食物上，既减少了苦味，还维持了菜肴的外观和颜色。

除了以上一些诀窍，还要注意药膳的配料一般因人而异，要根据就餐者不同的生理状况配以不同的药材，以达到健身强体、治病疗伤的功用。中药与食物相配，使"良药苦口"变为"良药可口"。

第二章 药膳常用中药材

YAO SHAN CHANG YONG ZHONG YAO CAI

一、补气药

人参

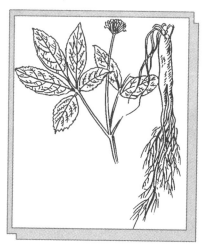

【性味归经】性平，味甘、微苦。归脾、肺、心经。

【功效主治】大补元气，生津止渴，轻身益气，延年益寿。用于身体虚弱、四肢发冷、脾虚食少、肺虚喘咳、津伤口渴、内热消渴、久病虚弱、惊悸失眠、阳痿宫冷、心力衰竭、心源性休克等。

【选购储存】园参以身长、支大、芦（根茎）长者为佳，芦短、支瘦小、含糖多者次之。野山参以支大、浆足、纹细、芦长、碗密、有圆芦及珍珠点者为佳。需保存在密封箱中，置于通风良好、阴凉干燥的地方，以防潮、防霉、防蛀。

【用药禁忌】人参不能与藜芦、五灵脂、皂荚同用。实证、热证而正气不虚者忌服。服人参不宜喝茶和吃萝卜，以免影响药力，不可过量久服。

西洋参

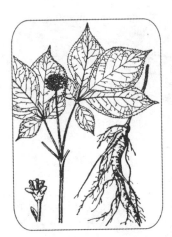

【性味归经】性凉，味甘、苦。归肺、胃经。

【功效主治】补气养阴，清火生津。用于肺虚咯血、潮热、肺胃津亏、烦渴、气虚。用西洋参替代人参，则养阴的效力增强，可供剧烈运动时疲劳乏力、口干而渴、出大汗者服用。如果将西洋参与核桃同用，健脑功效很好，还有预防脑卒中的作用。

【选购储存】选以柱形、枝条粗、芦头大、表面光滑、颜色偏黑、味苦、久嚼有棉絮感的为佳。保存时注意防潮，放在棕色瓶子中可防止药效走失。

【用药禁忌】不宜与藜芦同用。脾阳虚、寒湿中阻及湿热内蕴者禁服。忌铁器炒。

党 参

【性味归经】性平，味甘。归脾、肺经。

【功效主治】补中益气，养血生津。用于脾肺虚弱、气短心悸、食少便稀、四肢倦怠。党参有强壮作用，能增强身体抵抗力，使红细胞增加，白细胞减少；也可以使周围血管扩张，降低血压，并能抑制肾上腺的升压作用。

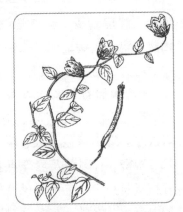

【选购储存】西党参（主产于甘肃、陕西）以根条肥大、粗实、皮紧、横纹多、味甜者为佳；东党参（主产于东北等地）以根条肥大、外皮黄色、皮肉紧实、皱纹多者为佳；潞党参（主产山西，多为栽培品）以独支不分叉、色白、肥壮粗长者为佳。置于通风干燥的地方，防霉、防蛀。

【用药禁忌】不宜与藜芦同用。实证、热证禁服；正虚邪实证不宜单独应用。

第二章 药膳常用中药材

太子参

【性味归经】性平，味甘、微苦。归心、脾、肺经。

【功效主治】益气健脾，生津润肺。主治脾虚体倦、食欲不振、病后虚弱、气阴不足、口渴、肺燥干咳、心悸不眠、虚热汗多。太子参能增强机体对有害刺激的防御能力，增强人体内的物质代谢、调节免疫力、抗病毒、延缓衰老等作用。

【选购储存】以条粗、肥润、黄白色、有粉性、无须根者为佳。置于通风干燥处，防潮、防蛀。

【用药禁忌】不宜与藜芦、五灵脂、皂荚同用。服太子参后不宜吃萝卜和喝茶，以免影响药效。

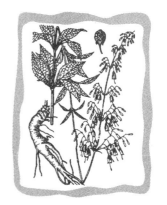

黄芪

【性味归经】性微温，味甘。归肺、脾经。

【功效主治】生黄芪：益卫固表，利水消肿，托毒，生肌；炙黄芪：补中益气。生黄芪可治自汗、盗汗、血痹、浮肿、痈疽不溃或溃久不敛等；炙黄芪可治内伤劳倦、脾虚泄泻、脱肛、气虚血脱、崩带及一切气衰血虚之证。所以黄芪素有"小人参"之谓，善治脾胃虚弱，能温补强体、提高机体免疫力。

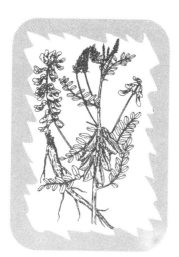

【选购储存】以根条粗长、皱纹少、质坚而实、粉性足、味甜者为佳；根条细小、质较松、粉性小及顶端空心大者次之。应放在通风干燥的地方，以防潮湿、防虫蛀。

【用药禁忌】表实邪盛、湿阻气滞、肠胃积滞、阴虚阳亢、痈初起或溃后热毒尚盛者，均禁服。黄芪恶白鲜皮，反藜芦，畏五灵脂、防风。

五味子

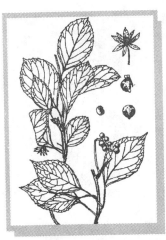

【性味归经】性温,味甘、酸。归肺、心、肾经。

【功效主治】敛肺,滋肾,生津,收汗,涩精。可治肺虚喘咳、口干作渴、自汗、盗汗、劳伤羸瘦、梦遗滑精、久泻久痢等。临床发现五味子对无黄疸型传染肝炎、急性肠道感染、神经衰弱及绿脓杆菌性膀胱炎均有良好的疗效。

【选购储存】以紫红色、颗粒大、肉厚、有油性及光泽者为最佳。置于阴凉干燥处,并密封防霉。

【用药禁忌】凡表邪未解、内有实热、咳嗽初起、麻疹初起,均不宜用。

白 术

【性味归经】性温,味苦、甘。归脾、胃经。

【功效主治】补脾益气,燥湿利水,固表止汗。是脾胃气虚、体弱出虚汗及胎动不安的常用药。脾胃虚寒、腹部冷痛、呕吐腹泻,可以与党参、干姜配伍,如理中汤。可治痰饮和水肿,常与桂枝、茯苓配伍;治水湿肿胀,常与茯苓、泽泻配伍;治表虚、出虚汗,与黄芪、浮小麦同用;治胎动不安,常与黄芩同用。

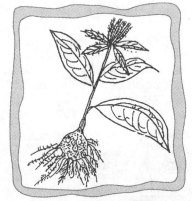

【选购储存】以表面灰黄色、断面黄白色、有云头、质地坚实、无空心、香气浓、嚼之略带黏性者为佳。保存时应置于阴凉干燥处,以防霉、防虫蛀。

【用药禁忌】阴虚燥渴、胃胀气滞者忌食。

白扁豆

【性味归经】性微温,味甘。归脾、胃经。

【功效主治】健脾养胃,解暑化湿,补虚止泻。主治脾虚呕逆、食少泄泻、或暑湿吐泻、妇女赤白带下、小儿疳积、酒醉呕吐、水停消渴等病症。

【选购储存】以质坚硬、种皮薄而脆、气微味淡、嚼之有豆腥气者为佳。置于干燥处储存。

【用药禁忌】生扁豆含有毒素,因此做汤剂时一定要煮至豆熟,做丸散剂一定要炒熟后研粉。

甘草

【性味归经】性平,味甘。归脾、胃、心、肺经。

【功效主治】益气补中,缓急止痛,润肺止咳,泻火解毒,调和药性。炙用:治脾胃虚弱、食少、腹痛便溏、劳倦发热、肺痿咳嗽、心悸、惊痫;生用:治咽喉肿痛、消化性溃疡、痈疽疮疡食物中毒。

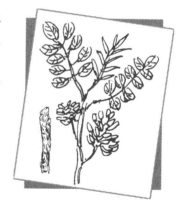

【选购储存】以质地坚实、断面略呈纤维性、黄白色、根茎表面有芽痕、断面中部有髓、气味微弱、味道甜而特殊者为佳。置于通风干燥处,防蛀。

【用药禁忌】不宜与大戟、芫花、甘遂同用。

二 补血药

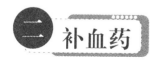

何首乌

【性味归经】性温,味苦、甘、涩。归肝、心、肾经。

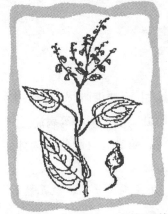

【功效主治】补肝，益肾，养血，祛风。可治肝肾阴亏、发须早白、血虚头晕、腰膝软弱、筋骨酸痛、遗精、崩带、久疟、久痢、慢性肝炎、痈肿、肠风、痔疾等。现代药理研究发现，何首乌煎剂对血糖有先升后降的作用，还可改善动脉粥样硬化，并具有缓泻作用，可改善老年性便秘。

【选购储存】以个大身长、圆块状、质坚实而重、粉性足、外皮红褐色、断而无裂隙、断面红棕色、苦味浓、有梅花状纹理者为佳。贮于有盖容器内，置于阴凉干燥处，防潮、防蛀。

【用药禁忌】大便溏泄及有湿痰者不宜食用。忌猪肉、羊肉，亦不宜与萝卜、葱、蒜一同食用。忌铁器。

当归

【性味归经】性温，味甘、辛。归肝、心、脾经。

【功效主治】补血和血，调经止痛，润燥滑肠。可治月经不调、经闭腹痛、崩漏、血虚头痛、眩晕、痿痹、肠燥便难、痈疽疮疡、跌打损伤等。现代药理研究指出，当归所含成分可抗贫血、抗衰老、抗肝昏迷、解痉、增强身体免疫功能等，具有扩张冠状动脉、增加血流、营养心肌、扩张周围血管、降低动脉血压的综合效果。

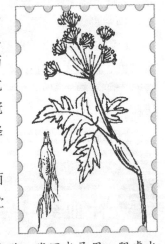

【选购储存】以油润、外皮棕黄或黄褐色、断面色黄白、主根粗壮、质坚实、香味浓郁者为佳。贮于有盖容器内，置于阴凉干燥处，防潮、防蛀。

【用药禁忌】脾虚湿盛所致的食欲不振、脘腹胀满、腹泻者忌用。阴虚火旺者慎用。

阿 胶

【性味归经】性平,味甘。归肺、心、肝经。

【功效主治】补血,滋阴,安胎。可治血虚、虚劳咳嗽、心悸、失眠、吐血、便血、妇女月经不调、崩漏、胎漏等。阿胶具有促进造血、迅速提高红细胞数和血红蛋白、止血、增加骨钙、抗辐射、抗休克、促进细胞再生、增加智力、促进生长发育、延缓衰老、抗疲劳、调节免疫力等作用。临床上常运用治疗贫血、胃溃疡、十二指肠溃疡、慢性支气管炎、营养不良性水肿、神经衰弱、失眠、功能性子宫出血、先兆流产、月经量少、更年期综合征、化疗后调理等。

【选购储存】以色乌黑、光亮透明、轻拍则断裂、无腥臭气味者为佳。置于阴凉干燥处,密闭保存。

【用药禁忌】脾胃虚弱、消化不良者慎用。

白 芍

【性味归经】性凉,味苦、酸。入肝、脾经。

【功效主治】养血柔肝,缓中止痛,敛阴平阳。可治胸腹胁肋疼痛、手足挛急疼痛、泻痢腹痛、自汗、盗汗、阴虚发热、肝阳上亢之头痛、眩晕、女子血虚、月经不调、经行腹痛、崩漏等。临床上常用于治疗贫血、胃炎、十二指肠溃疡、肠炎、肝炎、高血压、失眠、神经性头痛、坐骨神经痛、肩周炎、关节炎、痛经、功能性子宫出血等病。

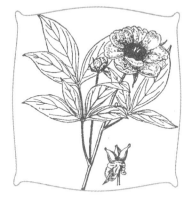

【选购储存】以质坚、体重、不易折断、断面较糙、灰白色或牙白色、中间有菊花纹、质油润、无臭、味酸苦者为佳。应放干燥阴凉的地方,以防潮、防蛀。

【用药禁忌】白芍药性寒,故虚寒性腹痛泄泻者忌食。小儿出麻疹期间忌食。服用中药藜芦者忌食。白芍药恶石斛、芒硝,畏硝石、鳖甲、小蓟,反藜芦。

熟地黄

【性味归经】性微温，味苦。归肝、肾经。

【功效主治】滋阴，补血。可治阴虚血少、腰膝痿弱、劳嗽骨蒸、遗精、崩漏、月经不调、消渴、小便频数、耳聋、目昏等。临床用于治糖尿病、高血压、慢性肾炎及神经衰弱，均颇有疗效。

【选购储存】以质柔软、内外皆呈漆黑色、断面滋润、黏性大、有甜味者为佳。置于通风干燥处，防潮、防蛀。

【用药禁忌】脾胃气滞、痰湿内阻所致脘腹胀满、食少便溏者忌服。

龙眼肉

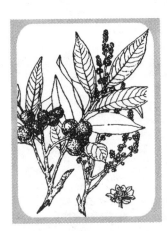

【性味归经】性温，味甘。归脾、心经。

【功效主治】益心脾，补气血，安神。可治气血不足、体虚乏力、营养不良、神经衰弱、健忘、记忆力衰退、头晕失眠等，尤其对老年人及产后的妇女有益。

【选购储存】以片大、肉厚、色棕黄、半透明、质润、甜味浓郁者为佳。贮于有盖容器中，置于通风干燥处，防潮、防蛀。

【用药禁忌】有上火发炎症状时不宜食用，怀孕后不宜过多食用，外感实热、脾虚泄泻者慎服。湿阻中焦或有停饮痰湿者忌用。

桑葚

【性味归经】性寒，味苦。归肝、肾经。

【功效主治】补肝，益肾，息风，滋液，养血，明目，润肠，乌须发，解酒毒。可治肝肾阴亏、消渴、便秘、目暗、耳鸣、关节不利。其他如神经衰弱失眠、少年白发、产后血虚便秘等，服食桑葚也可获得改善。

【选购储存】以个大、完整、肉厚、色紫红、粉质多、无杂质者为佳。蒸后置于干燥处保存。

【用药禁忌】脾胃虚寒便溏者慎服。

三 补阴药

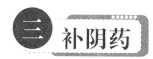

沙参

【性味归经】性微寒，味甘、微苦。归肺、胃经。

【功效主治】养阴清热，润肺化痰，益胃生津。用于阴虚肺燥或热伤肺阴所导致的干咳少痰、咽喉干燥等。此外，还可以败毒抗癌，用于癌瘤积毒，对晚期肿瘤患者血枯阴亏、肺阴虚导致的肺癌、消化道肿瘤术后气阴两虚或因放疗而伤阴引起的津枯液燥，具有较好的疗效。

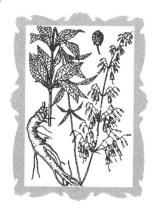

【选购储存】以粗细均匀、肥壮、颜色白者为佳，置干燥处保存，防蛀。

【用药禁忌】风寒咳嗽者禁服，恶防己，反藜芦。

麦冬

【性味归经】性微寒，味甘、微苦。归肺、胃、心经。

【功效主治】养阴生津，润肺清心。用于肺燥干咳、虚痨咳嗽、津伤口渴、心烦失眠、内热消渴、肠燥便秘等。

【选购储存】以身干、个肥大、质柔软、半透明、表面淡黄白色、气香、味甜、嚼之发黏者为佳。贮于有盖容器内，防潮、防蛀、防鼠。

【用药禁忌】虚寒泄泻、湿浊中阻、风寒或寒痰咳喘者禁服。麦冬与款冬、苦瓠、苦参相克。

天冬

【性味归经】性寒,味甘、苦。归肺、胃经。

【功效主治】养阴润燥,清肺生津。用于阴虚肺热、干咳痰黏或咯血;阴虚火旺、潮热盗汗、遗精;内热消渴;肠燥便秘。

【选购储存】以肥满、致密、黄白色、半透明者为佳。置于通风干燥处,防霉、防蛀。

【用药禁忌】风寒咳嗽及虚寒泄泻者禁用。

百合

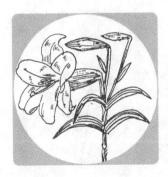

【性味归经】性平,味微苦。归心、肺经。

【功效主治】养阴润肺,清心安神。用于阴虚久咳、痰中带血、虚烦惊悸、失眠多梦、精神恍惚等。有养阴润肺止咳功效,用于肺阴虚的燥热咳嗽、痰中带血,如百花膏。治肺久咳、劳嗽咯血,如百合固金汤。具有清心安神之功效,用于热病余热未清、虚烦惊悸、失眠多梦等。

【选购储存】以瓣匀肉厚、色黄白、质坚、筋少、无臭味、味微苦者为佳。应存放在通风干燥的地方,防潮、防蛀。

【用药禁忌】感冒风寒咳嗽之人忌用。脾胃虚寒、大便稀薄、腹泻者忌服。

枸杞子

【性味归经】性平,味甘。归肝、肾、肺经。

【功效主治】滋肾,润肺,补肝,明目。可治肝肾阴亏、腰膝酸软、头晕目眩、目昏多泪、虚劳咳嗽、消渴、遗精等;枸杞叶可治虚劳发热、烦渴、目赤昏痛、崩漏带下、热毒疮肿等。

【选购储存】枸杞子以粒大、肉厚、种子少、色红、质柔软者为佳。应置于阴凉干燥的地方，以防潮、防虫蛀。

【用药禁忌】外感实热、脾虚泄泻者不宜服用。枸杞子不宜和温热性的补品，如桂圆、红参、大枣等共同食用。

黄 精

【性味归经】性平，味甘。归脾、肺、肾经。

【功效主治】补中益气，润心肺，强筋骨。可治虚损寒热、肺劳咯血、病后体虚食少、筋骨软弱、风湿疼痛等。现代药理研究认为，黄精有一定的抗菌、抗病毒作用，对结核杆菌、疱疹病毒的抑制作用更是明显。另外，黄精还具有一定的降血压、降血糖作用。

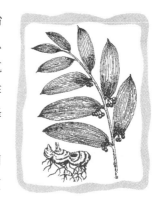

【选购储存】以块大、色黄、断面透明、质润泽、习称"冰糖渣"者为佳。平时应存放于冷藏室中，并防潮、防霉、防蛀。

【用药禁忌】中寒泄泻、痰湿痞气滞者忌服，且忌酸冷食物。

玉 竹

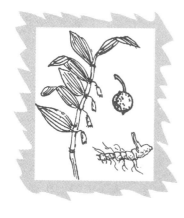

【性味归经】性平，味甘。归脾、胃经。

【功效主治】养阴润燥，生津止渴，有强心作用，并能降血糖，适用于咳嗽、烦渴、虚劳发热、小便频数等症。

【选购储存】以条大、肉肥壮、色黄白、体软味甜、光泽油润为佳。贮于有盖容器内，防潮、防蛀、防鼠。

【用药禁忌】脾虚便溏者慎服，痰湿内蕴者禁服。

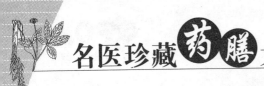

石 斛

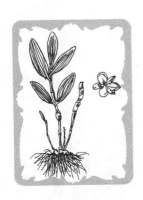

【性味归经】性微寒，味甘、淡。归肺、胃、肾经。

【功效主治】益胃生津，滋阴清热。用于阴伤津亏、口干烦渴、食少干呕、病后虚热、目暗不明。

【选购储存】以身长、质柔软、色金黄、有光泽者为佳。贮于有盖容器内，防潮、防蛀、防鼠。

【用药禁忌】热病早期阴未伤者，湿温病未化燥者，脾胃虚寒者，均禁服。

女贞子

【性味归经】性微寒，味甘、苦。归肝、肾经。

【功效主治】滋补肝肾，明目乌发。用于眩晕耳鸣、腰膝酸软、须发早白、目暗不明等症。

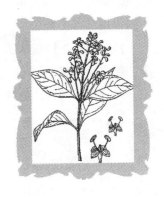

【选购储存】以粒大、饱满、蓝黑色、质坚实、无杂质为佳；粒小、色黄者次之。置于干燥处，防霉、防蛀。

【用药禁忌】脾胃虚寒泄泻及阳虚者忌服。

鹿 茸

【性味归经】性温，味甘、咸。归肝、肾经。

【功效主治】滋补精髓，壮阳益肾，强筋健骨。用于肾阳虚衰、精血亏损、阳痿遗精、早泄尿频、男女不育、怕冷、四肢冰冷、筋骨痿弱、头晕耳聋、精神疲乏、小儿五迟、妇女血崩、带下等症。

【选购储存】以粗大、挺圆、顶端丰满、质嫩、毛细、皮红棕色、有细润光泽者为上品。易生虫、变色,包装宜用密闭的木箱或铁皮箱。包装时先把茸用纸包好,箱内以软纸填塞,同时放花椒或冰片密封。置阴凉干燥处贮藏。

【用药禁忌】阴虚阳亢、血分有热、胃火盛或肺有痰热及外感热病者忌服。本品服用宜从小量开始,缓缓增加,不宜骤用大量。

冬虫夏草

【性味归经】性温,味甘。归肺、肾经。

【功效主治】补精髓,益肾壮阳,补肺平喘,止血化痰。主治肺虚咳喘、劳嗽痰血、出虚汗、肾虚阳痿、遗精、腰膝酸痛、病后身体虚弱等。用于肾虚腰痛、阳痿遗精,可单用浸酒服,或配伍淫羊藿、巴戟天、菟丝子等同用;治劳嗽痰血,常配北沙参、川贝母、阿胶等;治喘咳短气,常与人参、核桃仁、蛤蚧等同用;病后体虚不复、怕冷等,可以同鸭、鸡、猪肉等炖服。

【选购储存】以虫体色泽黄亮、丰满肥大、断面黄白色、子座短小者为上品。贮于干燥容器内,密闭,置于阴凉干燥处,防潮、防霉、防蛀。

【用药禁忌】少年儿童、实证患者、阴虚火旺者忌服。

巴戟天

【性味归经】性温,味辛、甘。归肝、肾经。

【功效主治】补肾阳,强筋骨,祛风湿。用于肾虚阳痿、遗精早泄、小腹冷痛、小便不禁、宫冷不孕、风寒湿痹、腰膝酸软等症。

【选购储存】以条大肥壮、链球状的、色紫肉厚、木质心细的为佳。置于通风干燥处,防潮、防蛀。

【用药禁忌】有湿热及阴虚火旺者禁服。

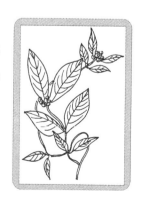

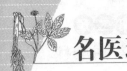

杜仲

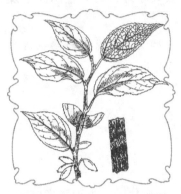

【性味归经】性温,味甘。归肝、肾经。

【功效主治】补肝肾,强筋骨,安胎。用于治疗腰脊酸痛、肢体痿弱、遗精、滑精、五更泄泻、虚荣、小便余沥、阴下湿痒、胎动不安、胎漏欲堕、胎水肿满、滑胎、高血压等。

【选购储存】以皮厚、内表面以暗紫而光滑、折断时白丝多而不易断者为佳。杜仲之伪品丝棉木,其内表面呈黄白色,有细纵纹,断面胶丝少而易断。贮于有盖容器内,防潮、防蛀。

【用药禁忌】阴虚火旺者禁服。

淫羊藿

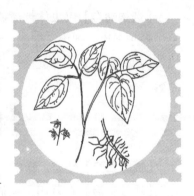

【性味归经】性温,味辛、甘。归肺、肾经。

【功效主治】补肾阳,强筋骨,祛风湿。用于阳痿遗精、筋骨痿软、风湿痹痛、麻木拘挛、更年期高血压等。

【选购储存】以身干、叶片多、色黄绿者为佳。置于通风干燥处,防潮、防蛀。

【用药禁忌】药性偏温燥,易助火伤阴,故燥热内盛或阴虚火旺者不宜使用。

仙茅

【性味归经】性热,味辛。归肝、肾、脾经。

【功效主治】补肾阳,强筋骨,祛寒湿。治疗阳痿精冷、小便失禁、崩漏、心腹冷痛、筋骨痿软、腰脚冷痹、阳虚冷泻等。

【选购储存】以根条粗长、质地坚脆、表面呈黑褐色者为上品。置于干燥处，防霉、防蛀。

【用药禁忌】阴虚火旺者禁服。

菟丝子

【性味归经】性平，味辛、甘。归肝、肾经。

【功效主治】补肾益精，养肝明目，安胎。用于耳鸣眼花、阳痿遗精、腰膝酸软、尿频尿不尽、先兆流产、胎动不安等症。

【选购储存】种皮呈红棕色或棕黄色，以颗粒饱满、无尘土及杂质者为佳。应放置在阴凉干燥的地方保存，防潮、防蛀。

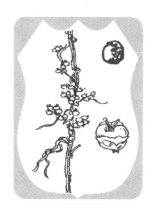

【用药禁忌】阴虚火旺、阳强不萎及大便燥结、小便短赤者禁服。

海马

【性味归经】性温，味甘、咸。归肝、肾经。

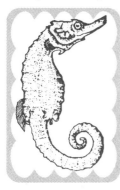

【功效主治】补肾壮阳，活血散结，消肿止痛。可治阳痿、遗尿、肾虚作喘、女子不孕、症瘕积聚、跌打损伤等。用于治疗性功能减退、阳痿、早泄、前列腺肥大、男子不育、女子不孕、闭经、神经衰弱、老年痴呆、慢性支气管炎、退化性关节炎、小儿发育迟缓、淋巴结核等症。

【选购储存】以个大、头尾齐全、坚实、色黄白或灰棕者为佳。密封保存，置于阴凉干燥通风处，以防潮、防虫蛀。

【用药禁忌】男子性功能亢进及阴虚火旺者禁用。

名医珍藏药膳大全

补骨脂

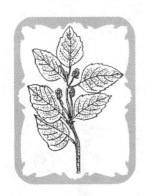

【性味归经】性温，味辛。归肾、脾经。

【功效主治】补肾助阳，温脾止泻。能兴奋心脏，提高心功能。还对葡萄球菌有一定的抑制作用。用于肾虚、腰膝冷痛、尿频、遗尿、泄泻等症。

【选购储存】以身干、颗粒饱满、黑褐色、纯净者为佳。置于干燥处密封避光保存，防潮、防蛀。

【用药禁忌】阴虚火旺及大便秘结者禁用。

肉苁蓉

【性味归经】性温，味甘、咸。归肾、大肠经。

【功效主治】补肾阳，益精血，润肠通便。主治肾阳虚衰、精血亏损、阳痿、遗精、腰膝冷痛、耳鸣目花、带浊、尿频、经期不规律、崩漏、不孕不育、肠燥便秘等症。

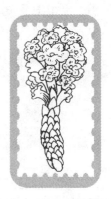

【选购储存】以肉感强、条大、棕褐色、柔润滋润者为佳。置于阴凉通风干燥处密封保存，防返潮而发霉。

【用药禁忌】阴虚火旺、肠胃实热、大便泄泻或闭结者皆不宜服用。

锁阳

【性味归经】性温，味甘。归肝、肾、大肠经。

【功效主治】补肾虚，润肠燥。可治阳痿、早泄、尿血、血枯便秘、腰膝痿弱等。其他像消化不良、胃痛、胃溃疡、心脏病、泌尿系统感染以及子宫下垂、白带等疾病，也可以用锁阳入药治疗。

【选购储存】以个大、色红、坚实、断面粉性、不显筋脉者为佳。应置于阴凉通风干燥的地方保存，并防霉、防虫蛀。

【用药禁忌】脾功能亢进者及大便溏薄者禁用。

五 消食药

鸡内金

【性味归经】性平,味甘。归脾、胃经。

【功效主治】健胃消食,涩精止遗。用于消化不良、饮食积滞、呕吐反胃、泄泻下痢、小儿疳积、遗精、遗尿、小便频数、泌尿系统结石及胆结石、经闭、口疮等。治疗食积不化、腹部胀满,可与山楂、麦芽、青皮等同用。治疗小儿脾虚,可与白术、山药、使君子等同用。治疗遗尿,多与桑螵蛸、覆盆子、益智等同用。治疗遗精,可与芡实、菟丝子、莲子等同用。治疗淋证及胆、肾结石等,多与金钱草同用。

【选购储存】以个大、皮厚、金黄色、完整无杂质者为佳。贮于有盖容器中,防蛀。

【用药禁忌】脾虚无积者慎服。

神曲

【性味归经】性温,味辛、甘。归脾、胃经。

【功效主治】健脾和胃,消食调中。主治饮食停滞、胸痞腹胀、呕吐泻痢、产后瘀血腹痛、小儿腹大坚积等。

【选购储存】以存放陈久、无虫蛀、气香醇者为佳。置于通风干燥处,防潮、防蛀。

【用药禁忌】脾阴不足、胃火盛者慎服。

山楂

【性味归经】性微温,味甘、酸。归肝、脾、胃经。

【功效主治】开胃消食,化滞消积,活血散瘀,化痰行气。用于肉食积滞、胃脘胀满、泻痢腹痛、瘀血经闭、产后腹痛、恶露不尽、心腹刺痛、疝

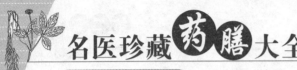

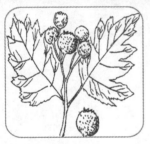

气疼痛、高脂血症。具有降血脂、降血压、强心和抗心律不齐等作用。山楂内的黄酮类化合物牡荆素，是一种抗癌作用较强的药物，山楂提取物对癌细胞在体内生长、增殖和浸润转移均有一定的抑制作用。

【选购储存】北山楂以大颗、皮红、肉厚者为佳；南山楂以色红、质地坚实、味酸微甜者为佳。保存时可放木箱内，并置于通风干燥处，以防尘、防虫蛀。

【用药禁忌】胃酸过多、患消化性溃疡和龋齿者忌服。服用滋补药品期间忌服。

山药

【性味归经】性平，味甘。归肺、脾、肾经。

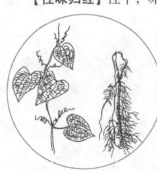

【功效主治】补脾养胃，生津益肺，补肾涩精。具有健脾补肺、益胃补肾、固肾益精、聪耳明目、强筋骨、助五脏、安神、延年益寿的功效。主治脾胃虚弱、食欲不振、倦怠无力、久泄久痢、肺气虚燥、痰喘咳嗽、肾气亏耗、腰膝酸软、下肢痿弱、消渴尿频、遗精早泄、带下白浊、皮肤赤肿、肥胖等病症。

【选购储存】以条粗、质地坚实、粉性足、颜色洁白者为上品。干品置于干燥处，防蛀。

【用药禁忌】湿盛中满或有实邪、积滞者、大便燥结者不宜食用。忌与甘遂、碱性药物同服。

陈皮

【性味归经】性温，味苦、辛。归肺、脾经。

【功效主治】理气，调中，燥湿，化痰。可治胸腹胀满、不思饮食、呕逆、咳嗽痰多，并可解鱼、蟹之毒。

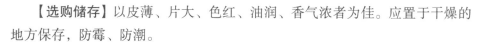

【选购储存】以皮薄、片大、色红、油润、香气浓者为佳。应置于干燥的地方保存，防霉、防潮。

【用药禁忌】气虚及阴虚燥咳患者忌用。吐血症患者慎服。

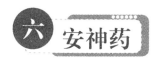

砂仁

【性味归经】性温，味辛，归脾、胃、肾经。

【功效主治】化湿开胃，温脾止泻，理气安胎。用于湿阻气滞、腹部胀满、不思饮食、恶心呕吐、腹痛泄泻、妊娠恶阻、胎动不安等症。

【选购储存】以质地硬实、气味芳香浓烈、深棕色为佳。置于阴凉干燥处保存。

【用药禁忌】阴虚有热者禁服。

六 安神药

酸枣仁

【性味归经】性平，味甘。归心、脾、肝经。

【功效主治】养肝，宁心，安神，敛汗。可治虚烦不眠、惊悸怔忡、烦渴、虚汗等。其他如心慌惊悸、精神恍惚、健忘、神经衰弱及神经官能症者亦可用酸枣仁治疗。

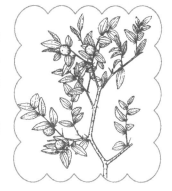

【选购储存】以粒大、饱满、有光泽、外皮红棕色、无核壳为佳。贮于有盖容器中，防潮、防蛀。

【用药禁忌】大便溏泻者慎用，恶防己。

柏子仁

【性味归经】性平，味甘。归心、肾、大肠经。

【功效主治】养心安神，润肠通便。用于心悸、心烦失眠、肠燥便秘等症。

【选购储存】以粒大、饱满、色黄白、油性大而不泛油、无皮壳杂质者为佳。置阴凉干燥处，防热、防蛀。

【用药禁忌】便溏及痰多者慎用。

七、化痰止咳药

川贝母

【性味归经】性微寒，味苦、甘。归肺、心经。

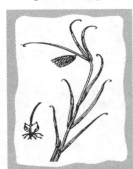

【功效主治】清热润肺，化痰止咳。主治热痰咳嗽、外感咳嗽、阴虚咳嗽、痰少咽燥、咳痰黄稠、肺痈、乳痈、痈疮肿毒、瘰疬等证。现代药理实验证明，川贝母有镇咳、降压、升高血糖等作用。

【选购储存】以坚实、粉性足、色白者为佳。置于阴凉干燥处。

【用药禁忌】脾胃虚寒及寒痰、湿痰者慎服。不宜与乌头、白矾（矾石）、雷公藤（莽草）、桃花同用。

苦杏仁

【性味归经】性温，味甘。归肺、脾、大肠经。

【功效主治】宣肺止咳，降气平喘，润肠通便，杀虫解毒。用于外感咳嗽、喘满、燥伤咳嗽、寒气奔豚、惊痫、胸痹、食滞脘痛、血崩、耳聋、湿热淋证、疥疮、喉痹、肠燥便秘等症。

【选购储存】以颗粒均匀、有深棕色脉纹、饱满肥厚、味甘、不油者为佳。保存时应置于阴凉干燥的地方，以防霉、防虫蛀。

【用药禁忌】婴儿慎服。阴虚咳嗽及泻痢便溏者禁服。杏仁不可与黄芪、黄芩、葛根、栗子（板栗）、猪肉、小米同用。

白 果

【性味归经】性平,味甘、苦、涩。归肺经。

【功效主治】润肺,定喘,涩精,止带,寒热皆宜。主治喘咳痰多、赤白带下、小便白浊、小便频数、遗尿等症。

【选购储存】以外壳白色、种仁饱满、里面色白者为佳。保存时须放置在通风干燥的地方,以防虫蛀、防发霉。

【用药禁忌】有实邪者禁用,忌与鳗鱼同食。

八 活血化瘀药

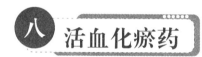

川 芎

【性味归经】性温,味辛。归肝、胆、心包经。

【功效主治】活血行气,祛风止痛。适用于各种瘀血阻滞病证,是妇科调经要药。川芎还可用于治疗感冒头痛、偏正头痛等症。

【选购储存】以质坚实、断面呈黄色、形成层有明显环状、有特异清香气者为佳。贮于有盖容器内,置于干燥处,防蛀。

【用药禁忌】阴虚火旺、肝阳上亢、上盛下虚及气弱之人忌服。妇女月经过多、孕妇也忌用。

益母草

【性味归经】性微寒,味辛、苦。归肝、心包经。

【功效主治】活血祛瘀,调经,消水。可治月经不调、胎漏难产、胞衣不下、产后血晕、瘀血腹痛、痈肿疮疡等。临床用于治疗急性肾炎,效果突出,证明益母草利尿消肿的作用明显。另外,用益母草治疗中心性视网膜脉络膜炎也有一定的疗效。

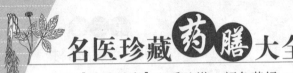

【选购储存】以质地嫩、颜色黄绿、叶多者为佳，质老、枯黄、无叶者则不可供药用。应置于阴凉通风干燥的地方保存。

【用药禁忌】阴虚血少、月经过多、寒滑泻痢者禁服，忌铁器。

丹 参

【性味归经】性微寒，味甘。归心、心包、肝经。

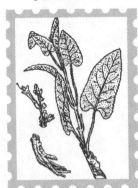

【功效主治】活血祛瘀，凉血，安神除烦。能扩张冠状动脉，增强血流量，改善心肌收缩力，调整心律。能抑制肿瘤的生长和抑制凝血。还具有降血压、降血糖、镇静、抗菌的作用。用于月经不调、经闭、宫外孕、心绞痛、心烦不眠、疮疡肿毒等症。

【选购储存】以根条均匀、颜色紫红呈暗棕、没有断碎、味微苦涩的为佳。应置于阴凉通风干燥处保存，以防霉、防蛀。

【用药禁忌】有出血症的人慎用，反藜芦。

红 花

【性味归经】性温，味辛。归肝、心经。

【功效主治】活血通经，消肿止痛。能使子宫发生节律性收缩。有降血压和扩张冠状动脉的作用。对缺血缺氧性脑损伤有保护作用。用于治疗经闭、痛经、瘀阻、跌打损伤等症。

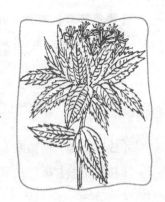

【选购储存】以花片长、颜色鲜红、质地柔软者为上品。置阴凉干燥处，防蛀。

【用药禁忌】孕妇及月经过多者忌用。

第三章 养生保健药膳
YANG SHENG BAO JIAN YAO SHAN

一、滋补强身药膳

补气药膳

补虚正气粥

【原　　料】黄芪30克，人参10克，粳米90克，白糖适量。

【制用法】①黄芪、人参切片，用冷水浸泡半小时，入砂锅煎沸，煎出浓汁后将汁取出，再在人参、黄芪锅中加入冷水，如上法再煎，并取汁。

②一、二煎药汁合并后再分两份，早晚各用一份，同粳米加水煮粥，粥成后加入白糖。

【功　　效】大补元气，健脾胃。适用于劳倦内伤、五脏虚衰、年老体弱、久病羸瘦、心慌气短、体虚自汗、慢性泄泻、脾虚久痢、食欲不振、气虚浮肿等一切气衰血虚之症。

【宜　　忌】服粥期间忌食萝卜和茶叶。

清蒸人参鸡

【原　　料】人参15克，母鸡1只，火腿、水发玉兰片各10克，水发香菇15克，精盐、料酒、味精、葱、生姜、鸡汤各适量。

【制用法】①母鸡切块，放入开水锅里烫一下，用凉水洗净，火腿、香

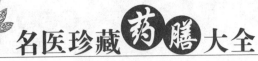

菇、葱、生姜均切片。

②人参用水泡开，上笼蒸30分钟，取出待用。

③母鸡块放在盆内，加入人参、火腿片、玉兰片、香菇片、葱片、生姜片、精盐、料酒、味精，再添入鸡汤（淹没过鸡块），将盆上笼，在武火上蒸烂熟。

④蒸烂熟的鸡块放在大碗内，将人参（切碎）、火腿片、玉兰片、香菇片摆在鸡肉上（除去葱、姜不用）；将蒸鸡的汤倒在勺里，置火上烧开，撇去沫子，调好味，浇在鸡块上即成。分餐佐食。

【功　效】大补元气，固脱生津，安神。适用于劳伤虚损、食少、倦怠、健忘、眩晕头痛、阳痿、尿频、气血津液不足等症。

芪参炖鲤鱼

【原　料】活鲤鱼1尾，黄芪、党参各25克，料酒10毫升，生姜5克，葱10克，精盐3克，鸡精、味精各2克。

【制用法】①活鲤鱼剖去内脏、鳃、鳍，洗净，下油锅炸成金黄色；黄芪、党参洗净。

②鲤鱼、黄芪、党参、料酒、生姜、葱、精盐、鸡精加水适量同煮。煮沸后改小火煨至汤浓，捞去党参、黄芪，加入味精即可食用。每日服1次，连食10日。

【功　效】补益心脾，益气养血。用于心气虚、心悸、头晕、倦怠、食少、水肿等症。西医用于冠状动脉粥样硬化性心脏病、心律失常、胃肠神经官能症、脂代谢异常、慢性肾炎性水肿、营养不良性水肿、低蛋白血症等病症辅助治疗。

【宜　忌】有肝昏迷倾向者忌服，慢性肾功能不全或尿毒症而未作血液透析者慎用；有外感表证、表实邪盛、内有积滞、阴虚阳亢、疮疡阳证实证等忌食用；不宜与藜芦、天门冬、狗肉、麦冬、紫苏、龙骨、朱砂、赤小豆、咸菜同食。

人参猪肚

【原　料】人参、甜杏仁各10克，茯苓15克，红枣12克，陈皮1片，糯米100克,雄猪肚1具,花椒7粒,姜1块,独头蒜4个,葱1根,白胡椒、奶油、料酒、精盐、味精各适量。

【制用法】①人参洗净,置旺火上煨30分钟,切片留汤;红枣酒喷去核;茯苓洗净;杏仁用开水浸泡后再用冷水搓去皮,晾干;陈皮洗净,破两半;猪肚两面洗净,刮去白膜,用开水稍烫;姜、蒜拍破;葱切段;糯米淘净。

②把诸药与糯米、花椒、白胡椒同装纱布袋内,扎口,放猪肚内。把猪肚置一大盘内,加适量奶油、料酒、精盐、姜、葱、蒜,上屉用旺火蒸2小时,至猪肚烂熟时取出。待稍凉取出糯米药饭,再从中取出人参、杏仁、红枣,余亦取出不用,只剩糯米饭。

③将红枣放小碗内,猪肚切薄片放其上,人参再放猪肚上。把盘内原汤与人参汤倒入锅内,待沸,调入味精。饮汤,吃猪肚、糯米饭。每周服1~2次,长期服食效果更好。

【功　效】补脾益肺,滋养补虚。用于各种劳伤、贫血、胃病、中气不定、精神萎靡、水肿、肺结核、小儿营养不良、发育迟缓及大病后或手术后等。

【宜　忌】急性发作期不宜用。

洋参炖银耳

【原　料】西洋参30克,银耳60克,精盐或白糖适量。

【制用法】①银耳洗净用清水发透,西洋参洗净切片。

②西洋参、银耳同放入瓦煲内,加水适量,文火隔水炖2小时,加少许精盐或白糖即可食用。

【功　效】补肺养胃,益气生津。用于久病体虚、热病后期肺胃气阴两伤致喘咳无力、燥咳咯血、口干舌燥、烦倦口渴等症。西医用于各种发热后期、糖尿病、干燥综合征、使用免疫抑制者、肺结核、胃癌术后、神经官能症、更年期综合征、老年人习惯性便秘等病症的辅助治疗。

【宜　忌】本品不宜与藜芦、五灵脂、四环素、铁剂同食。

黄芪软炸里脊

【原　料】猪里脊肉400克,黄芪50克,蛋黄1个,水淀粉20克,葱段、姜片各10克,酱油12毫升,料酒50毫升,植物油500毫升,味精、精盐各适量。

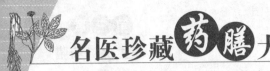

【制用法】①黄芪切片后,按水煮提取法,提取黄芪缩汁50克备用。

②葱段、姜片、酱油、味精、精盐、料酒对成汁。

③里脊肉去掉白筋,片成0.4厘米厚的片,两面用刀划成十字花,再切成宽0.8厘米、长2.5厘米的条,放凉水碗内,淘净血沫,用净布揾干,再将蛋黄、水淀粉放入碗内,用手搅拌成糊,将里脊肉放入糊内搅匀。

④锅置火上加入植物油,油三成热时,将里脊肉逐块下锅,炸成金黄色,肉发起时将油滗出,然后将对好的调料汁及黄芪浓缩汁洒在肉上,翻炒几下即可食用。

【功　效】补肾益血,益气固表。可用于自汗、盗汗、浮肿、内伤劳倦、脾虚泄泻、脱肛及一切气衰血虚之证。对老年体虚、产后或病后体弱者更为适宜。

黄芪气锅鸡

【原　料】嫩母鸡1只,黄芪30克,精盐5克,料酒15毫升,葱、生姜各10克,味精、胡椒粉各适量。

【制用法】①鸡宰杀后,去毛,剁去爪,剖去内脏,洗净后先入沸水锅内焯至皮伸,再用凉水冲洗,滤干水待用;黄芪洗净,切成6~7厘米长的段,每段再对剖成两半,整齐地装入鸡腹腔内;葱、姜洗净后分别切段、片,待用。

②鸡放入气锅内,加入葱段、姜片、料酒、清水、精盐,用绵纸封口,上屉用旺火蒸至沸后约2小时。出屉后,拣出葱、姜,把黄芪片从鸡腹内取出,码放在鸡上,加胡椒粉调味即可。可作佐餐食用。

【功　效】益气升阳,养血补虚。适用于脾虚食少、气虚乏力、自汗、易感冒、血虚眩晕及中气下陷之脱肛、久泻、子宫下垂等症。亦可作病后体弱及营养不良、贫血、肾炎、内脏下垂患者的保健膳食。无病常食,能强健身体,预防感冒。

参苓粥

【原　料】人参、白茯苓(去黑皮)各10克,粳米100克,生姜10克,精盐适量。

【制用法】①人参、白茯苓、生姜水煎，去渣取汁。

②粳米下入药汁内煮作粥，临熟时加入少许精盐，搅匀。空腹食用。

【功　效】健脾益气。适用于虚羸少气；亦可治胃气不和、不思饮食、日渐消瘦。

人参莲肉汤

【原　料】白人参、莲子各10枚，冰糖30克。

【制用法】①白人参、莲子（去心）放在碗内，加洁净水适量发泡，再加入冰糖。

②将碗置蒸锅内，隔水蒸炖1小时。喝汤，吃莲肉。人参可连续使用3次，次日再加莲子、冰糖和水适量，如前法蒸炖和服用，到第3次时，可连同人参一起吃下。

【功　效】补气益脾。适用于病后体虚、气弱、食少、疲倦、自汗、泄泻等症。

黄芪茶

【原　料】生黄芪60克，大枣30克。

【制用法】上述2味加水煎煮30分钟后饮服，可反复煎泡代茶饮用。每日1剂，根据病情可连续饮服1周至3个月不等。

【功　效】补气升阳，固表止汗，健脾养血。适用于面色不华、疲乏无力、气短汗出等症。经常服用本茶，其强壮之功力妙不可言。

参芪酒

【原　料】党参、黄芪各30克，山药、茯苓、扁豆、白术、甘草各20克，大枣15枚，白酒1500毫升。

【制用法】①上药加工成粗末，装入细纱布袋中，扎紧口备用。

②白酒倒入瓦坛内，放入药袋，加盖密封，置阴凉干燥处；隔天摇动数下，经2周后开封，去掉药袋，再用细布过滤一遍，即可饮用。每日早、晚各1次，每次温饮10~20毫升。

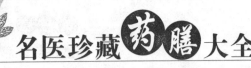

【功　效】补气健脾，养血。适用于气虚无力、不思饮食、面黄肌瘦、血虚萎黄等患者。

【宜　忌】外感发热者忌服。

太子参烧羊肉

【原　料】熟羊肋条肉350克，太子参75克，水发香菇、玉兰片各25克，清汤400毫升，鸡蛋1个，姜、葱、酱油、精盐、淀粉、糖色、味精、料酒、植物油各适量。

【制用法】①太子参水煎，取浓缩汁5毫升备用；羊肉切成薄片；鸡蛋、淀粉加糖色少许搅成糊，放入肉调匀；香菇、玉兰片皆切成坡刀片，同葱、姜丝放在一起。

②锅中油烧至五成热，将羊肉下锅炸成红黄色，出锅滗油；锅内留底油50克，入花椒10余个炸黄捞出，将葱、姜、香菇、玉兰片下锅煸炒，加入清汤及酱油、精盐、味精、料酒，再将羊肉及太子参浓缩汁放入，烧至汁浓菜烂时，出锅盛盘。

【功　效】温中补虚，益气生津。适用于肺虚咳嗽、脾虚食少、虚劳瘦弱、精神疲乏、心悸自汗、产后虚冷及年老气虚体弱等症。

豆蔻乌鸡

【原　料】乌骨鸡1只，草豆蔻25克，草果3枚，料酒10毫升，生姜5克，葱10克，精盐3克，鸡精、味精各2克。

【制用法】①乌骨鸡宰杀后去毛、内脏及爪；草果压破。

②草豆蔻、草果塞入鸡腹内扎好，加入料酒、生姜、葱、精盐、鸡精，放入瓦罐内，加入清水适量，盖好盖子，再放入锅中隔水文火炖熟，加入味精即成。

【功　效】健脾益气，补精止泻。用于脾虚、乏力、食少便溏、脘腹冷痛、尿频数、崩漏、带下、产后体虚乳少等症。西医用于慢性乙状结肠炎、糖尿病、功能性子宫出血、月经不调、慢性盆腔炎、先兆流产、产后缺乳等病症的辅助治疗。

【宜　忌】不宜与兔肉、大蒜、鲤鱼同食。

补血药膳

补血八宝饭

【原　料】红枣、桂圆肉各15克,白扁豆30克,粳米100克,当归、北芪、党参、葱各10克,鸡肉80克,素油30毫升,料酒10毫升,生姜5克,精盐3克,鸡精、味精各2克。

【制用法】①红枣、桂圆肉、白扁豆、粳米洗净入砂锅,加清水煮成饭;当归、北芪、党参洗净,以纱布扎紧,入锅熬浓汁;鸡肉洗净切丁。

②锅中放入素油,烧六成热倒入鸡肉丁,加生姜、葱、精盐、料酒、鸡精煸炒,倒入药汁炒至鸡肉熟香,加入味精,连汤汁浇在饭上即可食用。

【功　效】益气,补血,扶虚。用于倦怠乏力、食欲不振、面色萎黄、头晕目眩、崩漏带下、产后乳少等症。西医用于慢性消耗性疾病,如肿瘤、各种贫血、慢性胃炎、胃癌术后等病症的辅助治疗。

【宜　忌】不宜与糖皮质激素、苦味健胃药、退热药、藜芦、五灵脂、维生素K、铁剂、左旋多巴同食;不宜与黄瓜、萝卜、动物肝脏、兔肉、鲤鱼、大蒜、芥菜、李子同食。

三七蒸鸡

【原　料】三七9克,净仔鸡1只(750克),油菜叶25克,葱段20克,姜块10克,精盐5克,绍酒15毫升,味精2克,鸡清汤100毫升。

【制用法】①把净鸡剁去爪,用水洗净,放入汤锅中煮至半熟捞出。

②从鸡脊背劈开,掰离胸骨,鸡脯朝下,放入大碗内,加入三七,添鸡汤,加精盐、绍酒、葱段、姜块、上屉蒸至熟透取出。

③下屉后,将碗内的鸡汤滗在勺内,除去葱段、姜块。把鸡扣在汤盘中,把勺内汤烧开,加味精、精盐调好味,放入油菜叶,浇在鸡身上即成。

【功　效】补血活血。适用于失血、贫血、气血不足等症。

枸杞羊脊骨方

【原　料】生枸杞根1000克,白羊脊骨1具,绍兴黄酒适量。

【制用法】①生枸杞根切成细片，放入锅中，加水5000毫升，煮取1500毫升，去渣。

②羊脊骨细锉碎，放入砂锅内，加入熬成的枸杞根液，微火煨炖，浓缩至500毫升，入瓶中密封，备用。每日早、晚空腹用绍兴黄酒对服浓缩药液30毫升。

【功　效】补肝养血，补肾壮骨。适用于肝血亏损、肾精不足之造血功能障碍所致的贫血，以及老人频遭重病、虚羸不可平复者。

当归羊肉羹

【原　料】当归、黄芪、党参各25克，羊肉500克，葱、姜、料酒、味精、精盐各适量。

【制用法】①羊肉洗净；当归、黄芪、党参装入纱布袋内，扎好口，一同放入铝锅内，再加葱、生姜、精盐、料酒和适量的水。

②铝锅置武火上烧沸，再用文火煨炖，直到羊肉熟烂即成。食用时，加入味精，吃肉，喝汤。

【功　效】养血补虚。适用于血虚、病后气血不足和各种贫血。

【宜　忌】外感发热、咽喉肿痛、牙痛者不能食用；忌用铜器；忌食南瓜。

地黄鸡

【原　料】乌鸡1只，生地黄200克，饴糖100克。

【制用法】①乌鸡宰杀后去毛、内脏及爪，洗净；生地黄洗净，切碎拌和饴糖纳入鸡腹，缝合，放入盘中。

②置蒸笼中武火蒸熟后即可食用。

【功　效】补血，滋阴。用于形体消瘦、食减神疲、心烦内热、潮热盗汗、口渴、出血等症。西医用于肺结核、干燥综合征、各种贫血、慢性萎缩性胃炎、糖尿病等病症的辅助治疗。

【宜　忌】不宜与兔肉、大蒜、鲤鱼同食。

归参鳝鱼

【原　料】鳝鱼1条，当归、党参各15克，酱油、料酒各20毫升，生姜、葱各10克，精盐3克，鸡精、味精各2克。

【制用法】①鳝鱼宰杀，去内脏洗净，切小块；生姜切片，葱切段，当归、党参洗净，装入纱布袋内，扎紧袋口。

②上药包与鳝鱼同置砂锅内，放料酒、酱油、葱、生姜、鸡精，加水适量，武火烧沸后，再改文火熬1小时，捞出药袋，加精盐、味精即可食用。

【功　效】补益气血。主治气血不足、久病体弱、疲倦乏力、面黄肌瘦等。临床常用于各种贫血、老年性关节炎、糖尿病、月经失调、血小板减少性紫癜、习惯性便秘等病症的辅助治疗。

【宜　忌】不宜与藜芦、五灵脂同食用。

山药粥

【原　料】干山药片30克，糯米50克。

【制用法】山药、糯米加适量砂糖同煮粥。可供四季早、晚餐食用。温热食。

【功　效】补脾胃，滋肺，补肾固精。适用于脾虚腹泻、肾虚遗精、慢性久痢、虚劳咳嗽、气血不足、纳食不香、口干喜饮、大便秘结等症。

红枣羊骨糯米粥

【原　料】羊胫骨1~2根，红枣（去核）20~30枚，糯米适量。

【制用法】羊胫骨（即四肢的长骨）敲碎，与红枣、糯米加水煮成稀粥，调味服食。1日内分2~3次服完。

【功　效】益气血，补脾胃，健骨固齿。适用于腰膝酸软乏力、贫血、血小板减少性紫癜、小儿牙齿生长缓慢等症。

归参山药猪心

【原　料】当归、米醋、姜丝各10克，潞党参30克，山药20克，猪心200克，精盐3克，大蒜4枚，香油适量。

【制用法】①猪心切开，剔去筋膜腺腺，洗净，放入铁锅（或铜锅、砂锅）内加精盐少许。

②当归、党参、山药装入多层纱布袋内，扎紧袋口，亦放入锅内。

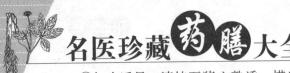

③加水适量，清炖至猪心熟透，捞出猪心，切成薄片。用上述调料拌食心片。

【功　效】补血益气健脾。适用于血虚证见心悸气短、困倦无力、健忘失眠、自汗等症。

【宜　忌】感冒期间勿服。

菠菜粥

【原　料】菠菜、粳米各250克，精盐、味精各适量。

【制用法】①菠菜洗净，在沸水中烫一下，切段。

②粳米淘净，置铝锅内，加水适量，煎熬至粳米熟时，将菠菜放入粥中，继续煎熬直至成粥，停火；再放入精盐、味精即成。

【功　效】养血，止血，敛阴，润燥。适用于血虚萎黄、衄血、便血、消渴、大便涩滞诸症。

红枣养血茶

【原　料】红枣10枚，茶叶5克，白糖10克。

【制用法】红枣洗净，加水适量，与白糖共煎煮至红枣烂熟，再将茶叶用沸水冲泡5分钟，取茶汁和入枣汤内搅匀，即可饮食之。每日1剂，不拘时温服。

【功　效】补精养血，健脾和胃。适用于久病体虚、贫血及维生素缺乏症等。

当归苁蓉猪血羹

【原　料】当归身、肉苁蓉、葱白各10克，冬葵菜、猪血各100克，料酒10毫升，生姜5克，精盐3克，鸡精、味精各2克。

【制用法】①当归身、肉苁蓉洗净，加水煎煮，取汁；冬葵菜撕去筋膜，洗净；猪血煮熟切条。

②在当归肉苁蓉汁中加入冬葵菜，加水适量煮熟，加入猪血条、葱白、料酒、生姜、精盐、鸡精搅匀起锅，加入味精趁热空腹食用。

【功　效】补血养血，润燥通便。用于老年虚弱、病后产后血虚或津枯肠燥之大便秘结、产后乳汁不下等症。西医用于老年人习惯性便秘、产后便秘、冠心病、缺铁性贫血等病症的辅助治疗。

【宜　忌】孕妇不宜食用；阴虚阳亢、痰湿实热内盛、外感表证、肠胃实热便秘及便溏者忌用。

海参粥

【原　料】海参适量，粳米100克。

【制用法】海参浸透，剖洗干净，切片后煮烂，同粳米煮为稀粥。每日早晨空腹食用，疗程不限。

【功　效】补肾益精，养血。适用于精血亏损、体质虚弱、性机能减退、遗精、小便频数等症。

【宜　忌】泄泻之人不宜食用。

花生衣红枣汁

【原　料】花生米100克，干红枣50克，红糖适量。

【制用法】①花生米用温水泡半小时，取皮。

②干红枣洗净后温水泡发，与花生米皮同放铝锅内，倒入泡花生米水，加清水适量，小火煎半小时，捞出花生衣，加适量红糖即成。每日3次，饮汁并吃枣。

【功　效】养血补血。适用于身体虚弱及产后、病后血虚以及营养不良性贫血、恶性贫血等症。

气血双补药膳

益气黄鳝羹

【原　料】黄鳝1尾，当归身、党参、黄芪各20克，葱白、生姜、生粉、精盐各适量。

【制用法】①黄鳝去头及内脏，取鱼肉洗净，切成肉丝或肉丁备用。

②当归、党参、黄芪同放入砂锅内，加水约2碗，煎沸30分钟左右，捞

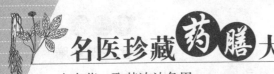

出中药，取其浓汁备用。

③把参芪、当归汁倒入小锅内，加少量清水，放入鳝鱼丝同煮；沸后改用文火煨烂，最后加入葱白末和生姜末及生粉、精盐，再煮5分钟即可。每日1次，每次服1小碗，温热食用，连用7日。

【功　效】益气血，补虚损，壮筋骨，强精力。适于久病体弱、气血双亏者服用。

陈皮牛肉

【原　料】牛肉500克，陈皮10克，料酒10毫升，精盐3克，味精、小茴香各2克，白糖、葱各5克，素油1000毫升，麻油1毫升，卤料适量。

【制用法】①牛肉洗净，切大薄片，加入卤料、料酒腌1小时，入热油锅炸至收缩捞起；陈皮切丝。

②炒锅上火，烧热加底油，下小茴香爆香，再下入葱花煸炒，倒入牛肉片，加入陈皮丝、料酒、精盐、白糖、鲜汤适量，烧开后改用文火将牛肉炖熟，再武火收浓汤汁，加入麻油、味精拌匀即成。

【功　效】滋补脾胃，益气养血，强壮筋骨，调中理气。西医用于消化功能不良、胃炎、胃溃疡、贫血、腰肌劳损、椎骨退行性病变的辅助治疗。

【宜　忌】食该药膳者忌牛膝，因牛膝与牛肉不和；牛肉不与栗子、生姜同食。

人参银耳鸽蛋汤

【原　料】人参粉2克，银耳20克，水发冬菇、鸽蛋各15克，猪精肉30克，鸡汤、精盐、鸡油各适量。

【制用法】①银耳拣净杂质，用热水泡发至松软，鸽蛋打入瓷盘内（勿搅破），盘边排好猪肉片、冬菇片，入笼蒸熟，倒入大汤碗内。

②锅内倒入鸡汤，加精盐、银耳烧开，打净浮沫，银耳熟后加入鸡油和人参粉，再烧开，盛入大汤碗内即成。佐餐食用。

【功　效】补气血，益肾阳，滋阴虚，润肺燥。适用于病后、产后体虚等症。

第三章 养生保健药膳

白果烧鸡

【原　料】雏母鸡1只（约重1250克），白果仁100克，鸡清汤750毫升，植物油500毫升，猪油50克，葱、姜、料酒、精盐、白糖、酱油、大料、水淀粉各适量。

【制用法】①鸡宰杀洗净，取肉剁成长方块；白果用刀将皮拍碎。

②锅上武火，入植物油，将鸡肉块用5毫升酱油拌匀，待油热下锅，炸至金黄色时捞出控油；再将白果仁入油锅中炸透，捞出。

③另取锅，上武火，入猪油，热后下葱、姜略炸，烹入鸡汤，入料酒、精盐、白糖、酱油、大料各适量，再下入炸好的鸡肉块和白果，转文火炖烂后，再转武火，用水淀粉将汁芡收浓，加味精。佐餐食用。

【功　效】补气养血，平喘，止带。适用于老年体虚湿重之久咳、痰多、气喘、小便频数；妇女脾肾亏虚、湿浊下注、带下量多、质稀；老年性慢性气管炎、肺心病、肺气肿等症。

八宝鸡汤

【原　料】党参、茯苓、炒白术、白芍各5克，炙甘草2.5克，熟地黄、当归各7.5克，川芎3克，母鸡1只（约重1500克），猪肉、猪杂骨各750克，葱、姜、料酒、味精、精盐各适量。

【制用法】①以上中药配齐后，装入洁净纱布袋内，扎口备用。

②母鸡宰杀后，去毛及内脏，洗净；猪肉洗净，杂骨捶破；生姜拍破；葱切成段。

③猪肉、鸡肉、杂骨、药袋放入铝锅内，加水适量，先用武火烧开，打去浮沫，加入葱、生姜、料酒，改用文火煨炖至熟烂，将药袋捞出不用，捞出鸡肉、猪肉，切好，再放入锅内，加少许精盐、味精即成。佐餐食用，每日2次。

【功　效】调补气血。适用于气血两虚、面色萎黄、食欲不振、四肢乏力等。

荔枝炖牛脯

【原　料】荔枝肉干、面粉各20克，牛脯肉500克，黄酒30毫升，料酒、

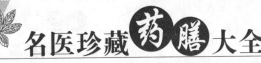

精盐、味精、白糖、荤油、胡椒粉、葱段各适量。

【制用法】①牛脯剁成块，焯两遍水后洗净。

②荔枝肉用油盐水焯过。锅内加入黄酒化开，放入面粉炒黄，加牛肉块、葱段、料酒炖至七成熟，再加入荔枝肉，文火炖至肉熟烂，味浓时加入精盐、味精、白糖、料酒和胡椒粉，再炖沸出锅即成。

【功　效】补气养血，强壮精神。用于贫血、营养不良、恶病质、病后体弱等辅助调养。

【宜　忌】不宜与猪肉、白酒、韭菜、小蒜、动物肝脏、胡萝卜、黄瓜、生姜、栗同食；不宜与氨茶碱、牛膝、仙茅、维生素K、阿司匹林、异胭肼、布洛芬、退热净、苦味健胃药同食。

五味腰柳

【原　料】五味子20克，猪里脊肉200克，鸡蛋2个，面粉25克，香菜段0.5克，葱油15克，精盐2克，味精1.5克，花椒水10克，绍酒10毫升，猪油50克，鸡汤100毫升，湿淀粉5克，葱末、姜末各适量。

【制用法】①猪里脊肉切成长大片，坡刀两面刻上交叉的花刀。将葱末、姜末、精盐、味精、绍酒、五味子药液和里脊肉放在一起拌匀，腌10分钟后，蘸面粉待用。

②鸡蛋打在碗内，搅匀。勺内放猪油，油热后，将里脊肉蘸上鸡蛋清，放入勺内煎，待两面煎至黄色时，添上鸡汤，加入精盐、花椒水、绍酒，用慢火煨3分钟，熟透取出。将里脊肉片切成条码在盘内。

③勺内汤的浮沫打净，加入味精，用湿淀粉勾成稀米汤芡，放入葱油，浇在里脊肉条上，撒上香菜段即成。可佐餐服食。

【功　效】益气生津，补肾养血，收敛固涩。适用于肺虚喘嗽、津亏口渴、自汗、慢性腹泻、神经衰弱等症。

气血滋补汤

【原　料】乌骨鸡肉、净鸭肉各500克，鸡血藤30克，仙鹤草25克，狗脊、夜交藤各20克，菟丝子、女贞子、旱莲草、桑寄生各15克，合欢皮、白术、熟地、生地、川断各10克，人参6克，葱、姜、花椒、精盐、味精、胡椒粉各适量。

【制用法】①上14味中药水煎取浓汁，滤去药渣备用；鸡、鸭肉沸水氽后切成块备用。

②将砂锅置中火上，锅内下垫鸡骨，加入鲜汤烧开，放入鸡鸭肉块，加入葱、姜、花椒、鸡骨，烧沸后改文火，加入药汁。炖熟后加精盐、味精、胡椒粉调好味即成。食肉，饮汤。

【功　效】气血双补，强筋壮骨，养心安神。适用于气血两亏之头晕目眩、失眠健忘、精神疲倦、腰膝酸软、四肢乏力等症。

羊肉鲜藕山药汤

【原　料】羊腰窝肉3大块，鲜藕、长山药各1条，黄酒、高曲、酒糟、黄芪、湿淀粉、腌韭菜各适量。

【制用法】羊肉切块，藕、山药切段，三者同煮，并加黄酒、高曲、酒糟、黄芪调制，熟后用湿淀粉勾芡，撒上切碎的腌韭菜即成。佐餐食用。

【功　效】益气健脾，滋阴补虚，养血和血。适用于病后体虚、羸瘦乏力等症。无病常食，亦可强身健脑、益寿延年。

参芪石斛鸡

【原　料】母鸡1只，党参50克，黄芪60克，石斛15克，料酒10毫升，葱10克，生姜5克，精盐3克，味精2克。

【制用法】①党参、黄芪、石斛洗净放入锅中，加清水1000毫升，武火烧开后改文火煎至余液约500毫升，去渣取汁备用。

②鸡去毛、肠杂及爪，放入锅内，加入料酒、葱、生姜，煮沸后加入药汁、精盐同煮，鸡熟加入味精即成。

【功　效】益气健脾，滋养强壮。用于脏器下垂、胃炎、胃溃疡、恶病质等的辅助治疗。

【宜　忌】不宜与藜芦、五灵脂、萝卜、兔肉、大蒜、鲤鱼、芥菜、李子同食。

归芪炖鹌鹑

【原　料】当归20克，黄芪30克，鹌鹑1只，精盐3克，料酒10毫升。

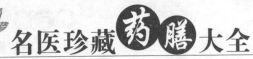

【制用法】当归、黄芪洗净切片。鹌鹑去毛及肠杂，清洗干净，与当归片、黄芪片同入砂锅中，加适量清水，用武火煮沸后改文火炖煮40分钟，加入少量精盐、料酒，炖至鹌鹑肉熟烂即成。

【功　效】益气养血，滋阴养颜。用于产后体虚、贫血、白血病、糖尿病、肺结核等病症的辅助治疗。

滋阴壮阳药膳

山楂肉片

【原　料】猪后腿肉200克，山楂汁100毫升，马蹄30克，鸡蛋清2个，白糖120克，淀粉、面粉、猪油各15克，植物油500毫升，调料适量。

【制用法】①山楂片去核，按水煮提取法提取山楂浓缩汁100毫升；肉切成3厘米长、7厘米宽的薄片；蛋清与淀粉、面粉调成糊；马蹄切厚片。

②植物油烧至五成热时，肉逐片蘸糊下锅炸至肉片胀起，呈黄白色。锅内添水半勺，入白糖炒搅，糖汁浓时，倒入山楂浓缩汁和猪油少许，搅匀，倾入马蹄片和肉片，使红汁包住肉片。

【功　效】滋阴健脾，开胃消食。适用于饮食积滞、胃脘饱满胀痛、嗳腐吞酸、恶心、厌食等症。可作为高血压、高血脂、消化不良患者的保健膳食。

虫草炖鸡

【原　料】冬虫夏草、葱白各10克，母鸡1只，料酒15毫升，生姜（切片）5克，胡椒粉、精盐各3克，味精2克，鲜汤适量。

【制用法】①母鸡去毛、去肠杂及爪，洗净，在沸水锅内焯片刻，捞出用凉水洗净。冬虫夏草用温水洗净泥沙。

②将鸡头顺颈劈开，取8~10枚冬虫夏草放鸡头内，用棉线缠紧，余下的冬虫夏草同生姜片一同装入鸡腹内，放入容器中，加入鲜汤、料酒、胡椒粉、葱白、精盐，用绵纸封严容器口，上笼武火蒸熟，揭去绵纸，加味精即成。

【功　效】补气滋阴，补肾强身。用于肺结核、糖尿病、肾小球肾炎、肾功能不全、肝硬化、免疫功能低下等病症的辅助治疗。

【宜　忌】不宜与兔肉、大蒜、鲤鱼同食。

妙香丸子

【原　料】酸枣仁粉6克，猪肉200克，淀粉50克，水发玉兰片、水发蘑菇各15克，鸡蛋1个，豆油40毫升，酱油25毫升，味精、葱各1.5克，绍酒10毫升，鸡汤250毫升，姜1克，明油适量。

【制用法】①把猪肉剁成肉泥，放入鸡蛋、酸枣仁粉和淀粉，拌匀；把水发玉兰片和蘑菇都切成片；葱、姜均切成丝。

②勺内放豆油，把肉泥用手挤成丸子，放入勺内，待煎成金黄色时，将丸子翻过来，用手勺把丸子拍成扁圆形，两面煎好后，倒入漏勺内。

③勺内放豆油，用葱、姜丝炝锅，添鸡汤，加酱油、绍酒和蘑菇片、玉兰片，把肉丸子放入勺内，开锅后移在慢火上，煨30分钟，放入味精，移在旺火上，勾淀粉芡，淋明油，翻勺，倒入盘内即成。可佐餐食用。

【功　效】养肝，宁心，安神，敛汗。治虚烦失眠、易梦易惊、惊悸怔忡、神经衰弱、烦渴、虚汗等症。

银耳参蛋汤

【原　料】银耳10克，北沙参15克，红皮鸡蛋1个，冰糖适量。

【制用法】银耳以凉开水浸泡变软，与沙参一起先用水煎煮30分钟，鸡蛋去壳打入碗内搅匀后，倒入锅中，加入冰糖，至蛋熟即可。饮汤，食银耳、鸡蛋。

【功　效】滋阴润肺。适用于肺阴不足之咳嗽日久不愈、咽喉干痛、干咳无痰或痰黏不易咳出、口渴喜饮等症。

银杏全鸭

【原　料】银杏200克，水盆鸭1只（约1000克），猪油50克，胡椒粉、料酒、鸡油、生姜、葱、精盐、味精、花椒、清汤、水豆粉各适量。

【制用法】①银杏去壳放入锅内，用沸水煮熟，捞出去皮膜，切去两头，去心，再用开水焯去苦水，在猪油锅中炸一下，捞出待用。

②水盆鸭洗净，剁去头和爪，用精盐、胡椒粉、料酒将鸭身内外抹匀后，放入盆内，加入生姜、葱、花椒，上笼蒸1小时取出；拣去生姜、葱、花椒，用刀从背脊处切开，去净全身骨头，铺在碗内，齐碗口修圆，修下的鸭肉切

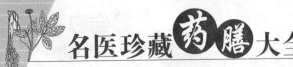

成银杏大小的丁，与银杏拌匀，放于鸭脯上，将原汁倒入，加汤上笼蒸30分钟，至鸭肉熟烂，即翻入盘中。

③锅内掺清汤，加入余下的料酒、精盐、味精、胡椒粉，用水豆粉少许勾芡，放鸡油少许，浇于鸭上即成。

【功　效】滋阴养胃，利水消肿，定喘止咳。

枸杞炖牛鞭

【原　料】枸杞子15克，牛鞭1付，生姜3片，精盐4克，胡椒粉3克，料酒15毫升，葱10克，鸡精、味精各2克。

【制用法】牛鞭洗净切片，同枸杞子、葱、生姜片放入砂锅内，加清水500毫升，武火煮沸后改文火煮至牛鞭熟烂，拣去葱、生姜，加入精盐、料酒、胡椒粉、鸡精，煮5分钟加入味精即可食用。

【功　效】壮阳补肾，强筋壮骨。用于阳痿、性功能减退、腰肌劳损、尿频等的辅助治疗。

【宜　忌】阴虚阳亢、外感表证、痰湿实热内盛者慎用。

党参麦冬茶

【原　料】党参25克，麦冬10克，北五味子6克，大枣50克，冰糖适量。

【制用法】大枣洗净，与党参、麦冬、北五味子同放入砂锅中，加水1000毫升，煎煮取汁800毫升。加入冰糖，溶化搅匀即可。每日1剂，分多次饮用。

【功　效】益气养阴，健脾开胃。适用于气阴不足、精神不振、气短懒言、疲劳乏力、久咳少痰及身体虚弱者。

枸杞人参酒

【原　料】枸杞子35克，人参2克，熟地10克，冰糖40克，白酒1000毫升。

【制用法】上述3味药切片，包入细纱布袋内，扎紧口，放入净瓷坛中，再将白酒倒入，密封浸泡，置阴凉处，每日摇动数下，经14天后启封，然后加入溶化后之冰糖，待澄清即可。每日1次，每次饮服10～15毫升。

【功　效】补血滋阴，乌须发，壮腰膝，增强视力，活血通经，清热生津，强身益寿。适用于体虚贫血、营养不良、神经衰弱、头晕目眩、失眠乏力、食少盗汗、腰膝酸痛等症。

【宜　忌】服药酒期间忌服萝卜、莱菔子，反藜芦。

姜附烧狗肉

【原　料】熟附片30克，生姜150克，狗肉1000克，大蒜、葱各适量。

【制用法】①狗肉洗净，切成小块；生姜煨熟。

②将附片放入铝锅（或砂锅）内，先煎熬2小时，然后将狗肉、大蒜、生姜、葱放入，加水适量炖煮，直至狗肉熟烂即成。可分多餐服食，一次不宜过饱。

【功　效】温肾散寒，壮阳益精。适用于阳痿、夜多小便、畏寒、四肢冰冷等阳虚症，对身体虚寒的慢性支气管炎、慢性肾炎也有一定疗效。

【宜　忌】患感冒者禁食。

参桂海马鸡

【原　料】净仔公鸡1只，白参、海马各6克，韭菜10克，生姜5克，酱油10毫升，料酒15毫升，精盐3克，肉桂、味精各2克。

【制用法】肉桂去粗皮研细，将白参、海马、肉桂用纱布包好后塞入洗净的公鸡腹内，将其放入砂锅内，加生姜、酱油、料酒及适量清水，武火烧沸后转文火煨炖至鸡烂熟，去掉药包，加入韭菜末、精盐、味精，稍炖即成。

【功　效】补脑助阳，填精益智。用于肺肾气虚、脾胃气虚、多汗、体倦无力、阳痿、性功能减退、老年痴呆症等的辅助治疗。

【宜　忌】不宜与兔肉、大蒜、鲤鱼、萝卜同食；不宜与铁剂、左旋多巴、藜芦、五灵脂同食。

山萸肉粥

【原　料】山萸肉、麦冬、北沙参各15克，粳米100克，冰糖10克。

【制用法】山萸肉、北沙参、麦冬与粳米同煮成粥，粥熟后加入冰糖即成。

【功　效】养阴益胃，补肝肾，涩精固脱，清肺热。用于感染后期、肺结

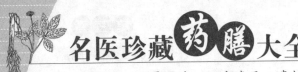

核、糖尿病、眩晕耳鸣、阳痿遗尿、遗精、尿频、大汗虚脱、内热消渴、肺热咳嗽等病症的辅助治疗。

【宜　忌】不宜与藜芦猪肝同用。

山药苁蓉羊骨汤

【原　料】山药50克，肉苁蓉20克，葱白3根，精羊肉500克，羊脊骨1具，料酒20毫升，菟丝子、葱、生姜各10克，小茴香、胡椒粉各3克，大茴香1粒，精盐4克，味精2克。

【制用法】①羊脊骨剁成数节，用清水洗净，羊肉洗净后放入清水锅中焯透，捞出洗净血沫，切成指条块；菟丝子、肉苁蓉、山药装入纱布袋内。

②羊肉、羊脊骨放入砂锅内，加清水，用武火烧沸后撇去浮沫，再放小茴香、大茴香、料酒、葱、生姜，转文火煨至肉烂，最后加入胡椒粉、精盐，搅匀加入味精即成。

【功　效】温肾补阳。用于阳痿遗精、性功能减退、腰肌劳损、尿频、遗尿等病症的辅助治疗。

【宜　忌】羊肉不宜与乳酪、荞麦、豆酱、醋同食。

芪杞醉虾

【原　料】黄芪、枸杞子各10克，草虾500克，料酒500毫升，辣椒豉油50克。

【制用法】①草虾去泥肠，洗净沥干水，放入瓦锅内，加入300毫升料酒，加盖，将虾灌醉，倒出剩余料酒，再加入枸杞子、黄芪与醉虾拌匀。

②剩下200毫升料酒倒入锅内加热。当料酒出现熊熊火焰时，加入醉虾烹熟，去掉枸杞子、黄芪，与辣椒豉油拌匀一起食用。

【功　效】益肾助阳，通乳，托毒。用于阳痿、性功能减退、乳汁不足、低蛋白等病症的辅助治疗。

【宜　忌】不宜与维生素C、铁剂同食。

羊肉温补汤

【原　料】淮山50克，肉苁蓉20克，菟丝子10克，瘦羊肉500克，粳米

100 克，羊脊骨 1 具，胡桃肉 2 个，料酒、精盐、八角、花椒、胡椒粉、葱白、姜各适量。

【制用法】①羊脊骨斩成数块，用清水洗净。羊肉洗净后入沸水锅内焯去血水，再洗净，切成条；药物用纱布袋装好，扎口；姜、葱洗净，拍碎。

②上物同时入砂锅内，注入清水，武火烧沸，撇去浮沫，再加入花椒、八角、料酒，改为文火炖至肉烂，装碗，用胡椒粉、精盐调味即成。

【功　效】此汤菜以羊肉与淮山、肉苁蓉、菟丝子、粳米、胡桃肉、羊脊骨同用。羊肉具有补阴、丰润肌肤、补虚劳、益气血、壮阳道、开胃健力等多种功效。淮山、肉苁蓉、菟丝子、胡桃肉、粳米同用，具有温中助阳益肾、健脾之功。羊脊骨能补脑、生髓、温补脾肾。适用于老年人肾虚或病后体弱、腰膝无力等症。

起阳鸽蛋

【原　料】鸽蛋 2 个，大茴香、小茴香各 9 克，川椒、生姜各 3 克。

【制用法】①小茴香、大茴香、川椒、姜用纱布袋装好，放入锅中，加适量的水，煮取药汁约 300 毫升。

②去药袋，滤药液，再入锅中烧沸，将鸽蛋打入，煮熟即成。

③食蛋喝汤，每日晨 1 次，连服月余。

【功　效】补肾壮阳，益精增力。适用于肾阳虚肾精亏的早衰、性欲减退、阳痿等症。

【宜　忌】肾不虚者忌服。

仙灵酒

【原　料】仙灵脾 60 克，补骨脂、当归、菟丝子各 30 克，金樱子 150 克，牛膝、川芎、巴戟天、小茴香、肉桂、杜仲各 15 克，沉香 8 克，白酒 4500 毫升。

【制用法】小茴香、补骨脂 2 味药炒至略黄，与其他药物共装入绢袋，扎紧袋口，同白酒一起置入容器中，密封，隔水煮 3 小时，然后埋入地下 3 日，退去火气即成。早、晚各 1 次，每次饮服 20~30 毫升。

【功　效】壮阳固精，健筋骨，补精髓。适用于肢冷畏寒、精神萎靡、倦

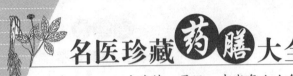

怠乏力、阳痿遗精、早泄。中老年人血气不足者亦宜常服。

【宜　忌】阴虚火旺者忌服。

胡桃酒

【原　料】胡桃仁120克，小茴香20克，杜仲、补骨脂各60克，白酒2000毫升。

【制用法】上述药加工成粗末，装纱布袋内，与白酒同置入容器中，密封浸泡15天即成。早、晚各1次，每次服20～30毫升。

【功　效】温阳补肾，固精。适用于肾阳虚弱，症见肢冷畏寒、腰膝酸软、阳痿、滑精、小便频数而清长。

【宜　忌】阴虚火旺者忌服。

健脑益智药膳

补脑益智汤

【原　料】鳝鱼、猪肝各250克，何首乌30克，枸杞子、精猪油各20克，酱油、料酒各10毫升，精盐3克，味精2克，葱花、淀粉各10克。

【制用法】①鳝鱼、猪肝分别洗净切片，何首乌煎汁，枸杞子捣细。

②将鳝鱼、何首乌汁加适量清水，用文火煨熟，加入料酒、猪油、盐、味精。

③将猪肝加入枸杞子、葱花、酱油、淀粉清水勾成芡汁，倒入鳝鱼汤内拌匀，至猪肝嫩熟，加入味精即成。

【功　效】健脑益智，强筋壮骨，祛风湿。用于肝肾不足、气血两虚、须发早白、男性不育、神经官能症、更年期综合征、腰肌劳损、小儿弱智、脑外伤后遗症、脑震荡等病症的辅助治疗。

【宜　忌】不宜与葡萄、柿子、山楂、石榴、青果等含鞣酸多的水果同食；不宜与狗肉同食。

蛋黄山药粳米粥

【原　料】鸡蛋2个，山药50克，粳米150克，红枣10枚，白糖、水各适量。

【制用法】①山药、粳米洗净；山药切片；红枣洗净去核；鸡蛋打破，去白留黄置碗内，用筷子搅散。

②将水和红枣入锅，待旺火将水烧开后再加粳米、山药、改文火熬粥至熟，起锅前再将蛋黄和糖加入、搅匀，煮沸即成。每日分2次服。

【功　效】滋阴润燥，健脑安神，养血。适于用脑过度、脑贫血及心烦失眠者食用。

三珍米粥

【原　料】桂圆肉、莲子肉各15克，红枣肉10克，糯米50克，白糖适量。

【制用法】①莲子、红枣、糯米分别洗净；莲子去皮、去心；红枣去核；桂圆去皮取肉。

②将莲子、大枣入锅，加水旺火煮沸后再加入糯米、桂圆肉，继续再煮至沸，改用文火煨至米软熟，最后加入白糖调匀即成。每日服2次。

【功　效】益智宁心。久服可健脑、益智。

【宜　忌】消化不良、中满痞胀、大便燥结者不宜服用。

藿香荷叶粥

【原　料】藿香15克，荷叶50克，冰糖20克，粳米100克。

【制用法】荷叶洗净，与藿香一同加水煎取药汁，粳米淘洗干净，加入药汁一同武火烧开后转用文火熬煮成稀粥，加入冰糖稍煮即成。

【功　效】健脑益智，行气和胃，止呕，凉血止血。用于胃寒呕吐、中暑、胃炎、消化不良、外感风寒、出血性疾病、产后血晕等病症的辅助治疗。

参芪麦片粥

【原　料】党参、黄芪各15克，当归、枣仁、甘草各10克，丹参12克，桂枝5克，桂圆肉20克，大枣5枚，麦片60克。

【制用法】党参、黄芪、当归、枣仁、甘草、丹参、桂枝洗净后用清水浸泡1小时，捞出加水1000毫升，煎汁去渣，加入麦片、桂圆肉、大枣，共煮成粥。

【功　效】健脾养心，益气补血。用于更年期综合征、神经官能症、贫

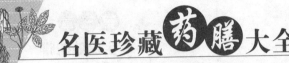

血、月经不调、闭经、水肿、关节疼痛等病症的辅助治疗。

【宜　忌】不宜与大戟、芫花、甘遂、海藻同用；不宜与藜芦、五灵脂、糖皮质激素、苦味健胃药、退热药、维生素K、动物肝脏、萝卜同食。

干蒸湘莲

【原　料】湘莲（莲子）180克，糯米饭100克，豆沙馅（炒）60克，猪油、白糖、桂花酱、冰糖、食用碱各适量。

【制用法】①干莲子用温水稍泡后，放入已加入食用碱的开水中（水不宜过多，浸过干莲子即可），反复搓洗去掉红皮，然后用温水换洗几次，去净碱味后捞出，用小刀去掉两头的尖，捅去莲心，用开水余煮一下捞出，放碗内，加开水和白糖少许，蒸到六成烂取出，晾冷待用。

②扣碗内抹上猪油，将莲子（孔向下）码入碗内，由碗底向上码完，把冰糖砸碎撒在莲子上。

③在糯米饭中加入猪油、白糖、桂花酱、豆沙馅拌匀，取其大部分放在莲子上摊平，放入蒸笼蒸（或隔水蒸）1小时，取出反扣在盘内即成。每日1次，随量食用。

【功　效】补肾健脾，养心安神。适用于失眠、心悸、遗精、健忘等。健康人食用能增进食欲，增强记忆力，防病保健。

何首乌炖鸡

【原　料】母鸡1只，制首乌30克，当归、枸杞子各15克。

【制用法】鸡去毛及内脏，洗净，将首乌等药装入鸡腹内，放砂锅中，加水适量，文火炖至鸡熟烂即可。捞出药材吃鸡喝汤，分顿食用。

【功　效】滋阴养血，养心益智。何首乌含有丰富的卵磷脂，卵磷脂是脑髓的主要成分，也是血细胞的原料之一，为养生健身、健脑益智良药；当归补血养血；枸杞子补肝益肾，母鸡补虚强身。几味合用，对心肝血虚、头晕眼花、健忘神疲、少寐多梦者有较好的食疗作用。

杞子烧黄鱼

【原　料】黄花鱼1条，枸杞子20克，冬笋、芡粉、猪油各50克，冬菇、白糖各9克，蒜薹100克，鸡蛋1个，香油100毫升，酱油50毫升，料酒9毫升，味精、醋、精盐各适量。

【制用法】①枸杞子、冬菇、冬笋、蒜薹等洗净，冬菇、冬笋背切成片，蒜薹切成小段；黄鱼宰杀去鳞、鳃、肠杂后洗净，鸡蛋打破入碗，加入芡粉后搅成糊，抹匀鱼身两面。

②然后置锅于旺火上，放入油待烧至七成熟时，手提鱼尾顺入锅中，将鱼炸成黄色，滗油，随之加入适量高汤及各料，用文火收汁，勾入少量流水芡，见开即加入醋、味精，铲匀起锅即成。佐餐食用。

【功　效】具有健脑、明目之效。适于青少年学生、脑力劳动者食用。

荔枝当归炖乌鸡

【原　料】乌骨鸡1只，干荔枝10粒，当归15克，川芎10克，大枣4枚，料酒10毫升，生姜、精盐各3克。

【制用法】①荔枝去壳，去核取肉；大枣洗净泡发去核；川芎、当归、生姜分别用清水洗净后切片；乌骨鸡宰杀后洗净，去毛、肠杂及爪，放入沸水锅中焯水。

①乌骨鸡、荔枝干、川芎、当归、生姜、大枣一同放入炖盅内，加适量清水，盖上炖盅盖，隔水炖4小时，加入精盐即成。

【功　效】补血养心，健脑益智，活血祛瘀。用于贫血、神经官能症、老年性痴呆症、月经不调、闭经、痛经、跌打肿痛等病症的辅助治疗。

【宜　忌】不宜与兔肉、大蒜、鲤鱼、动物肝脏、胡萝卜、黄瓜同食；不宜与铁剂、左旋多巴、维生素K、阿司匹林、异烟肼、布洛芬、退热净、苦味健胃药同食。

桂圆蒸百合

【原　料】桂圆肉25克，百合250克，白糖适量。

【制用法】桂圆肉、百合一同放入炖盅内，加入白糖和适量清水，搅匀，上笼蒸20分钟即成。

【功　效】补气养血，宁心安神。用于肺结核、贫血、肺气肿、神经官能症、产后虚弱、健忘失眠、精血不足等病症的辅助治疗。

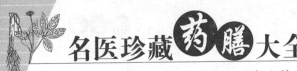

【宜　忌】孕妇不宜食用，以免生热助火；小儿不宜多食；不宜与糖皮质激素、苦味健胃药、退热药同食。

茯苓胖头鱼

【原　料】胖头鱼1条，茯苓粉20克，淀粉5克，精盐、味精、葱、姜、黄酒各适量。

【制用法】①鱼去鳞、鳃、肠，洗净。剔下鱼肉，用刀背砸成肉泥，切下鱼头备用。

②鱼泥放入碗中，与茯苓粉、淀粉、精盐、味精、葱末、姜末、黄酒调配成鱼丸泥料。

③将鱼头放在砂锅中，加冷水没过鱼头，再把肉泥做成的鱼丸下入砂锅中，缓缓升温加热，至鱼丸定型后，再调加精盐、味精和笋片，待鱼头煨炖熟透即可。佐餐食用。

【功　效】益气补虚，健脑增智。

枸杞莲子

【原　料】枸杞子50克，莲子150克，冰糖100克，蜜蜡10克。

【制用法】莲子发好，与枸杞一同放在盛器内，冰糖放勺内，加水熬化，加入蜜蜡，浇在枸杞子、莲子上即成。

【功　效】补气养血，养心益肾。用于心烦不寐、多梦不安、脾虚久泻等。

菖蒲酒

【原　料】石菖蒲、白术各250克，白酒1250毫升。

【制用法】石菖蒲切碎蒸透，白术切细，共盛入绢袋，与白酒同置入容器中，密封浸泡，夏秋7日，春冬14日即可服用。每日3次，每次饮服20～40毫升。

【功　效】化湿开窍，健脾养胃。适用于中老年人心脾两虚，表现为早衰健忘、视力减退、耳鸣、耳聋、心悸、食欲不振、腹胀便溏等。

【宜　忌】阴虚火旺者，症见烦躁易怒、潮热颧红、盗汗失眠、口干舌红者忌用。

九味健脑酒

【原　料】枸杞子30克，熟地黄、红参、淫羊藿各15克，沙苑蒺藜25克，母丁香10克，沉香5克，荔枝核12克，炒远志3克，冰糖250克，白酒1000毫升。

【制用法】前9味捣碎，置容器中，加入白酒和冰糖，密封，浸泡1个月后，过滤去渣，即成。口服。每晚服20毫升，分数次缓缓饮下。

【功　效】健脑补肾。适用于脑力劳动过度、精神疲倦、头昏脑涨、腰酸背痛、男子遗精、阳痿、女子月经不调等症。

益肝补肾药膳

杜仲腰花

【原　料】炙杜仲12克，猪腰子250克，料酒25毫升，葱、味精、精盐、酱油、醋、大蒜、生姜、白糖、花椒、猪油、菜油、豆粉各适量。

【制用法】①猪腰子对剖两半，片去腰腺筋膜，切成腰花；将炙杜仲放锅内，加清水适量，熬成药液50毫升；将姜切成片，葱切成段备用。

②药液汁的一半，加料酒、豆粉和精盐，拌入腰花内，再加白糖、酱油、醋混匀待用。

③锅放在炉上，在武火上烧热，倒入猪油和菜油至八成热，放入花椒，投入腰花、葱、姜、蒜，快速炒散，放入味精，翻炒即成。佐餐食。每日2次。

【功　效】补肝肾，降血压。适用于肾虚腰痛、步履不稳、老年耳聋、高血压等症。

枸杞黄精炖白鸽

【原　料】枸杞子20克，黄精30克，白鸽1只，精盐、料酒、味精各适量。

【制用法】①白鸽活杀，去毛及内脏，洗净；枸杞子、黄精用纱布包好，塞入鸽腹中。

②鸽置砂锅中，用旺火煮开，撇去浮沫，改小火煨 1 小时，加料酒、精盐、味精，再煮片刻起锅。佐食，吃鸽肉喝汤。

【功　　效】补肝肾，益气填精。适用于有肝肾不足症状者。

【宜　　忌】最好用雌鸽，雌鸽的性激素分泌旺盛，可作扶助阳气的食品。

枸杞养生酒

【原　　料】枸杞子 120 克，当归身（酒洗）30 克，桂圆肉 240 克，甘菊花 30 克，白酒浆 3500 毫升，滴花烧酒 1500 毫升。

【制用法】将前 4 味捣碎，入布袋，置容器中，加入烧酒和白酒浆，密封，浸泡 1 个月以上，便可饮用。口服。每次服 10～20 毫升，日服 2 次。

【功　　效】益精血，养肝肾，强身健体，养生防病。适用于血虚精亏、面色无华、头晕目眩、视物昏花、睡眠不安、心悸、健忘等症。无病之人饮用，具有"补益强身，养生防病"的作用。

山药枸杞煲牛腰

【原　　料】牛腰 4 只，怀山药 60 克，枸杞子 15 克，芡实 30 克，精盐适量。

【制用法】①鲜牛腰从中间切开，割去白膜，用清水反复冲洗，用开水焯去膻味。

②山药、枸杞子、芡实洗净，与牛腰一同放入锅内，加清水适量，武火煮沸后，文火煲 2 小时，调味食用。

【功　　效】壮腰益肾，涩精止遗，健脾止泻。用于腰肌劳损、阳痿、性功能减退、遗精、早泄、糖尿病、五更泻、尿频等病症的辅助治疗。

【宜　　忌】不宜与糖皮质激素同食；疟疾、黄疸、痔、便秘及新产后忌食用。

虫草香菇烧豆腐

【原　　料】冬虫夏草、葱各 10 克，香菇 20 克，豆腐 200 克，精盐 3 克，味精 2 克，生姜 5 克，鲜汤 100 毫升。

【制用法】冬虫夏草、香菇用冷水泡发，洗净，香菇切丝，与豆腐同入油锅，熘炒片刻，加精盐、葱花、生姜末等调料，加鲜汤，文火烧煮熟透，加入味精即成。

【功　效】滋补肝肾，保肝降脂。用于肝炎、肝硬化、高脂血症、糖尿病等病症的辅助治疗。

【宜　忌】不宜与蜂蜜同食；肾脏病人、缺铁性贫血、胃寒、易腹泻、腹胀者不宜多食。

黄鳝芦根汤

【原　料】黄鳝300克，芦根15克，桑寄生25克，精盐3克，鸡精2克。

【制用法】黄鳝洗净去内杂入锅内，加芦根、桑寄生、清水适量，武火煮沸，文火将黄鳝炖熟烂，去药渣，加精盐、鸡精即可。

【功　效】滋阴益气，补肝肾，清热利湿。慢性肝炎患者食用有较好的辅助治疗作用。用于肝炎、肝硬化、肺结核、糖尿病、泌尿系感染、盆腔炎、水肿少尿、高血压等病症的辅助治疗。

【宜　忌】外感发热、腹部胀满者不宜食用；不宜与葡萄、柿子、山楂、石榴、青果、狗肉同食。

延年益肾茶

【原　料】何首乌、大枣、红糖各50克。

【制用法】红糖用适量的温水溶开，浸前2味药，1周后，将药取出晒干，再反复浸晒，以糖尽为佳，后研细末备用。每次10克，冲入开水饮之。

【功　效】补肝益肾，益气养血。适用于肝肾不足、须发早白、血虚头晕、腰膝酸软、筋骨酸痛、遗精带下以及胃虚食少、脾弱便溏等症。

枸杞肉丁

【原　料】枸杞子、猪油各100克，瘦猪肉500克，花生米50克，精盐12克，白砂糖6克，味精3克，绍酒3毫升，麻油15毫升，酱油10毫升。

【制用法】①枸杞子洗净待用；猪瘦肉洗净，片去筋膜，切成肉丁；花生米用油炸酥。

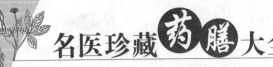

②炒锅烧热，用油滑锅，再放入猪油 100 克，将肉丁下锅滑散，烹入绍酒，加入白砂糖、酱油、精盐、味精搅匀，投入枸杞、花生米颠簸几下，淋芝麻油推匀，起锅即成。

【功　效】瘦猪肉滋阴补血，枸杞子滋肝补肾，抗老益寿。药食合用则阴、血双补，明目健身。用于体虚乏力、补疲、血虚眩晕、心悸、肾虚阳痿、腰痛及无病强身益寿，均有优良之效。本方可作虚弱、贫血、性功能低下、神经衰弱及糖尿病患者之膳食。

杜仲粥

【原　料】炒杜仲 10 克，粳米 50 克。

【制用法】炒杜仲投入砂锅内，加适量清水，煎取汤汁，去渣后，放入淘洗干净的粳米，文火煮粥，见粥稠米熟透即成。

【功　效】补益肝肾，强壮筋骨。用于腰肌劳损、白内障、青光眼、高血压、胎动不安、筋骨无力等的辅助治疗。

【宜　忌】阴虚火旺者慎食。

桑葚蛋糕

【原　料】桑葚、旱莲草各 30 克，女贞子 20 克，鸡蛋 8～10 个，白糖 300 克，面粉 200 克，发面、碱水各适量。

【制用法】将以上前 3 味药水煎 20 分钟取汁，倒入盛面粉的盆内，加白糖、鸡蛋、发面拌匀，揉成面团。待其发酵后，再加碱水揉好，做成蛋糕，上笼蒸 15 分钟。作点心吃。

【功　效】滋补肝肾，润肺和中。适用于阴虚体弱、眩晕失眠、腰膝酸软等症，尤宜于老年人服食。

鳝段炖猪肉

【原　料】黄鳝 500 克，猪瘦肉 250 克，蒜 1 瓣，葱、生姜 5 克，酱油、精盐、料酒、白糖、味精各适量。

【制用法】①黄鳝宰杀后，用温水洗去表面黏液，切成 3 厘米长的段；猪肉切块。各用酱油、精盐渍 20 分钟。

②把油烧热，爆香蒜茸、姜末，煸炒鳝段、肉块，加料酒、酱油、白糖、葱花、味精炒匀，盛于碗中，隔水炖约2小时。佐餐食用。

【功　效】补肾强腰膝。适用于肾虚腰痛、腰膝酸软等症。

玄参炖猪肝

【原　料】玄参片15克，猪肝500克，花生油、淀粉、白糖、酱油、料酒、葱、姜、精盐、味精各适量。

【制用法】玄参片洗净，用纱布包好，与猪肝同煮1小时，取出猪肝切片备用；将油锅烧沸，入姜、葱煸炒，再放入猪肝片，加酱油、白糖、料酒少许，加入猪肝原汤，用湿淀粉勾芡，加入精盐、味精调味即可。佐餐食用。

【功　效】滋阴补血，养肝明目。用于阴虚火旺所致的目涩昏花、红赤不堪、畏光轻微之症。猪肝养血能补肝明目，玄参苦寒能滋阴降火、凉血除烦。长时间读书，用眼过度，肝目受损，常吃猪肝能有所补养。

首乌煮酒

【原　料】何首乌（制）120克，生地80克，芝麻、当归各60克，白酒1500毫升。

【制用法】①芝麻捣成细末，何首乌、当归、生地捣成粗末，一并装入白纱布袋中，扎口。

②置瓷坛中，倒入白酒，加盖。文火煮数沸后离火，待冷却后，密封，置阴凉干燥处。7日后开启，去药袋，过滤后即可饮用。每日2次，每次10～20毫升。早晚空腹温饮。

【功　效】补肝肾，益精血，乌须发，润肠通便。适用于因肝肾不足引起的阴虚血枯、头晕目眩、腰酸腿软、肠燥便秘、须发早白、妇女带下等症。

【宜　忌】脾虚便溏者慎用。

首乌山楂粥

【原　料】制何首乌30克，山楂25克，粳米100克，红糖15克，大枣20枚。

【制用法】①粳米洗净；山楂切片；制何首乌洗净，切成小块，放入纱布袋内。

②砂锅放入清水，放入用纱布包裹的制何首乌、粳米、山楂片、大枣同煮1小时，加红糖，除去制何首乌药渣，即可食用。

【功　效】养血活血，补益肝肾。用于月经量少、肝炎、肝硬化、糖尿病、须发早白、便秘、高血脂等病症的辅助治疗。

【宜　忌】孕妇、腹泻者慎用；不宜与黄瓜、萝卜、动物肝脏同食。

杞子炖羊脑

【原　料】枸杞子50克，羊脑1具，精盐、葱、姜、料酒、味精各适量。

【制用法】①枸杞子、羊脑洗净（注意不要把羊脑碰破），放入铝锅内，加水适量，放精盐、葱、姜、料酒，隔水炖熟。

②食用时，加入味精少许即成。每日2次，佐餐食用。

【功　效】补肝肾，益脑安神，强身。适用于肝血虚所致的头痛、头晕、癫痫等症。

防病抗癌药膳

槐花木耳粥

【原　料】槐花、黑木耳各20克，大枣20枚，粳米100克，红糖适量。

【制用法】槐花、黑木耳、大枣、粳米淘洗干净，加清水适量，煎煮为粥，加入适量红糖调服。每日1次，连服7日。

【功　效】补血止血。适用于便血伴有面色萎黄、全身乏力、食欲不佳、大便困难者食用。

【宜　忌】服用维生素类、四环素类、红霉素、甲硝唑、西咪替丁药物不宜食用黑木耳；不宜与黄瓜、萝卜、维生素K、动物肝脏同食。

蛇草薏苡仁粥

【原　料】白花蛇舌草80克，菱粉、薏苡仁各50克。

【制用法】将白花蛇舌草洗净，加水1500毫升，急火煮开，改文火煎15分钟，去渣取汁；加苡仁煮至苡仁裂开，再加菱粉煮熟即可。

【功　效】清热解毒，健脾利水。适用于前列腺癌。白花蛇舌草有清热解毒、利水通淋之功，现代医学研究认为它具有抗肿瘤作用。菱粉水煎服可治疗各种癌症。薏苡仁健脾渗湿。3味药共用具有利水通淋、防癌抗癌作用。

阿胶花生粥

【原　料】阿胶、花生仁、桂圆肉各10克，大枣10枚，粳米100克，红糖适量。

【制用法】桂圆、大枣去核，花生仁、粳米淘洗干净，以上各料同置砂锅中煮粥，待粥熟，调入捣碎的阿胶拌匀，再煮至阿胶融化，加入红糖即成。

【功　效】养阴补血。用于阴血不足型的胃癌术后调理。常见以下症状，如胃痛隐隐、口燥咽干、大便干结、极易疲劳、倦怠乏力、纳食减少。西医用于慢性萎缩性胃炎引起的贫血、胃癌、慢性消耗性疾病的辅助治疗。

【宜　忌】不宜与黄瓜、萝卜、维生素K、动物肝脏同食；不宜与糖皮质激素、苦味健胃药、退热药同食；脾胃虚弱、不思饮食或纳食不消、呕吐泄泻者不宜食用。

川贝雪梨煲猪肺

【原　料】川贝母10克，雪梨2个，猪肺200克，冰糖适量。

【制用法】猪肺洗净，切成小块。雪梨去皮及核，切成小块。将川贝母、雪梨、猪肺一同放入砂锅中，加水适量，先用武火烧沸，再用文火熬煮2小时，加入冰糖熬煮1小时即可食用。每2日1剂，分2次食用。

【功　效】止咳化痰、生津养肺。用于阴虚燥热型肺癌的辅助治疗。

【宜　忌】寒痰、湿痰者忌用；不宜与乌头类药材同用。

紫杉酒

【原　料】紫杉茎皮1000克，黄酒2500毫升。

【制用法】上药洗净，切碎，置容器中，加入黄酒，密封，浸泡7日后，过滤去渣，即成。口服，日服2次，每次服10毫升。

【功　　效】抗癌。适用于白血病和肿瘤。

菱角玉竹粥

【原　　料】菱角肉、玉竹各15克，诃子9克，红花3克，粳米100克。

【制用法】①诃子、红花、玉竹水煎取浓汁。菱角肉温水泡发透。

②粳米、菱角肉淘洗干净，放入锅内，加清水适量，中火同煮为粥。加入药汁煮沸即可。每日1剂，早晚食用。

【功　　效】活血祛瘀，涩肠敛肺。用于胃癌及肠癌的辅助治疗。

【宜　　忌】孕妇禁忌食用；久邪未解、内有湿热积滞者不宜食用。

仙枣赤豆粥

【原　　料】仙鹤草60克，大枣20克，赤小豆50克，生薏米100克，白糖适量。

【制用法】①取生薏米、赤小豆加温水浸泡半日；仙鹤草用纱布包好；大枣去核备用。

②取上述诸药加水常法共煮成稀粥，加入白糖调味即可。佐餐食用，连服15日。

【功　　效】清热解毒，活血止血。适用于肺癌血热证。赤小豆，能清热解毒、散血消肿；仙鹤草，能解毒消肿、收敛止血；生薏米能健脾利湿、消热消痈，佐大枣合煮成粥，有扶正抗癌之功。

冬瓜银耳瘦肉汤

【原　　料】瘦猪肉100克，带子冬瓜300克，白木耳60克。

【制用法】①猪瘦肉洗净切条；冬瓜去皮，洗净，切大块；白木耳用清水发透，去蒂，洗净。

②猪瘦肉、带子冬瓜、白木耳同放砂锅，加清水适量，武火煮沸，文火炖煮2小时即可食用。

【功　　效】利水，消肿。适用于肝癌合并腹水者食用。

【宜　　忌】不宜与四环素、铁剂、维生素K同食；肾功能严重不良、阳虚者不宜多食。

养生保健药膳

甜酒酿蒸鸡蛋

【原　料】甜酒酿500克，鸡蛋1个，糖桂花、白糖各适量。

【制用法】①将甜酒酿放碗内，中间留一蛋黄大的空隙。

②将鸡蛋打入碗内，蛋黄正好在中间的空隙中，上笼蒸30分钟取出，加入白糖、糖桂花即成。每日1次，每次1小碗。

【功　效】温胃行滞，降逆和中，不伤阴血。适用于食道癌，症见饮食不下、面白无华、泛吐清涎、胸脘痛彻背部、面浮舌淡等。

银花抗癌茶

【原　料】金银花10克，绿茶2克，甘草5克。

【制用法】金银花、甘草加水500毫升，煎沸10分钟，加入绿茶，再沸半分钟即可。每日1剂，分2次温饮。

【功　效】清热解毒，抗癌。适用于肺癌、胃癌的辅助治疗。

茵陈蛇舌草茶

【原　料】茵陈、白花蛇舌草各30克，茶叶3克，甘草6克。

【制用法】茵陈、白花蛇舌草、甘草加水1000毫升，煮沸15分钟左右，取药汁冲茶叶。每日1剂，不拘时徐徐饮之。

【功　效】清热化湿，解毒去黄，抗癌肿。适用于肝癌，尤其对肝癌腹水、黄疸、肝硬化等症，有较好的防治和改善作用。

田七藕汁粥

【原　料】田七末2~3克，藕汁30毫升，粳米50~100克。

【制用法】将粳米洗净，放入砂锅，与田七末同煮粥，粥将成时，加入藕汁，稍煮即成。每日1~2次，温热食用。

【功　效】止血，散瘀，止痛。适用于肝癌，以出血为主（呕血，便血，局部破裂出血）。

杏仁芝麻糖

【原　料】甜杏仁60克，黑芝麻50克，白糖、蜂蜜各250克。

【制用法】①杏仁洗净，沥干，捣成泥；芝麻淘洗干净，沥干，倒入铁锅内，小火炒至水气散尽，芝麻发出声响，立即盛碗，不要炒焦，稍凉后，研碎。

②将4味同倒入大盆内拌匀，加盖，隔水蒸2小时即可。每次1匙，饭后开水送服，每日2次。

【功　效】补肺益肾，润肠。适用于老人肺气虚弱、津液枯燥、大便无力而难解者。久服有预防直肠癌的作用。

芪杞炖乳鸽

【原　料】乳鸽1只，黄芪、枸杞子各30克。

【制用法】鸽子去内脏洗净，腹内纳入黄芪、枸杞子，加调料适量，煮至熟烂。吃肉喝汤，佐餐服食。

【功　效】补气养血，益肾利尿。适用于前列腺癌，症见小腹胀满、时欲小便而不得，或量少不畅、神疲乏力、面色白、舌淡红、无苔、脉沉细无力者。

鱼鳞胶粥

【原　料】鱼鳞适量，糯米100克，红糖15克。

【制用法】先将鱼鳞文火熬成胶备用。糯米洗净，入砂锅内加清水煮成稀粥，再加入鱼鳞胶，边煮边搅均匀，加红糖调匀。每日早晚分2次，温服。

【功　效】补虚消肿，活血化瘀。适用于子宫癌。

【宜　忌】脾胃虚弱者不宜多食。

补益脾胃药膳

薏米烧鹌鹑

【原　料】鹌鹑10只，薏米20克，黄芪、生姜、葱、化猪油各10克，酱油10毫升，胡椒粉3克，肉汤1000毫升。

【制用法】①薏米洗净；黄芪洗净切片；鹌鹑去毛桩、内脏及脚爪，洗净，入沸水锅中焯去血水，对剖成两块；姜洗净切片；葱洗净切长段。

②锅置火上，加猪油烧至六成热，下姜片、葱段煸出香味，放肉汤、鹌鹑、黄芪、薏米及诸调料，大火烧开，打去浮沫，改用文火煨至肉烂，用武火收汁，装盘即成。佐餐服食。

【功　效】益气健脾，行水祛湿。适用于脾胃气虚、筋骨软弱、小便不利及水肿、腹泻、暑湿等症。

羊肉参芪汤

【原　料】羊肉500克，党参、黄芪、当归、生姜各25克，精盐适量。

【制用法】①羊肉洗净去筋膜，切丝；生姜洗净切片；党参、黄芪、当归入纱布袋。

②羊肉丝、生姜片与药袋一同放入砂锅，加适量清水，文火煨至羊肉熟烂，加精盐调味即成。

【功　效】温肾健脾，活血补血。用于胃炎、胃溃疡、贫血、肾炎、身体虚弱等病症的辅助调养。

【宜　忌】羊肉不宜与乳酪、荞麦、豆酱、醋、藜芦、五灵脂、萝卜同食；痰湿实热内盛、外感表证、大便泄泻者慎用；羊肉反半夏、菖蒲，忌铜、丹砂。

姜橘椒鱼羹

【原　料】生姜30克，橘皮10克，胡椒3克，鲜鲫鱼1尾（约250克），精盐适量。

【制用法】①鲜鲫鱼去鳞，剖腹去内脏，洗净。

②生姜洗净，切片，与橘皮、胡椒共装入纱布袋内，包扎好后填入鱼腹中，加水适量，用小火煨熟即成。食用时，除去腹中的药袋，加精盐少许，可单食。

【功　效】温胃散寒。适用于胃寒疼痛、虚弱无力、食欲不振、消化不良、蛔虫性腹痛等症。

姜汁黄鳝饭

【原　料】黄鳝150克，姜汁10～20毫升，大米300克，花生油、精盐各适量。

【制用法】①黄鳝宰杀后洗净，盛碟，以姜汁、花生油拌匀。

②待饭煮至水分将干时，放黄鳝于饭面，文火焖15～20分钟即可；或米锅水已热时，将洗净的活鳝剪掉尾尖，迅即放入锅内盖好。至饭焖熟，加姜汁、油、精盐调味食用；后一种烹制法，因用活黄鳝，其补益作用更好。当饭吃，可经常服用。

【功　效】补血健胃。适用于病后虚损、贫血、消瘦、疲倦。

羊肉粥

【原　料】新鲜羊肉150克，粳米适量。

【制用法】羊肉同粳米煮粥。可供早、晚餐或上、下午加餐用，温热食用。以秋、冬服之为宜。

【功　效】益气血，补虚损，暖脾胃。

【宜　忌】食羊肉粥期间，忌服配有半夏或菖蒲的中药方。

小米山药粥

【原　料】小米50克，怀山药15克，大枣5枚。

【制用法】①小米淘洗干净；山药去皮洗净，切小块；大枣洗净，去核。

②小米、山药、大枣加清水适量，武火煮沸，文火慢炖，粥稠即可食之。

【功　效】温胃止泻，清热解渴，和胃安眠。用于脾胃虚弱所致泄泻、消化不良、习惯性腹泻、老弱病人、产妇滋补调养。

【宜　忌】尿色黄、舌苔黄腻等湿热证者不宜食用；不宜与糖皮质激素、黄瓜、萝卜、维生素K、动物肝脏同食。

参苓粥

【原　料】人参5克（或党参20克），茯苓20克，生姜5克，粳米60克。

【制用法】①人参（或党参）、生姜切成薄片；茯苓捣碎，浸泡半小时，煎煮30分钟，取汁后再煎取汁，一、二汁合并。

②将粳米淘洗干净，与药同煮成粥。早晚各服1次。

【功　效】益气补虚，健脾养胃。适用于气虚体弱、脾胃不足、倦怠无力、面色发白、饮食减少、食欲不振、反胃呕吐、大便稀薄等。

党参生鱼

【原　料】生鱼1条，党参20克，胡萝卜50克，料酒、酱油各10毫升，姜、葱各10克，精盐5克，味精、白糖各3克，素油50毫升，鲜汤200毫升，香菜30克。

【制用法】①党参润透，切成3厘米长的段；胡萝卜洗净，切成3厘米见方的块；姜切片，葱切段；香菜洗净，切成4厘米长的段。

②生鱼宰杀后，去鳞、鳃、肠杂，洗净后沥干水分，放入六成热油中炸一下，捞起，沥油后备用。

③炒锅置武火上烧热，下入素油，烧至六成热时，下入姜、葱爆香，再下入鱼、料酒、党参、胡萝卜、精盐、味精、白糖、酱油、鲜汤烧熟，然后放入盘中，加入香菜即成。佐餐食用。

【功　效】补中益气，生津利水，补血。适用于脾胃虚弱、气血两亏、体倦无力、食少、口渴、水肿等症。

猪肾粥

【原　料】猪肾1对，人参末3克，粳米100克，薤白末、防风末各10克，葱白3根。

【制用法】粳米煮粥，待粥将熟，将上述药末放入猪肾中，下粥内，莫搅动，文火久煮，下葱白。空腹喝粥吃肾。

【功　效】益胃健脾。适用于老人气弱、头晕、耳聋等症。

参芪茯苓羊肉粥

【原　料】鲜羊肉250克，黄芪25克，红参5克（可用党参50克代替），茯苓、生姜各5克，大枣7枚，粳米100克，料酒10毫升，葱10克，精盐4克，味精2克。

【制用法】①羊肉去脂、皮，洗净，取羊肉100克切丁，另外150克羊肉切细条。

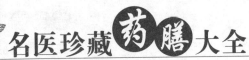

②羊肉条与黄芪、红参、茯苓、大枣同放锅内，加适量清水，武火煮沸，改文火煮 30 分钟，去药渣。加入粳米、羊肉丁、料酒、生姜、葱、精盐煮粥。待米、肉熟透加入味精即可食用。

【功　效】补气益血，健脾温肾。用于脾虚食少、气短乏力、精神萎靡、肾亏头昏耳鸣、夜尿频多、阳痿、糖尿病、听力下降等病症的辅助治疗。

【宜　忌】不宜与白蔹、牡蒙、地榆、雄黄、秦艽、龟甲、藜芦、五灵脂、维生素 K 同用；不宜与米醋、黄瓜、萝卜、动物肝脏、乳酪、荞麦、豆酱同食。

白术陈皮鲈鱼汤

【原　料】鲈鱼肉 50 克，白术 15 克，陈皮 6 克，生姜 5 克，精盐 3 克，鸡精、味精各 2 克。

【制用法】①鲈鱼宰杀去内脏，洗净；白术、陈皮洗净。

②白术、陈皮放入砂锅煎取汤汁，去渣，将鲈鱼、生姜同放入药汁中煎煮，待鱼肉熟透加入精盐、鸡精，煮沸后加入味精即可食用。

【功　效】补益脾胃。用于脾虚泄泻、慢性胃痛、习惯性腹泻、消化不良、胃溃疡等病症的辅助治疗。

【宜　忌】阴虚内热、津液亏耗燥渴不宜食用；不宜与雀肉、青鱼、李子、桃子、白菜、芫荽、大蒜同食。

黄芪鲫鱼火锅

【原　料】黄芪、生姜各 15 克，鲫鱼 3 条（约重 500 克），猪瘦肉 200 克，豆腐、粉条各 150 克，莴笋叶 100 克，猪油 75 克，葱 10 克，料酒 30 毫升，白糖、精盐各 5 克，炒枳壳、味精、胡椒粉各 2 克，醋 3 毫升，鲜汤 2000 毫升。

【制用法】①鲫鱼去鳃、鳞，剖去内脏，切成 5 厘米见方、0.3 厘米厚的鱼片（鱼刺弃之不用）；猪瘦肉去筋膜，洗净沥水切片；豆腐切块；姜切片；葱切段；粉条水发后切段；莴笋叶洗净择好。以上各料全部装盘，围于火锅四周。

②用干净纱布包上黄芪、炒枳壳，入砂罐中，注入清水，熬 2 次，每次 15 分钟，收药液待用。

③锅置火上,下猪油烧至六成热,下姜片,煸出香味,放精盐、胡椒粉、醋、料酒、白糖、葱花等,加入鲜汤烧开,撇去浮沫,再下药液,烧开之后,倒入火锅中,烫食各种原料,饮汤。直接食用或配餐均宜。

【功 效】补气健胃,美容润颜。用于脾虚所致的食欲不振、消化不良、便溏泄泻,以及气虚所致的气短乏力、胃下垂、脱肛等症。女人常食可美容润肤。黄芪益气补阳、摄血行滞、固表止汗,将其同鲫鱼合食,可补气健胃、美容抗衰。

牛肚补胃汤

【原 料】牛肚1000克,鲜荷叶2张,茴香、桂皮、生姜、胡椒粉、黄酒、精盐、醋各适量。

【制用法】①牛肚先洗1次,后用精盐、醋半碗反复擦洗,再用冷水反复洗净。

②将鲜荷叶垫于砂锅底,放入牛肚,加水浸没,旺火烧沸后用中火煮30分钟,取出,切小块后复入砂锅,加黄酒3匙,茴香及桂皮少许,小火煨2小时,加精盐、姜、胡椒粉少许,继续煨2~3小时,直至肚烂。每次饮汤1小碗,每日2次,牛肚佐餐服食。

【功 效】补中益气,健脾消食。适用于胃下垂、脘腹闷胀、食欲不振等症。

二、美容保健药膳

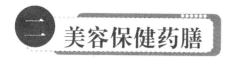

虾仁归芪粥

【原 料】虾仁10克,当归15克,黄芪30克,桔梗6克,粳米50克。

【制用法】当归、黄芪、桔梗布包,先煎煮20分钟,再入虾仁、粳米熬煮成粥即可。每日1次。

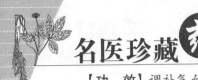

【功　效】调补气血，健美乳房。适用于气血虚弱所致的乳房干瘪、肤色无华等。

参芪炖肉

【原　料】党参15克，北芪20克，瘦猪肉200克，紫河车粉末5克，食用油、精盐各适量。

【制用法】党参、北芪和一碗半凉开水放炖盅内，隔水炖半小时，再放入瘦猪肉、紫河车粉末，共炖2小时，调入食用油、精盐各适量即可。

【功　效】常服能使乳房丰满，面如敷粉，色如桃花。

健乳润肤汤

【原　料】猪肚1个，芡实、腐皮各30克，黄芪25克，白果肉60克，葱段、精盐、醋、清汤各适量。

【制用法】整个猪肚用精盐及醋擦洗干净，再把猪肚、芡实、黄芪、去心白果一同放入砂锅内。加适量清汤，共煮沸半小时，再放入腐皮，熬1~1.5小时，直至汤变成奶白色即可。佐餐食用。

【功　效】补气血，清虚热，健乳润肤。可促使乳房发育健美，肤色白嫩。

白芷鲤鱼汤

【原　料】白芷20克，鲤鱼1条（重约250克），调味品适量。

【制用法】鱼刮鳞，用常法洗净；白芷布包，加水适量，共煮至熟，入调味品适量即可。吃鱼喝汤，隔日1次。

【功　效】调养气血，丰满乳房。适用于乳房健美。

陈皮乌鸡汤

【原　料】白术、山药、茯苓各15克，陈皮、紫河车粉各7.5克，乌鸡半只，食用油、精盐、姜各适量。

【制用法】白术、山药、茯苓、陈皮、乌鸡、食用油、精盐、姜一起放砂锅内煲汤，约90分钟，调味后倒出汤，将紫河车粉放入汤内饮用。饮汤，食乌鸡肉。

【功　效】常食能使人皮肤富有弹性，皱纹减少，乳房丰满，曲线优美。

第三章 养生保健药膳

黄芪炖牛肉

【原　料】牛肉750克，黄芪20克，陈皮6克，姜、葱、味精各适量。

【制用法】牛肉洗净切大条，沸水汆去血水，入锅炸2分钟，捞起。与黄芪、陈皮、葱、姜一起下锅，加水适量，用文火炖至熟烂，拣去葱、姜、黄芪、陈皮，入味精调味，收汁装盘。佐餐食之。

【功　效】健脾养胃，补气养血。适用于体弱消瘦者。

归圆杞菊酒

【原　料】当归身（酒洗）30克，龙眼肉240克，枸杞子120克，甘菊花60克，白酒浆3500毫升，烧酒1500毫升。

【制用法】将前4味共制为粗末，入布袋，置容器中，加入白酒浆和烧酒，密封，浸泡月余后即可饮用。不拘时，随意饮之。

【功　效】补心肾，和气血，益精髓，壮筋骨，发五脏，旺精神，润肌肤，悦颜色。

人参煮羊肉

【原　料】人参40克，柏根白皮120克，肉苁蓉2克，羊肉350克，羊肚1具，葱白2～3根，豆豉适量。

【制用法】将3味药碾碎，用水1800毫升浸药，隔两夜再煎，去滓取汁600毫升。葱白切细，和羊肉、豆豉一起于药汁中和匀，放入羊肚内，锅内煮熟。细切食，食之至饱。

【功　效】温补气血。适用于脾肾阳虚之体虚羸瘦。

当归附片烧仔鸡

【原　料】乌骨仔鸡1只，熟附片25克，当归12克，胡椒、葱、姜、料酒、精盐、味精各适量。

【制用法】①鸡去毛、内脏，剔除腿骨、背骨，斩成块；当归、附片切薄片。

②鸡入油锅煸炒，随即放入姜、葱，炒至鸡肉发白时加入当归、精盐、料酒，烧开后，用文火炖至鸡肉将熟，加附片、胡椒，炖至肉熟烂调入味精

即可。佐餐食用。

【功　效】补气血，温肾阳，丰肌肉。适用于形体虚羸消瘦。

红参薯蓣肚

【原　料】红参20克，山药300克，火腿肉100克，猪肚1具，黄酒适量。

【制用法】①红参切段，置饭锅中蒸软，取出切成薄片，加黄酒适量浸润；山药与火腿切薄片，加黄酒适量浸润；猪肚洗净后切1小口。

②将红参、山药、火腿塞入肚内，用线缝好，两头扎牢，放入砂锅中，加水浸没，中火烧开，加黄酒1匙，改文火煨4小时，肚烂为度。

③将肚剖开，把红参、山药、火腿倒出，将肚晒干或烘干，研末装瓶盖紧。每次取研好的肚末3克，饭后开水冲服或肚汤送服，每日2次，3个月为1个疗程。

【功　效】益元气，补脾胃。适用于脾虚气弱、食少、消瘦、神疲等症。

猪胰薏仁汤

【原　料】猪胰腺1～2条，薏苡仁50克，怀山药20克，荸荠100克，黄芪、生地黄各10克。

【制用法】胰腺洗净切块，荸荠去皮切两半，与薏苡仁、怀山药、黄芪、生地黄（纱布包好）一起入锅加水煮沸，煮至猪胰熟，去药包即成。佐餐食用。

【功　效】益气健脾，丰肌肉，适用于形体瘦弱。

羊髓羹

【原　料】羊脊髓50克，生地10克，羊脂油15克，精盐、生姜、花椒、黄酒、蜂蜜各适量。

【制用法】①将羊脊髓剔去骨屑，洗净，加水适量与生地同入锅中煮熟。

②去生地渣，加入羊脂油、精盐、生姜、花椒、黄酒、蜂蜜，煮沸成羹即可。佐餐食用。

【功　效】滋补强壮。适用于身体消瘦、膝酸软、肺痨咳嗽、潮热盗汗、咯血、便血等症。

减肥瘦身药膳

茯苓豆腐

【原　料】豆腐500克，茯苓粉30克，松仁40克，胡萝卜、香菇、鸡蛋清、精盐、料酒、清汤、淀粉各适量。

【制用法】①豆腐挤压除水，香菇、胡萝卜切成菱形薄片，鸡蛋清打至泡沫状。

②将豆腐切成小方块，撒上茯苓粉、精盐，然后将豆腐块摆平，抹上鸡蛋清，摆上香菇、胡萝卜、松仁，入蒸锅内用旺火蒸10分钟，取出。

③清汤、精盐、料酒倒入锅内烧开，加淀粉勾成白汁芡，浇在豆腐上即成。

【功　效】具有健脾化湿、防肥减肥、降血糖等功用，适用于中度肥胖症及糖尿病患者。

【宜　忌】阳虚肥胖者不宜食用，需配合补阳药膳一起食用。

麦冬鸡腿菇

【原　料】麦冬20克，鸡腿菇150克，料酒10毫升，精盐3克，味精2克，生姜5克，葱10克，素油35毫升。

【制用法】①麦冬拣去杂质，洗净，润透；鸡腿菇洗去泥沙，剖开；生姜、葱洗净，生姜切片，葱切段。

②炒锅置武火上，烧热，倒入素油，烧至六成热时，随即下入生姜、葱爆香，放入鲜鸡腿菇、麦冬炒熟，调入精盐、味精、料酒，炒入味即可食用。

【功　效】滋阴，减肥。适合于肥胖者食用。

【宜　忌】感冒风寒或有痰饮湿浊的咳嗽及脾胃虚寒泄泻者忌食用；不宜与鲤鱼、鲫鱼同食。

健美减肥茶

【原　料】茶叶、山楂、麦芽、陈皮、茯苓、泽泻、六神曲、夏枯草、炒

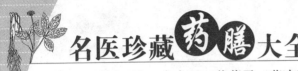

二丑（黑白丑）、赤小豆、莱菔子、草决明、藿香各等份。

【制用法】上述药共研细末，瓷罐封贮备用。每日1~2次，每次取6~12克，沸水冲泡10分钟，代茶饮用。

【功　效】利尿除湿，降脂降压，减肥。适用于高血压、高脂血症的肥胖患者。

海带酸梅饮

【原　料】海带粉25克，酸梅干2个。

【制用法】用大茶杯1个，酸梅干洗净放入杯中，再加入海带粉，用开水倒入茶杯中，盖上盖泡10分钟左右即可。每日服2次。

【功　效】行气消食，利水。海带富含藻胶酸、昆布素、甘露醇、碘等，有软坚、行水、降血脂作用；酸梅干生津止渴、行气、消食。两味合用，能消除体内多余的水分和降低血脂，从而达到减肥的目的。适用于肥胖者常饮服。

芡实薏米粥

【原　料】芡实、薏米各40克，米100克，水、精盐各适量。

【制用法】①把米、薏米淘洗净，芡实捣碎备用。

②将米、薏米、芡实倒入锅中，加适量水，用武火煮15分钟，调成小火再熬煮1小时，以适量的精盐调味，即可趁热食用。

【功　效】减肥。适用于体重过重又有高血压的人减肥。

茯苓板栗鲤鱼

【原　料】板栗350克，鲤鱼1条，茯苓20克，料酒、精盐、酱油、姜片、葱段、大蒜、红糖、味精各适量。

【制用法】①鲤鱼去鳞、鳃、内脏，洗净，两边各划四刀；茯苓洗净，切片；板栗煮熟，去壳及皮；用料酒、精盐、酱油、姜片、葱段、大蒜、红糖把鱼腌20分钟；鱼腹中塞入大蒜、姜片、葱段。

②下油锅炸黄捞起；板栗入油锅炸2分钟，注入清水，烧沸，放入鱼、茯苓，用文火烧熟后加味精即可。

【功　效】清热利湿，减肥。适用于肥胖症者。

冬瓜参芪鸡丝汤

【原　　料】冬瓜、鸡脯肉各200克，党参、黄芪各3克，料酒、精盐、味精各适量。

【制用法】①冬瓜去皮，洗净切成片；鸡脯肉洗净切成丝。

②鸡脯肉与洗净的党参、黄芪一同放入砂锅内，加入清水500毫升，用文火炖至九成熟，加入冬瓜片、精盐、料酒、味精，待冬瓜熟透即成。

【功　　效】健脾益气，减肥轻身。适用于健康、美容保健者食用。

【宜　　忌】不宜与兔肉、鲤鱼、大蒜、芥菜、李子、萝卜同食。

山楂炒豆芽

【原　　料】鲜山楂100克，绿豆芽300克，花椒10粒，葱、生姜各5克，精盐、味精各2克，料酒15毫升，素油30毫升。

【制用法】①绿豆芽漂洗干净，沥干水；山楂去核切成丝；葱、生姜切丝。

②炒锅放油烧至四成热，放入花椒炸出香味时捞出，再放入葱、生姜丝煸香，加入绿豆芽翻炒，加料酒、精盐、山楂翻炒，加入味精略炒即成。

【功　　效】消食开胃，减肥轻身。适用于健康、美容保健者食用。

【宜　　忌】不适合孕妇食用，因为山楂可以刺激子宫收缩，有诱发流产的可能。

枸杞烧茄子

【原　　料】枸杞子20克，茄子400克，生姜、葱、大蒜各10克，精盐3克，味精2克，素油30毫升。

【制用法】①大蒜去皮，切薄片；枸杞子去果柄、杂质，洗净；茄子洗净，切成条；生姜切片，葱切段。

②炒锅置武火上烧热，加入素油，烧六成热时，下入大蒜、生姜、葱爆香，再下入茄子翻炒，九成熟时加入精盐、味精、枸杞子，烧熟即可食用。

【功　　效】清热和血，美容减肥。适用于肠风下血、热毒疮痈、结肠溃疡、皮肤溃疡、肥胖等症的辅助治疗。

【宜　　忌】不宜与蟹肉同食。

冬瓜薏仁粥

【原　料】冬瓜150克，薏苡仁50克。

【制用法】冬瓜切成小块，与薏苡仁加水共煮，至熟为度。每日1次，顿食。

【功　效】健脾利湿，消脂减肥。适用于肥胖症和减肥健美。

竹荪银耳汤

【原　料】竹荪100克，银耳10克，鸡蛋1个，精盐、味精各适量。

【制用法】竹荪放温水中浸泡至软，洗净；银耳浸泡，去蒂，洗净；鸡蛋打碎搅匀。清水煮沸后，倒入鸡蛋糊，加竹荪、银耳，文火烧10分钟，加精盐、味精适量即可。佐餐食用。

【功　效】减肥健美，消除腹壁脂肪。适用于肥胖症。

荷叶粥

【原　料】新鲜荷叶1张，粳米100克，冰糖适量。

【制用法】取粳米煮粥，待粥熟后加适量冰糖搅匀，趁热将荷叶撕碎覆盖粥面上，待呈淡绿色取出荷叶即可食用。

【功　效】清暑利湿，升发清阳，止血，降血压，降血脂。适用于中暑、高血压、高脂血症、肥胖病以及夏天感受暑热致头昏脑涨、胸闷烦渴、小便短赤等。

山药烩素菜

【原　料】山药、胡萝卜、莴苣、芦笋各50克，白糖、精盐各3克，味精2克，芡粉5克，素油30毫升，麻油3毫升，生姜、葱各适量。

【制用法】①山药、莴苣、胡萝卜去皮，洗净，用挖勺挖成球状；芦笋洗净，削皮，切段。

②锅置武火上，放入素油、生姜、葱爆香，掺入鲜汤烧沸，拣去生姜、葱，放入山药、胡萝卜、莴苣、芦笋烧透，调入精盐烧入味，勾芡，淋上麻油，加入味精即可食用。

【功　效】补虚，利尿，消肿，减肥。适合于肥胖者食用。

二冬桂圆羹

【原　料】桂圆肉50克，麦冬、天冬、冰糖各10克，蛋清1个，淀粉适量。

【制用法】①桂圆肉洗净；天冬润透，顺切薄片；麦冬用清水浸泡一夜，去内梗，洗净，拍破；冰糖打碎。

②天冬、麦冬、桂圆肉、冰糖同放炖锅内，加入清水适量，置武火上烧沸，再用文火煮25分钟，放入淀粉、蛋清煮成羹状即可食用。

【功　效】补心脾，滋阴，减肥。适合于肥胖者食用。

【宜　忌】不宜与糖皮质激素、苦味健胃药、退热药、鲤鱼、鲫鱼同食。

轻身粥

【原　料】大米50克，人参粉1克，黄芪、生姜各12克，茯苓、山茱萸各4克。

【制用法】大米洗净，放锅中，加适量清水。黄芪片、茯苓片、山茱萸、生姜洗净，放入纱布袋内，与米同放一锅中，先用大火烧开，再用小火慢慢熬至粥熟，加入人参粉稍煮片刻，拣出药袋即可。每日1次，空腹服用。

【功　效】健脾益气，强身祛湿，减肥健美。本方中用黄芪、人参补气；茯苓、山茱萸健脾利湿。上述药合用，能益气健脾和胃、利水消肿。其中山茱萸能抑制食欲，故常服能轻身减肥健身。

美容养颜药膳

猪肾粳米粥

【原　料】猪肾2个，粳米150克，山药100克，薏苡仁50克，精盐适量。

【制用法】①猪肾纵向切开，除去筋膜、臊腺，放冷水中浸泡，每15分钟换水1次，连续3~4次，然后用沸水焯一下，去血水和臊味，切成小丁块备用；粳米、薏苡仁淘洗干净。

②将以上4种原料同放锅中，加水适量，以武火煮沸，再改用文火煮至

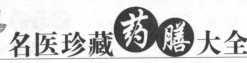

肉烂粥稠，放精盐少许调味即可。每日1剂，分2次食用。15日为1疗程。

【功　效】补肾健脾，润颜消斑。适用于脾肾两虚、精血不能上荣于面引起的黄褐斑。

苡仁美容酒

【原　料】薏苡仁粉180克，低度白酒500毫升，各种果汁150毫升。

【制用法】薏苡仁粉放入瓶内，加入白酒封盖，摇动酒瓶使薏苡仁粉均匀散开，白酒浸透粉末。制酒后第三天即可饮用。每次约30毫升薏苡仁酒，加果汁对均匀饮之。亦可用果酒泡制，多加果汁，每天饮1~2次，10天为1个疗程。

【功　效】强身美肤，美容养颜。薏苡仁含有丰富的碳水化合物、蛋白质、脂肪、维生素B_1、薏苡素、多种氨基酸，能使粗糙皮肤变得细腻、润泽。果汁含有丰富的维生素C，有美肤驻颜功效。

补血美颜羹

【原　料】川芎3克，当归6克，红花2克，黄芪4克，粳米100克，鸡汤、葱、精盐、生姜各适量。

【制用法】米洗净，用水浸泡；当归、川芎、黄芪切成薄片后与红花一起装入干净的小布袋中，放入瓦锅内，加鸡汤共熬成药汁，再将粳米放入药汁中煮粥。待粥煮至浓稠时加葱花、精盐、生姜调味食用。每日1次，15日为1疗程。

【功　效】活血行气，补养气血。女性常食能调经补血、驻颜美容。

莲子龙眼汤

【原　料】莲子、芡实各30克，薏苡仁50克，龙眼肉8克，水500毫升，蜂蜜适量。

【制用法】莲子、芡实、薏苡仁、龙眼肉加水大火煮开，再用小火煮1小时，加入蜂蜜即成。连汤渣一道服食。

【功　效】促进新陈代谢，改善粗糙、病态的皮肤。适用于皮肤粗糙、面无光泽者。4种原料煨汤，汇集4种美食的精华物质，能为皮肤提供营养，使面部皮肤润滑细腻，或延缓衰老。

红颜酒

【原　　料】核桃仁、红枣各60克，甜杏仁、酥油各30克，白酒1500毫升。

【制用法】核桃仁、红枣捣碎，杏仁泡去皮尖，煮4~5沸，晒干并捣碎，后以酥油溶开入酒中，浸7天后开取。每日早、晚空腹饮用，每次10~20毫升。

【功　　效】滋补肺肾，补益脾胃，滑润肌肤，悦泽容颜。适用于面色憔悴、未老先衰、皮肤粗糙等症。

【宜　　忌】阴虚火旺、容易上火者忌服。

猪肉归参汤

【原　　料】猪肉150克，当归9克，党参15克，料酒15毫升，精盐2克。

【制用法】猪肉洗净切块，党参、当归洗净装入布袋，一同放入砂锅内，倒入料酒，加适量清水，武火烧沸后转用文火慢炖，炖至肉熟烂后去药袋，加入精盐调味即成。

【功　　效】补益气血，养颜美容。适用于贫血、月经不调、美容保健者食用。

【宜　　忌】不宜与羊肝、牛肉、黄豆、田螺、甲鱼、鲫鱼同食。

人参黄芪粥

【原　　料】人参、白糖各4克，黄芪18克，糯米70克，白术8克。

【制用法】人参、黄芪、白术去净灰渣，加工成薄片，用清水煎成浓汁，取出药汁后，再加水煎开后取汁。早晚分别取汁煮糯米粥，加白糖趁热吃。每日2次。

【功　　效】补正气，抗衰老，美容颜。人参大补元气、补益脾肺、生津止渴、安神增志；黄芪升阳益气、托毒生肌，并有美白皮肤作用。皮肤黄白、失润少华者可常食黄芪。

【宜　　忌】服此粥时忌同时吃萝卜和茶叶；儿童不宜服。

美白消斑膏

【原　　料】百合250克，白芷50克，香附100克，杭白芍200克，糯米

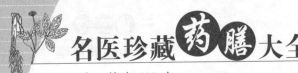

100 克，蜂蜜 500 克。

【制用法】前 5 味加水 800 毫升，煎煮取汁 500 毫升，再加水煎煮，取汁 500 毫升；将 2 次药汁混合，用文火煎煮浓缩为 500 毫升，加入蜂蜜煮沸收膏即可。每日早、晚冲服 10 毫升，或直接服用。

【功　效】养心安神，美颜消斑。适用于防治面部蝴蝶斑。

银耳蜜羹

【原　料】银耳 30 克，黑芝麻、核桃仁各 50 克，葡萄汁 50 毫升，蜂蜜 150 克。

【制用法】黑芝麻、核桃仁炒香，压成粉末。银耳用清水洗净，用热水发涨，去掉根部硬质。先将银耳放入锅中，加清水炖煮，水开后改用文火，加入黑芝麻、核桃仁、葡萄汁、蜂蜜，炖成稠汁即可。1 人用量，分 2 次服用。

【功　效】养皮肤，增美容。适用于皮肤日渐干燥、面容黯淡者。

美颜补血粥

【原　料】当归 10 克，川芎 3 克，黄芪、红花各 5 克，鸡汤 1000 毫升。粳米 100 克。

【制用法】将前 3 味用米酒洗后，切成薄片，与红花共入布袋，加入鸡汤，煎出药汁；去布袋后，入粳米，用旺火烧开，文火熬煮成粥。每日 1 剂，分次食用。

【功　效】补血，理气，祛瘀，和色，祛斑。适用于血虚所致的面色苍白者，并可消除皮肤黑斑与黑眼圈。

【宜　忌】孕妇及月经量多者不宜用，肝火盛、脾虚食少者也不宜食用。

玉兰花肉片

【原　料】瘦猪肉 250 克，玉兰花 2 朵，鸡蛋清 2 个，猪油、精盐、味精、料酒、鸡汤、生姜末、葱花、芡粉、白胡椒粉各适量。

【制用法】①玉兰花摘瓣洗净；把瘦猪肉洗净切片，放入碗内，加精盐、料酒、鸡蛋清、芡粉，拌匀上浆。

②将鸡汤、精盐、料酒、白胡椒粉、芡粉放碗内调成芡汁。

③炒锅放猪油烧至四成热，下葱花、生姜末煸香，倒进肉片、玉兰花瓣及调好的芡汁，加入味精，翻炒几下即成。

【功　效】滋阴润肺，养颜悦色。适用于肺结核、肺气肿、美容保健者食用。

【宜　忌】高血脂、高胆固醇者忌食。

丁香肘子

【原　料】猪肘1000克，丁香3克，糖色、鲜汤、生姜片、葱段、料酒、精盐、味精、湿淀粉各适量。

【制用法】猪肘用火燎毛刮洗干净，入沸水锅中煮六成熟，沥干水分，先抹上糖色，改刀成菱形块（皮面不要切断），装入容器中，加入丁香、葱、生姜、鲜汤、料酒、精盐，上笼蒸至皮肉软烂，滗出原汁，倒入锅中，用湿淀粉勾芡，加入味精，浇在肘子上即成。

【功　效】开胃补虚，嫩肤美容。用于营养不良、皮肤干燥症的辅助治疗。

【宜　忌】高血脂、高胆固醇者不宜多食。

枸杞炖牛肉

【原　料】枸杞子30克，牛肉500克，胡萝卜2个，土豆3个，葱头4个，鲜豌豆10克，番茄汁10毫升，精盐、淀粉、胡椒粉、味精各适量，油50毫升。

【制用法】①牛肉洗净，切小块，拌少量淀粉及胡椒粉；胡萝卜洗净切滚刀块；葱头切片；豌豆洗净；土豆去皮切滚刀块。

②锅内放油，将牛肉下锅煸至变色，加入2个葱头片、番茄汁和枸杞子，加水浸过牛肉约3厘米，用武火煮沸，改用文火炖约2小时，在牛肉将炖软时，放入土豆、胡萝卜、鲜豌豆及余下的葱头。待牛肉、土豆等炖至微软时，放精盐入味炖烂，并将2小匙面粉放在汤里，使汤呈黏状，加入味精即可起锅。佐餐适量食用。

【功　效】益精气，美颜色，泽肌肤。

党参当归炖母鸡

【原　料】母鸡1只，党参30克，当归15克，葱10克，生姜5克，料酒

20 毫升，精盐 3 克。

【制用法】①母鸡宰杀，去毛、爪，去肠杂，洗净；葱切段、生姜切片。

②将党参、当归、葱、生姜、料酒、精盐纳入鸡腹，放入砂锅中，加适量清水，用武火烧开后转用文火炖约 2 小时，至母鸡熟烂即成。

【功　效】补益气血，悦色养颜。用于贫血、脏器下垂、美容保健调养。

消皱美容饮

【原　料】鸡骨架 1 个，鸡皮 150 克，葱末 5 克，姜块 10 克，味精 1 克，精盐 3 克，绍酒适量。

【制用法】鸡骨架、鸡皮洗净，除去残毛，放入锅内，加清水烧开，撇净浮沫，加绍酒、姜、葱，文火熬至鸡肉与骨分离时，加入味精、精盐调味。佐餐食用。常饮为佳。

【功　效】消除皱纹，使肌肤细腻。鸡骨、鸡皮中富含硫酸软骨素，常喝此汤能消除皱纹，使皮肤细腻、光滑而富弹性。

润肌养颜茶

【原　料】大生地 12 克，积雪草、生山楂各 15 克，蔗糖适量。

【制用法】上述药共切碎捣研成粗末状，混匀，开水煎煮后略加蔗糖少许。代茶徐徐饮服，每日 1 剂。

【功　效】清热凉血，荣养肌肤。适用于皮肤粗糙衰老、瘙痒等症。

乌发明目药膳

猪皮芝麻冻

【原　料】猪皮 300 克，黑芝麻 30 克，料酒、酱油各 30 毫升，精盐 3 克，麻油 5 毫升，食醋 3 毫升。

【制用法】猪皮洗净，放入开水锅煮沸 10 分钟，然后用镊子拔尽猪毛，再用清水冲洗干净，切成小块，放入砂锅中，加入适量清水，用武火煮沸后转用文火熬化，加入黑芝麻、料酒、酱油、精盐，然后将制好的猪皮装入容器中,吃时切成块,淋上麻油和食醋即成。

【功　效】滋阴养血,乌发养颜。西医用于须发早白、皮肤干燥症、贫血等症的辅助调养。

【宜　忌】可作为健康保健菜肴。腹泻、精气不固、阳痿、白带者不宜食用。

马齿苋还黑散

【原　料】马齿苋子、桂心、白茯苓各30克,熟干地黄120克,泽泻6克,卷柏、人参各60克(去芦头),松脂120克(炼成者)。

【制用法】以上各药研成细末,装瓶备用。每日晨空腹用温酒服6克,渐至9克,晚饭前再服1次。

【功　效】滋阴益气,清热利湿。适用于肾虚、血热、风燥引起的白发。

乌发粥

【原　料】何首乌30克,核桃仁、黑芝麻各15克,黑米100克,冰糖适量。

【制用法】何首乌入砂锅煎取浓汁,去渣取汁,与黑米、黑芝麻、核桃仁(均洗净)同煮成粥。待粥将熟时,加入冰糖,再煮1~2沸即成。供早晚餐服食。

【功　效】益肝肾,抗衰老,乌须发。适用于肝肾不足所致的须发早白、脱发以及老年性高血脂、动脉硬化等症。

【宜　忌】大便泄泻者忌服;服粥期间,忌吃葱、蒜、萝卜、羊肉;有龋齿者忌服。

芝麻三合泥

【原　料】糯米200克,大米150克,黑芝麻、核桃仁各75克,黑豆65克,绿豆35克,白糖250克,熟猪油350克。

【制用法】①糯米、大米、黑豆、绿豆用温水发胀,炒熟,碾成细粉;芝麻炒熟碾细;核桃仁入油锅内炸脆,压成碎米;三合粉用开水冲调拌匀。

②炒锅置火上,加入熟猪油,再下三合泥糊,不断翻炒至干,加糖炒酥

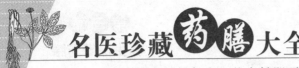

起锅，装盘后撒上酥桃仁末、芝麻粉即可。作早点食用，随量食。

【功　效】滋养肝肾，补益脾肺，乌发生发。适用于白发早生、发枯、脱发等症。

五味养生鸡

【原　料】黄精、枸杞、女贞子、首乌各 50 克，旱莲草 30 克，黄雌鸡 1 只，姜片、葱末、黄酒、精盐、味精各适量。

【制用法】①将 5 味药洗净，切碎，装入纱布袋中，封口备用；先将鸡在沸水锅中焯去血水，漂净。

②锅中置清水 3000 毫升，放入药物袋文火煎 1 小时，再加入鸡，用旺火烧沸后移至小火煮 3 小时（各部位均应在药煮汁中煎煮 1 小时以上）。鸡酥烂后去药袋，加入葱末、姜片、黄酒、精盐、味精，旺火煮沸即可。

【功　效】滋阴养血，补肝肾，益精血。常用于须发早白、头晕眼花等肝肾精血不足之早衰证。

【宜　忌】宜少量多餐，不宜过量进食，常食有益；消化不良者慎用，进食时忌与猪血、萝卜及大量葱、蒜同食。

乌发素什锦

【原　料】枸杞子、莲子各 15 克，桑寄生、黑木耳各 10 克，豆腐 500 克，葱、姜、精盐、明油、白糖等调料各适量。

【制用法】①豆腐切成 3 厘米长的块，在锅内用少量油煎成两面杏黄色时出锅；枸杞子、莲子、黑木耳泡发，洗净；桑寄生放入高汤中煮 30 分钟，捞出药渣，汤待用；葱、姜切丝。

②爆锅，放枸杞子、黑木耳煸炒几下，再放桑寄生汤、调料、豆腐、莲子，文火烧 5 分钟，勾汁，淋明油即成。每日 1 次，可连服。

【功　效】滋补肝肾，生发乌发。

当归羊肝

【原　料】当归、葱白各 10 克，羊肝 100 克，生姜、蒜茸各 5 克，料酒、酱油各 20 毫升，精盐 3 克，麻油 3 毫升，味精 2 克。

【制用法】①当归洗净，用温水浸软，切成片后装入纱布袋内；葱切段，生姜切片。

②羊肝洗净放入砂锅内，加适量清水，放入药袋、葱段、生姜片、料酒、精盐，用武火烧开，撇去浮沫，改用文火煮至羊肝熟透，捞出。

③酱油、味精、蒜茸、麻油调成汁备用。

④将煮熟的羊肝切成薄片，装入盘中，淋上调好的料汁即成。

【功　效】益肝养肝，明目增视，润泽头发。西医用于须发早白、远视、近视、白内障、青光眼的辅助治疗。

【宜　忌】湿盛中满、大便泄泻者忌用当归；高血脂、高胆固醇者羊肝不宜多食。

黄芪白果蒸鸡

【原　料】母鸡1只，黄芪30克，白果6克，葱10克，生姜5克，精盐、胡椒粉各3克，味精2克，料酒20毫升，鲜汤适量。

【制用法】①鸡宰杀，去毛及肠杂，洗净后在沸水锅中焯去血水，取出用凉水冲凉备用。

②黄芪、白果洗净，用温水浸泡半小时，塞入鸡腹内，然后将鸡放入盘中，加入鲜汤适量，放入葱段、生姜片、胡椒粉、料酒、精盐，加盖，上笼用武火蒸30分钟，出笼后拣出黄芪、葱段、生姜片，调入味精即成。

【功　效】益气固表，乌发明目。用于须发早白、远视、近视、体虚易感冒者的辅助治疗。

玄参炖猪肝

【原　料】玄参15克，猪肝500克，葱花、生姜末各5克，精盐3克，料酒20毫升，酱油、淀粉、白糖各适量。

【制用法】①玄参洗净，装入纱布袋内，猪肝洗净与药袋一同放入砂锅内，加清水适量，用文火炖至猪肝熟时捞出，切成薄片备用。

②用煮猪肝的玄参水加酱油、白糖、精盐、料酒、湿淀粉调成芡汁。

③炒锅放油烧热，下入葱花、生姜末煸香，放入猪肝片，倒入芡汁，炒匀，汁稠时即成。

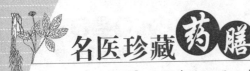

【功　效】益肾养肝，明目乌发。用于腰肌劳损、肝硬化、近视、远视、白内障、须发早白者的辅助治疗。

首乌肝片

【原　料】猪肝250克，何首乌10克，水发木耳75克，青菜50克，酱油25毫升，料酒10毫升，味精1克，水淀粉15克，葱5克，姜2克，精盐、醋、清汤各适量。

【制用法】①首乌切片，按水煮提法，提取何首乌浓缩液100毫升。

②将猪肝切成柳叶片；葱切丝，姜切片；水发木耳择干净；青菜洗净切成片，用开水焯一下。

③用木耳、青菜、葱丝、姜片、酱油、料酒、味精、精盐、醋、水淀粉、何首乌提取汁和适量的汤，对成碗芡。

④锅内放植物油，旺火上烧至七八成熟，先把猪肝在热水中焯一下，控净水分，下油锅内一过，熟透后倒漏勺里。

⑤锅底留油，用旺火，把猪肝倒回炒锅，随即把芡汁烹入，搅拌均匀，淋入少许明油即成。佐餐食用。

【功　效】何首乌补血乌发，猪肝营养丰富，以肝补肝、养血明目。

萝卜枸杞玉米粥

【原　料】萝卜250克，枸杞子20克，玉米粉10克。

【制用法】原料洗净后，玉米粉加入少许水调成糊，萝卜切成细块，与水共入锅。旺火烧开后加入枸杞子、玉米糊入内，边下边搅，再煮沸后改用文火煨至玉米糊熟软即成。每日2次服，早、晚各1次。

【功　效】补肾，养血，明目，并有消食利气、宽中止渴作用。其中萝卜富含胡萝卜素，生捣汁服，有治糖尿病的功效；患偏头痛用汁滴鼻（痛的对侧）也有效验，常食萝卜粥可健身、保护眼睛。

萝卜枸杞炖鸭肝

【原　料】萝卜250克，枸杞子20克，鸭肝150克，葱段、姜片各6克，猪油100克，料酒6毫升，精盐适量。

【制用法】①萝卜洗净去皮切成丝煮熟；枸杞子洗净；鸭肝洗净后用平刀切成薄片，放入开水中焯透。

②锅置中火上，放入猪油并加适量水及葱段、姜片、料酒、精盐、萝卜丝、枸杞子，并改用旺火炖制，至汁浓再放入鸭肝，翻炒至熟即起锅。食肉饮汤，单食或佐餐食用，1～2次食完。

【功　效】具有清肝明目功效，富含维生素A。适用于目干涩、多泪、视物模糊、视力下降者食用。

黄精枸杞酒

【原　料】黄精、枸杞子各20克，炙首乌15克，白酒500毫升。

【制用法】将上药洗净晾干，再将黄精、炙首乌制为粗末，与枸杞子一同用纱布袋包好，浸入白酒内，密封，每日摇荡1次，30日后滤取酒液即成。每于晚饭前饮服25～30毫升。

【功　效】补肾填精，养血生发。适用于头昏眼花、顶秃发白、失眠健忘等。

猪肝桑杞双叶明目汤

【原　料】猪肝200克，枸杞叶150克，桑叶（中药店有售）40克，豆粉、精盐、油各适量。

【制用法】猪肝洗净，切成薄片，并用豆粉调拌后置油锅烹炒至熟，铲出备用；枸杞叶、桑叶洗净后入锅，再加入水，旺火煮沸后将炒好的猪肝加入，改文火煨半小时，加入精盐调味后即成。佐餐食用。

【功　效】有明目、清热、止渴的功效。民间常用以治疗视力减退、结膜炎、夜盲症等。

三　四季养生药膳

从养生保健的角度来看，不同季节的气候对人体所产生的影响是不同的。而面对不同季节，人体发生的病症不同，在制作药膳的同时，也要注意因时制宜。例如春天多用发散芳香的中药，夏天多用清热解毒的中药，秋天多用

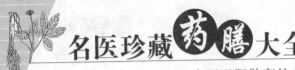

甘润生津的中药，冬天多用温阳散寒的中药，只要把握了这样一个原则，四季都可以制作出具有养生奇效的药膳。

春季调理药膳

鲜莲银耳汤

【原　料】干银耳10克，鲜莲子30克，鸡清汤1500毫升，料酒、精盐、白糖、味精各适量。

【制用法】①把银耳发好，放一大碗内，加鸡汤150毫升蒸1小时左右，将银耳完全蒸透取出。

②将鲜莲子剥去青皮和一层嫩白皮，切掉两头，捅去心，用水氽后仍用开水浸泡（鲜莲子略带脆性，不要泡得很烂）。

③烧开鸡汤，加入料酒、精盐、味精、白糖适量，将银耳莲子装在碗内，注入清汤即可。吃莲子、银耳，喝汤，每日1次。

【功　效】滋阴润肺，补脾安神。适用于心烦失眠、干咳痰少、口干咽干、食少乏力症。健康人食用能消除疲劳、促进食欲、增强体质。

百合蒸丝瓜

【原　料】百合、蜂蜜各30克，精盐3克，丝瓜500克，味精、鸡精各2克，生姜5克，芝麻油30毫升，葱10克。

【制用法】①百合去杂质，洗净，用蜂蜜30克，浸泡4小时；丝瓜去皮，切片。

②丝瓜放入盆内，加入生姜、葱、精盐、味精、鸡精、芝麻油浸味30分钟，除去生姜、葱，将丝瓜整齐地摆放在蒸盘内，上面摆放百合，放进蒸笼内武火蒸7分钟即成。

【功　效】润肺止咳，清心安神，凉血解毒。适用于热病身热烦渴、痰喘咳嗽、痰中带血、虚烦惊悸等症。西医用于支气管扩张、肺气肿、更年期综合征、神经官能症、肺结核等病症的辅助治疗。

【宜　忌】不宜与豆腐、韭菜同食。

玉笋鸡翅

【原　料】党参、枸杞子各5克，桑枝、炒白术、黑杜仲、葛根各3克，鸡翅6只，玉米笋、绿芦笋各70克，宽粉条1把（60克），胡萝卜30克，老姜5片，葱4段，酱油2大匙，米酒1大匙，白糖1小匙。

【制用法】①药材稍冲洗后，加水3杯以大火煮开，改小火煮至汤汁剩约1杯时，去渣，药汤备用。

②玉米笋洗净，切两段；绿芦笋洗净，切5厘米长的段；胡萝卜切2厘米×4厘米的斜片，三者均入开水中煮3分钟后，捞起入冷水中，漂凉，沥干；鸡翅洗净，切块；宽粉条入开水中氽烫，随即捞起入冷水中漂凉，沥干。

③锅热入油1大匙烧热，入葱、姜爆香，再入酱油、米酒、白糖、鸡翅及药汤，以大火煮开，改小火加盖焖煮至熟烂（约15分钟），再入酱油、米酒、糖拌炒均匀即可。

【功　效】滋养补气，有养颜美容、舒筋壮骨、清利头目之效。

生地酒

【原　料】生地黄60克，白酒500毫升。

【制用法】将生地黄洗净，切成小块，放入酒瓶中，倒入白酒，密封浸泡半月左右即可。

【功　效】清热凉血，养阴生津。适用于温热病热入营血之身热口干，及后期津液大伤所致之夜热早凉、虚热无汗、舌红脉数之症。还可用于治疗慢性病阴虚发热，及血热妄行、吐血、衄血、尿血、便血等。

【宜　忌】生地性寒、质腻，脾虚腹满便溏者及胸闷纳呆者忌食。

何首乌鸡

【原　料】黄芪30克，山药15克，当归、制何首乌、熟地各12克，枸杞子3克，乌骨鸡1500克，米酒、黑豆各1杯，精盐1小匙，老姜5片。

【制用法】①药材稍冲洗后，以过滤袋装好，即为药材包；黑豆洗净备用。

②鸡洗净，切块，入开水中煮5分钟，取出洗净备用。

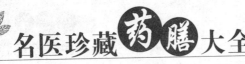

③锅内入鸡块、药材包、黑豆、调味料及水12杯,以大火煮开,再改小火煮至熟烂(约半小时),去药材包即可。

【功　效】养血补气,健脾补肾。对于气血虚弱、手足冰冷、男子精虫数目稀少、妇女不孕症有功效。

党参炒肚片

【原　料】党参20克,生姜5克,猪肚300克,葱10克,胡萝卜50克,精盐3克,白木耳30克,味精2克,料酒10毫升,素油50毫升。

【制用法】①用大米将党参炒黄;猪肚反复洗净,切成片状;胡萝卜去皮,切薄片;白木耳泡发后,去蒂头,撕成片状;生姜切片,葱切段。

②炒锅置武火上烧热,加入素油,烧六成热时,下生姜、葱爆香,随即下入猪肚片、料酒,炒变色,加入党参、胡萝卜、精盐、白木耳炒熟,放入味精即可食用。

【功　效】补中益气,止渴生津。适用于脾胃虚弱、气血两亏、体倦无力、食少、口渴、久泻、脱肛等症。西医用于厌食、习惯性腹泻、消化不良、胃肠功能紊乱、胃炎、胃溃疡、结肠炎、贫血、糖尿病、胃下垂等病症的辅助治疗。

【宜　忌】饮酒不食胡萝卜,因胡萝卜素与酒精一同进入人体,在肝脏中产生毒素,导致肝细胞损害。

当归蒸鱼头

【原　料】当归15克,川芎、葱各10克,鱼头500克,菜胆50克,料酒20毫升,生姜5克,鸡油30克,精盐3克,鸡精、胡椒粉、味精各2克。

【制用法】①当归润透,切片,放入容器内,用川芎10克,料酒20毫升浸泡;菜胆去黄叶,洗净,用水煮熟备用;鱼头去鳃、鳞,剁成四大块;生姜切片,葱切段。

②将当归、鱼头、生姜、葱、精盐、鸡精、胡椒粉、鸡油、料酒同放蒸盘内,置蒸笼内武火蒸20分钟,加入熟菜胆、味精即可食之。

【功　效】补血和血,调经止痛。适用于月经不调、血虚头痛、眩晕、肠燥便秘等症。西医用于偏头痛、老年性便秘、闭经、贫血、高血压等病症的辅助治疗。

麦冬杏仁煲猪肺

【原　料】麦冬20克，杏仁12克，猪肺1具，红枣6枚，料酒20毫升，鸡油35克，胡椒粉、精盐各3克，生姜5克，葱10克，鸡精、味精各2克。

【制用法】①将麦冬洗净，拍破，除去内梗；杏仁去皮尖，洗净；红枣洗净，去核；生姜拍松，葱切段。猪肺用清水从喉管灌入，反复冲洗干净，用沸水焯去血水，捞起。

②将猪肺、麦冬、杏仁、红枣、生姜、葱、料酒同放炖锅内，加水约3000毫升，置武火烧沸，再用文火炖煮35分钟，加入精盐、味精、鸡精、胡椒粉、鸡油即成。食用时将猪肺切薄片。

【功　效】养阴润肺，清心除烦。适用于肺虚咳嗽、咯血、肺痈、虚劳烦热、热病伤津、便秘等症。也用于失眠、老年人肺气肿喘咳、肺脓肿、肺结核、便秘、更年期综合征、神经官能症、呼吸道感染后期、支气管扩张等病症的辅助治疗。

【宜　忌】不宜与黄瓜、萝卜、维生素K、动物肝脏、鲤鱼、鲫鱼同食。

活血首乌参

【原　料】制何首乌50克，三七5克，刺参250克，猪肚200克，绿竹笋130克，香菇3朵，绍酒1大匙，姜汁、白糖、酱油、精盐、麻油、胡椒粉、淀粉各适量。

【制用法】①香菇洗净，泡软，去蒂，切半；制何首乌、三七稍冲洗后，加水3杯以大火煮开，改小火煮至汤汁剩约半杯时，去渣，药汤备用。

②刺参去内脏洗净，入开水中煮2分钟后，取出洗净，切滚刀块；竹笋洗净，入开水中煮熟（约30分钟），取出晾凉，亦切滚刀块。

③猪肚洗净，入开水中煮5分钟，取出洗净，加水5杯以大火煮开，改小火煮至熟烂（约1小时），取出切成2厘米×4厘米的长块备用。

④锅中入油1大匙烧热，入香菇炒香，再入刺参、猪肚、竹笋、调味料及药汤，开后勾芡即可。

【功　效】益肾养肝，补血活血，降血脂，抗衰老。适用于老年性高血脂血管硬化、神经衰弱等症。

三米桂圆粥

【原　料】薏苡仁30克，紫米、糯米各80克，红枣9枚，桂圆肉、红糖各25克。

【制用法】薏苡仁、紫米、糯米淘洗干净；红枣去核洗净切成4瓣。3种米加入适量清水同煮至沸，待米熟，再加入红枣、桂圆肉、红糖煮成粥。每日早、晚服，体质虚弱、营养不良者可长期服用。

【功　效】健脾开胃，补益气血。适用于脾胃虚寒、营养不良、体质虚弱、消渴多尿、自尿便溏等症。

【宜　忌】大便干结及菌痢者忌服。

砂仁肘子

【原　料】砂仁50克，猪肘子500克，葱白10克，生姜30克，绍酒100毫升，花椒5克，麻油、精盐各适量。

【制用法】①肘子刮洗干净，沥去水分；用竹签将皮扎满成小眼，花椒、精盐放锅内炒烫，倒出稍凉，趁热在肘子上揉搓，后放于陶瓷容器内腌24小时。

②葱切段，砂仁碾为细末；将腌好的肘子再刮洗一遍，沥去水分，在肉的内面撒上砂仁细粉，用净布包卷成筒状，再用绳捆紧。

③将捆紧的猪蹄盛于盆内，放上姜片、葱段、绍酒，旺火上蒸1.5小时，取出晾凉，解去绳布，抹上麻油。佐餐服食。

【功　效】滋养补虚，健胃行气。适用于脾胃虚弱、脾虚湿滞者，服之不致腹胀纳呆。

莲子茯苓炒鸡丁

【原　料】莲子30克，茯苓20克，鸡胸脯肉300克、芡粉25克，鸡蛋1个，素油35毫升，白糖、葱各10克，精盐3克，料酒10毫升，味精、鸡精各2克，生姜5克。

【制用法】①莲子清水泡透，用牙签去莲心，洗净；茯苓洗净，切成丁状；鸡胸脯肉洗净，切成丁；生姜切片，葱切段。

②鸡丁放入碗内，加入芡粉、蛋清、精盐、鸡精、白糖、料酒拌匀，使鸡丁挂上浆。

③炒锅置武火上烧热，加入素油，烧六成热时，下入生姜、葱爆香，随即加入鸡丁、莲子、茯苓、精盐、鸡精、白糖，炒熟加入味精即可。

【功　效】养心安神，补脾止泻，益肾固精。适用于脾虚腹泻、遗精、白带病等症。西医用于失眠、胃肠功能紊乱、阳痿、盆腔炎、更年期综合征、神经官能症等病症的辅助治疗。

【宜　忌】不宜与兔肉、鲤鱼、大蒜同食。

巴戟炒小龙虾

【原　料】巴戟天20克，小龙虾300克，素油35毫升，精盐3克，料酒20毫升，味精、鸡精各2克，生姜5克，白糖、葱各10克。

【制用法】①巴戟天去内梗，切2厘米长的段，用盐水焯后晾冷；小龙虾去头，洗净；生姜切片，葱切段。

②将炒锅置武火烧热，加入素油，烧六成热时，下生姜、葱爆香，随即下入小龙虾，炒变色，加入巴戟天、料酒、精盐、白糖、鸡精，炒熟加味精即可。

【功　效】补肾阳，强筋骨。适用于腰膝无力、关节酸痛、阳痿、小腹冷痛、遗精等症。西医用于疝气、肾功能不全、尿毒症等病症的辅助治疗。

【宜　忌】阴虚火旺、痰湿实热内盛、外感表证者禁用。

参归炖猪心

【原　料】党参50克，当归10克，猪心1只，味精、精盐各适量。

【制用法】①将猪心去油脂，洗净。

②将党参、当归和猪心放入砂锅内，加水适量，用文火炖至猪心熟烂即成。食用时，放味精和精盐少许。

【功　效】补心血，益心气。适用于心血虚、心气不足所致的心悸怔忡、失眠多梦等症。

西洋参蒸乌鸡

【原　料】西洋参20克，乌骨鸡1只，精盐、胡椒粉各3克，料酒10毫升，葱10克，生姜5克，鸡油35克，鸡精、味精各2克。

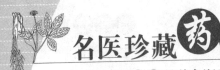

【制用法】①西洋参润透后，切片；乌骨鸡去毛、内脏及爪；生姜拍松，葱切段。

②西洋参、生姜、葱、料酒、精盐、鸡精、胡椒粉、鸡油抹在乌鸡上，再加上汤少许于蒸盆内。将蒸品置蒸笼内，武火蒸35分钟，揭开蒸笼盖，取出乌骨鸡，除去生姜、葱，加入味精即可。

【功　效】益气生津，润肺清热。适用于气阴虚、口干口渴、乏力等症。西医用于老年人肺气肿喘咳、冠心病、肺结核、心功能不全等病症的辅助治疗。

【宜　忌】不宜与兔肉、鲤鱼、大蒜、萝卜同食。

人参枸杞酒

【原　料】人参20克，冰糖15克，枸杞子30克，白酒500毫升。

【制用法】①人参用湿布润软，切片，枸杞除去杂质，与人参同装纱布袋内，扎紧口备用；冰糖放入锅中，用适量水加热溶化至沸，微炼至黄色时，趁热用纱布过滤去渣备用。

②将白酒装入酒瓶内，将药袋放入酒中，加盖密闭，浸泡10～15日，每日摇动1次，泡至人参和枸杞子色淡味薄，加入冰糖即成。

【功　效】大补元气，安神固脱，滋肝明目。适用于劳伤虚损、少食倦怠、惊悸健忘、头痛眩晕、阳痿、腰膝酸痛等症。西医用于心功能不全、萎缩性胃炎、肺结核、更年期综合征等病症的辅助治疗。

夏季调理药膳

乌梅清暑茶

【原　料】乌梅15克，石斛10克，莲心6克，竹叶卷心、西瓜翠衣各30克，冰糖适量。

【制用法】石斛入砂锅先煎，后下诸药共煎取汁，去渣，调入冰糖令溶化即可。代茶频频饮之。

【功　效】清热祛暑，生津止渴。适用于心热烦躁、消渴欲饮、舌红绛、苔黄燥等症者。

丁香酸梅汤

【原　料】乌梅1000克，山楂20克，陈皮10克，桂皮30克，丁香5克，白砂糖5000克。

【制用法】①乌梅、山楂择选洗净后，逐个拍破，同陈皮、桂皮、丁香一道装入纱布袋中，扎口。

②洁净锅置火上，注入清水约5000毫升，把药包投入水中，用旺火烧沸，再转用小火熬约30分钟，除去药包，离火后，静置沉淀约15分钟，滤出汤汁，加入白砂糖溶化，过滤后即成。

【功　效】本方用乌梅、山楂生津消食，用陈皮、肉桂、丁香行气温中，白糖调味，使敛中有散，酸中有甜，用于暑热伤津之口渴、心烦、暑夹寒湿之口渴、食少、脘痞、吐泻等症。乌梅、山楂、肉桂、丁香对多种胃肠道易感病菌有较强的抑制作用。故本方可作肠炎、痢疾患者之饮料。

荷叶乌鸡煲

【原　料】鲜荷叶1张，乌骨鸡1只，枸杞子15克，料酒10毫升，胡椒粉3克，精盐4克，生姜5克，葱10克，鸡精、味精各2克。

【制用法】①荷叶洗净，用沸水焯一下，除去涩味；枸杞子去果柄、杂质，洗净；乌骨鸡宰杀后，去毛、内脏及爪；生姜拍松，葱切段。

②将荷叶、乌鸡、料酒、生姜、葱、精盐、鸡精放入煲内，加水约2800毫升，置武火烧沸，再用文火炖煮35分钟，加入胡椒粉、枸杞子、味精即成。

【功　效】清暑利湿，升发清阳。适用于暑湿泄泻眩晕、水肿、吐血、出血、崩漏、便血、产后血晕等症。西医用于中暑、肾病综合征、牙龈出血、月经量多、产后体虚、痔疮等病症的辅助治疗。

【宜　忌】不宜与兔肉、鲤鱼、大蒜同食。

菖蒲酒

【原　料】石菖蒲25克，白酒500毫升。

【制用法】石菖蒲洗净，切成片，用纱布袋包起扎紧口，放入盛有白酒的瓶中，浸泡半月即可。

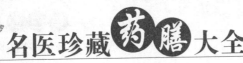

【功　效】祛痰开窍，定志安神，健脾化湿。适用于痰迷中风、癫证、狂证及痰扰心神之惊悸、失眠、健忘等。还可用于湿困脾胃之纳呆、困倦等。

【宜　忌】阴虚阳亢者忌食。

玉竹炒苦瓜

【原　料】玉竹、红海椒各30克，苦瓜500克，料酒10毫升，胡椒粉、精盐各3克，生姜5克，素油40毫升，葱10克，鸡精、味精各2克。

【制用法】①玉竹浸软，切段；苦瓜去瓤，洗净，切小片；红海椒去子，洗净，切长块；生姜切片，葱切段。

②炒锅置武火上烧热，加入素油，烧六成热时，下入生姜、葱爆香，随即下入苦瓜、玉竹、料酒、红海椒炒熟，加入精盐、味精、鸡精、胡椒粉即成。

【功　效】养阴润燥，生津止渴。适用于热病阴伤、咳嗽、烦渴、虚劳发热、尿频数、糖尿病等症。西医用于感染性疾病后期、肺结核、肺气肿等病症的辅助治疗。

【宜　忌】苦瓜烹调加热时间不宜过长。

荷叶蒸排骨

【原　料】荷叶1张，猪排骨各500克，葱10克，料酒、酱油各10毫升，白糖15克，精盐3克，鸡精、味精各2克，米粉80克，生姜5克。

【制用法】①荷叶用沸水煮3分钟，捞起，沥干水分，切成块；生姜切片，葱切段。

②将炒过的米粉放入容器内，加入精盐、味精、鸡精、白糖、酱油、料酒、生姜、葱及水少许，拌匀，然后放进排骨，将排骨蘸上米粉，裹均匀。

③荷叶摊在案板上，每张荷叶放一节挂上米粉的排骨，然后包紧，用线绳缠紧，放入蒸盘内，锅内加开水适量，将蒸盘置蒸笼内，武火蒸30分钟即成。

【功　效】清暑利湿，止血。适用于暑湿泄泻、眩晕、水肿、吐血、鼻衄、崩漏、便血、产后血晕等症。西医用于中暑、高血压、急性肾小球肾炎、胃溃疡等病症的辅助治疗。

【宜　忌】不宜与羊肝、黄豆、甲鱼同食。

银菊山楂饮

【原　料】银花、菊花、山楂各500克，精制蜜5000克。

【制用法】①银花、菊花择选干净，用水淘洗后放在洁净的锅内，山楂择选后洗净，一同放在锅里，注入清水（约30千克），用文火烧沸约半小时，即可起锅，滤出煎液待用。

②所需蜂蜜倒入干净的锅内，用文火加热保持微沸，炼至色微黄，粘手成丝即成。

③炼制过的蜂蜜缓缓倒入熬成的汁内，搅拌均匀，待蜂蜜全部溶化后，用纱布二层过滤去渣，冷却后即成。

【功　效】银花、菊花同用能解暑热、清头目，配山楂消饮食、通血脉又增酸味，入蜂蜜加营养、补中气又合甜酸。用于伤暑身热、烦渴、眩晕、火毒目赤、咽痛、疮疖等症。可作高血压、高脂血症、冠心病、痢疾、化脓性感染患者之饮料，更是夏季优良的清凉饮料。

天冬炒田螺

【原　料】天冬20克，味精、鸡精各2克，田螺肉400克，胡萝卜30克，白糖15克，料酒、酱油各10毫升，生姜5克，胡椒粉3克，葱10克，素油50毫升，精盐、蜂蜜、食醋各适量。

【制用法】①天冬用清水浸泡1夜，切片，用蜂蜜浸泡2小时；田螺肉洗净，加少许食醋抓匀，然后用清水冲洗干净；胡萝卜去皮，洗净，切薄片；葱切段，生姜切片。

②炒锅置武火上烧热，加入素油，烧六成热时，下入生姜、葱爆香，随即下入田螺、料酒、天冬、胡萝卜、精盐、白糖、酱油、鸡精、胡椒粉、味精炒熟即成。

【功　效】滋阴清热，润肺生津。适用于阴虚发热、咳嗽吐血、肺痨、消渴、便秘、咽喉肿痛等症。

【宜　忌】脾胃虚寒、食少便溏者慎用。

麦冬玫瑰羹

【原　料】麦冬、冰糖各20克，玫瑰花5朵，藕粉30克，鸡蛋1枚。

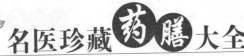

【制用法】①麦冬用清水浸泡1夜，拍破，除去内梗；鲜玫瑰花撕下花瓣，用水洗去泥土，用清水浸泡后，沥干水分；冰糖打碎成屑。用清水150毫升煮冰糖15分钟，将鸡蛋清放入冰糖汁内，用勺将其打调均匀；用150毫升清水将藕粉调匀。

②锅置武火上，再把调好的藕粉煮熟。将麦冬、玫瑰花放入锅内，加水150毫升，煮25分钟与藕粉合并，加入冰糖汁液即成。

【功　效】养阴润肺，清心除烦，益胃生津。主治肺燥干咳、咯血、肺痨、肺痛、虚劳烦热、热病伤津、便秘等症。临床常用于肺气肿、支气管扩张、感染后期、便秘、肺结核、肝硬化、更年期综合征等的辅助治疗。

【宜　忌】不宜与鲤鱼、鲫鱼同食；感冒风寒或有痰饮湿浊的咳嗽及脾胃虚寒泄泻者忌食用。

薏苡仁绿豆粥

【原　料】绿豆、薏苡仁各30克，藿香5克，粳米100克。

【制用法】薏苡仁、绿豆、粳米淘洗干净，加清水共煮为稀粥。另将藿香单煎，取少许药汁，粥熟后加入调匀，稍煮片刻即可。温热服食，每日1~2次。

【功　效】清暑化湿。适用于暑湿证、暑湿困阻中焦，症见发热烦渴、汗出溺短、身重如裹、胃脘痞满、脉洪数等。

【宜　忌】寒湿困脾者不宜用。

桑葚酒

【原　料】桑葚200克，白酒500毫升。

【制用法】将桑葚洗净，放入瓶中，倒入白酒，浸泡半月即可。

【功　效】清热润肺，滋阴养血。适用于肺阴不足之干咳燥咳、劳嗽咯血、胃阴不足之口干、口渴，及心烦失眠、阴虚有热、身热夜甚，及温热病热入营血之身热口干，后期津液大伤所致之夜热早凉，虚热无汗、舌红脉数之症。还可用于治疗慢性病阴虚发热，及血热妄行，吐血、衄血、尿血、便血等。

菜胆拌党参

【原　料】菜胆500克，大米60克，党参20克，红海椒、胡萝卜各15

克、鸡精、味精各2克，料酒10毫升，芝麻油30毫升，精盐3克，葱10克，生姜5克。

【制用法】①党参去杂质，润透，用大米清炒，炒黄；菜胆去老叶；红海椒洗净，切丝；胡萝卜去皮，切成五星形；生姜切片，葱切段。

②锅置武火上烧沸，菜胆下入煮3分钟，捞出沥干水分，放入拌盆内，加入精盐、味精、鸡精、生姜、葱、芝麻油、料酒拌匀，放置30分钟。然后除去调料，只用菜胆，在菜胆头开小口，放入红海椒，再将党参、胡萝卜放在菜胆上即可食用。

【功　效】补中益气，生津。适用于脾胃虚弱、气血两亏、体倦无力、食少、口渴、久泻、脱肛等症。西医用于胃肠功能紊乱、贫血、消化功能不良、习惯性腹泻、脏器下垂等病症的辅助治疗。

【宜　忌】不宜与藜芦、氢氯噻嗪、维生素C、白萝卜同食。

荷叶粉蒸鸡

【原　料】鲜荷叶1张，光嫩鸡1只，炒米粉、猪肥膘各150克，酱油20毫升，精盐、味精各1.5克，白糖20克，味精1.5克，绍酒25毫升，汤100毫升。

【制用法】①鸡冲洗干净之后，剔去骨，剁去爪，翅不用；再把肉切成大片，加调料、汤拌匀，再加炒米粉拌和均匀，干湿适度，米粉粘实；另将肥膘肉切成片备用。

②荷叶洗净揩干，平摆在案桌上，每一鸡片夹一片肥膘，折转来口向下，整齐地排列在荷叶的中央，包好后盛入盘内，上笼旺火蒸约40分钟，取出后放在圆盘内打开荷叶装盘，将荷叶修齐即成。

【功　效】荷叶既可清热解暑，又能升运脾阳，非常适用于体虚脾弱、易为暑湿所伤而致食欲不振甚或泄泻的病人食用。

荷叶乳鸽片

【原　料】乳鸽4只（宰后洗净），鲜荷叶1张，水发冬菇60克，熟瘦火腿15克，蚝油6克，姜片5片，水淀粉10克，熟猪油30克，白糖、麻油、胡椒粉、精盐各适量。

【制用法】①鸽片和鸽头、鸽翼放入瓦钵内，用姜、蚝油、精盐、麻油、白糖、胡椒粉及水淀粉拌匀，后下猪油拌匀，放于长碟中，横放一根水草。

②荷叶用开水泡过，洗净，抹干水，放在碟子上面，将鸽片、冬菇片、火腿片互相间隔，分三行排在荷叶上，鸽头、鸽翼放上面，用水草扎紧裹成长方形，入笼中火蒸15~20分钟取出，去水草即可食用，佐餐服食。

【功　效】补气养精，清暑补脾。适用于一切虚弱者，是夏季良好的补品。

参芪鲤鱼

【原　料】黄芪12克，党参8克，鲤鱼600克，香菇13朵，熟笋丝半杯，葱、蒜头、老姜、高汤、酱油、酱色、白糖、米酒、精盐、芡粉各适量。

【制用法】①药材稍冲洗后，加水3杯以大火煮开，改小火煮至汤汁剩约1杯时，去渣，药汤备用。

②鲤鱼洗净，在肉厚处每隔3厘米划一斜刀，炸前再于鱼身上抹一层薄芡粉；香菇洗净泡软，去蒂切丝；蒜头切片；葱洗净切丝，泡水3分钟，捞起沥干。

③锅热入油烧至七分热，入鱼以大火炸至两面皆酥脆，即捞起沥油。

④另锅入油2大匙烧热，入姜、蒜爆香，续入香菇、笋丝炒香，再入鱼、药汤及调味料，以大火煮开，改小火煮至鱼两面稍软，将鱼盛起，余汁勾芡后淋于鱼上，最后放上葱丝即可。

【功　效】健脾益气，利水消肿。适用于脚气、消化障碍、咳嗽、呼吸不畅等症。

清肺止渴凉茶

【原　料】竹叶、鲜枇杷叶、芦根各25克，白糖、精盐各适量。

【制用法】竹叶、枇杷叶（刷净茸毛）、芦根洗净切碎，放入砂锅中，加水1500毫升，煎沸10分钟，去渣取汁，趁热加入白糖、精盐，搅匀。晾凉后代茶饮用。

【功　效】清热生津，利小便。适用于心烦口渴、暑热、小便短赤等症。本茶清肺止渴，是夏季常用清凉饮料。

秋季调理药膳

菊花玄麦饮

【原　料】菊花10克，玄参、麦冬各15克，蜂蜜30克，桔梗3克。

【制用法】①菊花、玄参、麦冬、桔梗共煎水取药汁。

②将药汁滗出，放入蜂蜜，搅匀，即可饮用。不分次数，频频代茶饮。

【功　效】疏风润燥。适用于秋天感受燥热邪、恶心发热、咽干喉痛、口渴干咳等症。

天冬烧乳鸽

【原　料】天冬20克，葱10克，乳鸽1只，胡萝卜30克，味精、鸡精各2克，番茄汁20毫升，料酒、酱油各10毫升，精盐、胡椒粉各3克，生姜5克，白糖15克，素油35毫升。

【制用法】①天冬用清水浸泡1夜，切薄片，用蜂蜜浸泡2小时；胡萝卜去皮，洗净，切块；乳鸽用清水溺死，去毛、内脏及爪，切块；生姜切片，葱切段。

②炒锅置武火上烧热，加入素油，烧六成热时，下入生姜、葱爆香，随即下入乳鸽、料酒，炒变色，加入天冬、胡萝卜、白糖、酱油及清汤少许，烧熟，加入精盐、味精、鸡精、胡椒粉、番茄汁即成。

【功　效】滋阴清热，润肺生津。适用于阴虚发热、咳嗽咯血、肺痨、消渴便秘、咽喉肿痛等症。

黄精猪肘煲

【原　料】黄精25克，精盐4克，猪肘肉500克，味精、鸡精各2克，料酒10毫升，生姜5克，竹荪20克，葱10克，菜胆、胡萝卜各50克，胡椒粉3克。

【制用法】①黄精用黑豆50克煮熟，洗净，切薄片；猪肘肉洗净，去毛；生姜切片，葱切段；胡萝卜去皮，切块；竹荪用温水发好，切小段；菜胆洗干净。

②猪肘肉、黄精、生姜、葱、料酒、胡萝卜同放炖锅内，加入清水约

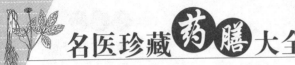

2800毫升，置武火烧沸，再用文火煲45分钟，加入精盐、鸡精、胡椒粉、菜胆、竹荪，煮熟加入味精即成。

【功　效】补中益气，滋阴润肺，强筋健骨。适用于体虚乏力、心悸气短、肺燥干咳等症。也用于肺气肿、糖尿病、肺结核、心功能不全、肾功能不全、肾病综合征、肾小球肾炎等的辅助治疗。

【宜　忌】不宜与羊肝、黄豆、甲鱼同食。

菊花烩鱼翅

【原　料】鲜菊花50克，鱼翅300克，料酒10毫升，鸡汤300毫升，鸡精、味精各2克，生姜5克，白糖15克，葱10克，胡椒粉、精盐各3克，素油35毫升。

【制用法】①鲜菊花撕成瓣状，用水泡漂2小时，沥干水分；鱼翅用温水发好，再用鸡汤蒸发2小时；生姜切片，葱切段。

②锅置武火上烧热，加入素油，烧至六成热时，下入生姜、葱爆香，除去生姜、葱，下入鱼翅、料酒、白糖，再加入鸡汤烩熟，放入精盐、鸡精、胡椒粉，炒匀，再放入鲜菊花、味精即成。

【功　效】疏风，清热，明目，解毒。适用于头痛、眩晕、目赤、心胸烦热、疔疮肿毒等症。

生姜地黄粥

【原　料】生地黄汁约50毫升（或干地黄60克），粳米100克，生姜2片。

【制用法】取新鲜生地黄适量，洗净后切段，每次榨取生地黄汁约50毫升，或用干地黄60克煎取药汁。粳米加水煮，煮沸后加入地黄汁和生姜，煮成稀粥。空腹食，不宜长期食用。

【功　效】清热生津，凉血止血。适用于热病后期、阴液耗伤、低热不退、劳热骨蒸，或高热心烦、口干作渴、口鼻出血等症。

【宜　忌】脾胃虚寒者忌服；忌吃葱白、韭白、薤白及萝卜。

润肺银耳汤

【原　料】水发银耳400克，荸荠100克，杏仁10克，桂圆肉30克，姜、葱、精盐、白糖、花生油、玫瑰露酒、味精各适量。

【制用法】①荸荠削皮，洗净，切碎放入砂锅中，加水煮2小时取汁备用；杏仁去皮，入开水锅煮10分钟，再入清水中漂去苦味，放碗中加清水100毫升；桂圆肉洗净，与杏仁一起入笼蒸50分钟取出，备用。

②将银耳入沸水煮片刻捞出；炒锅置中火上，加花生油少许，放葱、姜、精盐和水，把银耳放入煮3分钟捞出，放在蒸锅内，加荸荠汁、精盐、玫瑰露酒、白糖入笼蒸50分钟，然后再放入杏仁、桂圆蒸15分钟，加味精即成。佐餐食用。

【功　效】滋阴润肺，养血润肠。适用于老年支气管炎、咳嗽、痰中带血、大便秘结等病症。

玉露糕

【原　料】天花粉、葛根、桔梗各10克，绿豆粉500克，白糖250克。

【制用法】天花粉、葛根、桔梗切片，烘干研细末，与绿豆粉、白糖和匀，加清水调湿，用武火蒸30分钟，取糕，切成重约25克的块。酌量食用。

【功　效】清热生津，润肺止咳。适用于肺燥干咳、痰少及胃热口渴喜饮等症。

蜜饯白果

【原　料】白果1000克，白砂糖500克。

【制用法】①鲜白果砸去硬壳，用清水淘洗干净，用沸水稍焯，捞出后撕去外膜，抠去心，漂洗后再放入锅内，置中火上煮沸后约40分钟，再捞出沥净水分待用。

②将白果仁放在方盘内晾凉，撒入白砂糖和匀，装入洁净的小坛内，封口，蜜渍24小时后，即成。

【功　效】白果有补脾、定喘、收敛之功，用白砂糖制成蜜饯，不仅可添甜味、利食用，还能止咳嗽、增营养。用于脾虚湿盛之腹泻、带下、痰多咳喘，以及小便频数、失禁、遗尿等症，确有一定疗效。本方可供慢性气管炎、肺气肿、遗尿症患者食用，但不宜多食。

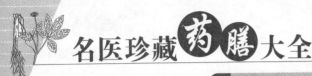

三冬火腿

【原　料】天门冬、麦门冬各10克,冬瓜500克,火腿50克,高汤4杯,老姜、米酒、精盐各适量。

【制用法】①药材稍冲洗后,加水3杯以大火煮开,改小火煮至汤汁剩约1杯时,去渣,药汤备用。

②火腿洗净切0.5厘米的厚片,入锅蒸数分钟;冬瓜洗净,去皮、子,切1厘米的厚片。

③锅内入冬瓜、作料及药汤,以大火煮开,改小火煮至熟透(约15分钟),入火腿再煮开即可。

【功　效】清凉止渴。有生津清热、消暑益气之功效。

麦冬蒸南瓜条

【原　料】麦冬20克,南瓜500克,料酒10毫升,鸡精、味精各2克,生姜5克,精盐3克,鸡油25克,葱10克。

【制用法】①麦冬去内梗洗净;南瓜去皮,切条;生姜切片,葱切段。

②南瓜条放入盆内,加入料酒、生姜、葱、精盐、味精、鸡精、鸡油、麦冬拌匀,入味30分钟。

③麦冬、南瓜放入蒸盘内,入蒸笼内武火蒸25分钟即成。

【功　效】养阴润肺,清心除烦,益胃生津。适用于肺燥干咳、吐血、咯血、肺痨、虚劳烦热、热病伤津、便秘等症。

【宜　忌】不宜与菠菜、油菜、番茄、圆辣椒、小白菜、花菜、鲤鱼、鲫鱼同食。南瓜不宜与羊肉同食。易致胸闷、腹胀。

当归红枣炒肉丝

【原　料】当归头、白糖各15克,精盐3克,红枣6枚,味精、鸡精各2克,猪里脊肉400克,料酒10毫升,苶粉20克,生姜5克,葱10克,素油50毫升。

【制用法】①当归头润透,切片,撒入料酒,炒香,晾冷;红枣洗净,切片,去核;猪肉切丝,再放入沸水锅氽一下,除去血水,用苶粉、白糖、味精、鸡精抓匀;生姜切片,葱切段。

②将炒锅置武火上烧热,加入素油,烧六成热时,下入生姜、葱爆香,随即下入肉丝、料酒、当归片、红枣,炒熟,加入精盐、鸡精、味精即成。

【功　效】补血和血,调经止痛,润燥滑肠。适用于月经不调、经闭腹痛、症瘕结聚、崩漏、血虚头痛、眩晕、痿痹、肠燥便秘、赤痢后重、痈疽疮疡、跌打损伤等症。

【宜　忌】不宜与豆类、黄瓜、萝卜、维生素K、动物肝脏、甲鱼同食。

沙参玉竹粥

【原　料】沙参、玉竹各15克(鲜品用30克),粳米100克,冰糖少许。

【制用法】先将新鲜沙参、玉竹洗净,去掉根须,切碎煎取浓汁后去渣(或用干沙参、玉竹煎汤去渣),入粳米,加水适量煮为稀粥,粥成后放入冰糖,稍煮1～2沸即可。每日2次,5～7日为1疗程。

【功　效】滋阴润肺,生津止渴。适用于糖尿病、高热病后的烦渴、口干舌燥、阴虚低热不退,并可用于各类心脏病、心功能不全的辅助食疗。

【宜　忌】胃有痰湿致胃部饱胀、口腻多痰、消化不良、不喜饮水、舌苔厚腻者忌服。

天冬茯苓羹

【原　料】天冬20克,冰糖、蜂蜜各30克,茯苓50克,鸡蛋清1个。

【制用法】①天冬用清水浸泡1夜,切薄片,放入蜂蜜内浸泡2小时;将茯苓去黑皮,白茯苓切小块,烘干,碾成细粉。

②冰糖捣碎成屑,放入锅内,加水约500毫升,置武火烧沸,再用文火煮25分钟,加入鸡蛋清。

③茯苓粉用清水搅匀,放入天冬片,置中火烧沸,再用文火煮8分钟,加入冰糖溶液搅匀即成。

【功　效】滋阴清热,润肺生津,渗湿利水,益脾和胃,宁心安神。适用于阴虚发热、咳嗽吐血、肺痿、消渴、咽喉肿痛、肺燥干咳、胃肠燥热、尿不利、水肿胀满、呕吐、泄泻、遗精、淋浊、惊悸、健忘等症。

【宜　忌】不宜与醋、鲤鱼、鲫鱼、韭菜同食;脾胃虚寒、食少便溏者慎用。

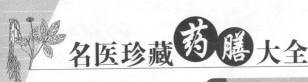

枸杞麦冬烧鲳鱼

【原　料】枸杞子20克，味精、鸡精各2克，鲳鱼400克，大蒜、葱各10克，料酒10毫升，生姜5克，胡椒粉、精盐各3克，素油50毫升，蜂蜜、桂皮各适量。

【制用法】①枸杞子、麦冬洗净，去杂质，麦冬去内梗，用蜂蜜浸泡；鲳鱼去鳃、内脏及鳞，用桂皮水泡一下；生姜切片，葱切段，大蒜去皮，切厚片。

②炒锅置武火上烧热，加入素油，烧六成热时，下入生姜、葱爆香，加入清水约1800毫升，烧沸，下入鲳鱼、料酒、精盐、鸡精、麦冬、枸杞子、大蒜、胡椒粉，煮熟加入味精即成。

【功　效】滋阴补肾，清心除烦，益胃生津，润肤益颜。适用于肝肾亏损、腰膝酸软、头晕、目眩、目昏多泪、虚劳咳嗽、消渴、遗精等症。

冬季调理药膳

核桃仁炒鸡丁

【原　料】莴苣、淀粉、核桃仁、红柿子椒各30克，鸡蛋1个，枸杞子20克，鸡胸脯肉400克，生姜5克，葱10克，酱油、料酒各10毫升，精盐3克，白糖15克，素油35毫升，味精、鸡精各2克。

【制用法】①核桃仁用素油炸香；枸杞子去果柄、杂质，洗净；红柿子椒、莴苣洗净，切成丁；鸡胸脯肉用沸水焯一下，切成丁；生姜切片，葱切段。

②鸡肉丁放入碗内，加入淀粉、料酒、酱油、精盐、鸡精、鸡蛋清，加少许水对成汁液，使鸡丁挂上浆。

③炒锅置武火上烧热，加入素油，烧六成热时，下入生姜、葱爆香，随即下入鸡丁、红柿子椒、莴苣、白糖、料酒、枸杞子等料，炒熟，下入精盐、味精、鸡精、核桃仁即成。

【功　效】补肾，温肺，润肠，补脑。适用于腰痛脚软、虚寒咳喘、肠燥便秘、记忆力减弱、健忘等症。

【宜　忌】不宜与兔肉、鲤鱼、大蒜同食；莴苣烹调不宜用铜器。

三子泥鳅汤

【原　料】活泥鳅200克，韭菜子、枸杞子、菟丝子各20克，精盐、味精各适量。

【制用法】泥鳅沸水烫杀，剖腹去内脏、肠杂；韭菜子、枸杞子、菟丝子均洗净，韭菜子与菟丝子装入一纱布袋，口扎紧；然后将泥鳅、枸杞子、纱布袋共入锅，加入水，用旺火煮沸后再改文火煨至水剩余300毫升左右时，取出布袋，加入精盐及味精即成。食肉饮汤，每日1次。

【功　效】具暖中益气、补肾壮阳之效。适用于阳痿、早泄、贫血者食用。

乌药羊肉汤

【原　料】乌药、高良姜各10克，羊肉100克，白芍25克，香附8克，精盐、花椒各适量。

【制用法】乌药、高良姜、白芍、香附、花椒共研末，装入纱布袋中，放入砂锅内，羊肉洗净，切小块，入砂锅，加水适量，先以大火煮沸，再改文火慢炖至羊肉烂熟，加入精盐即可。食肉饮汤。每日1剂。

【功　效】温脾散寒，益气补虚。

海马枸杞卤驴肉

【原　料】海马1个，枸杞子20克，驴肉500克，白糖15克，酱油10毫升，生姜、精盐各5克，大茴香2粒，素油50毫升，鸡精3克，味精2克。

【制用法】①驴肉洗净，用沸水焯去血水；海马用料酒浸泡2小时；枸杞去果柄、杂质；大茴香等香料洗净；生姜切片，葱切段；驴肉与海马先煮12分钟。

②炒锅置武火上烧热，加入素油，烧六成热时，下入生姜、精盐、大茴香、白糖、酱油，烧成枣红色，加入精盐、鸡精及清水约2800毫升，煮40分钟，下入驴肉、海马、枸杞子卤35分钟，加入味精即成。

【功　效】补气，养血，益肾壮阳。适用于气血不足、阳痿不举、举而不坚等症。

【宜　忌】食驴肉不宜立即饮茶。

虫草红枣老鸭煲

【原　料】虫草、葱各10克，老鸭1只，料酒10毫升，红枣8枚，胡椒粉、精盐各3克，生姜5克，鸡油30克，味精、鸡精各2克。

【制用法】①虫草用料酒或白酒浸泡2小时，洗净泥土；老鸭宰杀后，去毛、肠杂及爪；红枣去核，洗净；生姜拍松，葱切段。

②老鸭、虫草、红枣、料酒、生姜、葱，同放煲内，加入清水约2800毫升，置武火烧沸，再用文火炖煮30分钟，加入精盐、鸡精、鸡油、味精、胡椒粉即成。

【功　效】补虚损，益精气，止咳嗽，补肾虚。适用于肺热咳嗽、虚喘、咯血、自汗、盗汗、阳痿不举、遗精、腰膝酸痛、病后久虚不复等症。

【宜　忌】虚寒性腹痛、腹泻、痛经者不宜食用；不宜与黄瓜、萝卜、维生素K、动物肝脏同食。

阿胶蒸乌鸡

【原　料】阿胶20克，精盐、胡椒粉各3克，乌鸡1只，味精、鸡精各2克，料酒10毫升，生姜5克，葱10克，鸡油25克，蛤粉适量。

【制用法】①蛤粉置锅内加热，至酥松时放入切好的阿胶丁，炒至成阿胶珠，呈白色立即取出，筛去蛤粉，放凉；乌骨鸡用清水溺杀，去毛、肠杂及爪；生姜切片，葱切段。

②乌骨鸡放入盘中，加入精盐、鸡精、料酒、胡椒粉、生姜、葱，码味30分钟，加入阿胶珠、鸡油，上蒸笼内武火蒸35分钟，加入味精即成。

【功　效】滋阴润肺，补血止血。适用于贫血、心悸、燥咳、咯血、崩漏、胎动不安、产后血虚、腰酸乏力等症。

【宜　忌】不宜与铁剂、左旋多巴、兔肉、鲤鱼、大蒜同食。

巴戟煮大虾

【原　料】巴戟20克，大虾400克，料酒、酱油各10毫升，白糖15克，生姜5克，葱10克，胡椒粉、精盐各3克，鸡汤1500毫升，鸡精、味精各2克。

【制用法】①巴戟用盐水拌匀，入笼蒸透，抽去木心；大虾用料酒少许洗净；生姜切片，葱切段。

②生姜、葱、精盐、鸡精、白糖、酱油、巴戟放入锅内，加入鸡汤，置武火上烧沸，再下入大虾、胡椒粉、料酒，煮5分钟，加入味精即成。

【功　效】补肾壮阳，祛风除湿。适用于阳痿、遗精、尿频、宫寒不孕、月经不调、小腹冷痛、寒湿痹痛、软弱无力等症。

沙参炖肉

【原　料】北沙参20克，玉竹、百合各15克，淮山30克，猪瘦肉500克，精盐、料酒、葱、姜、胡椒粉各适量。

【制用法】①北沙参、玉竹、百合洗净装纱布袋扎口；葱、姜拍碎；猪肉洗净，下沸水锅焯掉血水，捞出切成块状。

②猪肉、药袋、淮山、葱、姜、精盐一同入锅，注入适量清水和料酒；武火烧沸，撇去浮沫，文火炖至猪肉熟烂；拣出药袋、姜、葱，加精盐、胡椒粉调味即成。佐餐食用。

【功　效】此汤菜用补肾养血、滋阴润燥的猪肉，配以甘寒润肺止咳、益胃生津、清心安神的沙参、玉竹、百合和甘平健脾、除湿、益肺、固肾、益精、补气的淮山，经调制而成。此汤菜重在滋补强壮。可用于肺胃阴虚、久咳伤肺、痰中带血、虚痨发热、虚烦惊悸、消渴或肝肾阴虚等症。

苁蓉羊肉粥

【原　料】肉苁蓉10克，精羊肉63克，粳米100克，精盐适量，葱白2茎，生姜3片。

【制用法】分别将肉苁蓉、精羊肉洗净后细切，先用砂锅煎肉苁蓉取汁，去渣，入羊肉、粳米同煮，待煮沸后，再加入精盐、生姜、葱白煮为稀粥。适用于冬季服用，5～7日为1疗程。

【功　效】补肾助阳，健脾养胃，润肠通便。适用于肾阳虚弱所致的阳痿、遗精、早泄、女子不孕、腰膝冷痛、小便频数、夜间多尿、遗尿以及平素体质羸弱、劳倦内伤、恶寒怕冷、四肢欠温、脾胃虚寒、老人阳虚便秘等病症。

【宜　忌】大便溏泄、性功能亢进以及实证、热证者忌用。

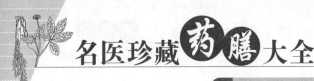

桂心粥

【原　料】桂心末30克，粳米120克，冰糖适量。

【制用法】将桂心末同淘洗净的米，加适量水煮粥，粥将熟时，放入冰糖，稍煮片刻，停火起锅。早、晚温热服食，一般3～5日为1疗程。

【功　效】补元阳，暖脾胃，除积冷，通血脉。适用于命门火衰、肢冷脉数、亡阳虚脱、腹痛泄泻、寒疝疼痛、腰膝冷痛等。

【宜　忌】凡实证、热证、阴虚火旺的病人忌食。

党参黄米茶

【原　料】党参15克，炒米30克。

【制用法】将上2味入锅内，加水4碗煎至1碗半。代茶饮用，隔日服1次。

【功　效】温阳益气，健脾和胃。适用于脾阳虚食少、倦怠、形寒肢冷、大便溏泄，或完谷不化、肠鸣腹痛、妇女白带清稀、舌淡苔白、脉虚弱或沉迟者。

【宜　忌】凡属阴虚火旺及身体壮实者不宜服用；炎热夏季勿用，以秋冬季节服用为佳。

陈皮川椒烧狗肉

【原　料】狗肋条肉1500克，陈皮9克，炒茴香6克，生姜30克，葱白10根，胡椒30粒，花椒50粒，精盐、酱油各适量。

【制用法】先把狗肉洗净，去血水，整块放入砂锅内，加精盐、葱、姜、茴香、胡椒、花椒、陈皮，放入冷水，淹浸狗肉约3指，加盖，武火煮沸，用文火煨烂。取出狗肉切块，再放入原汁原锅内煨烧，加入酱油，烧透即成。佐餐随意服食。

【功　效】温补脾肾。适用于脾肾虚损之阳痿、腰膝冷痛、性欲低下、身体畏寒等症。常服定会收到较好效果。

仙茅酒

【原　料】仙茅60克，白酒500毫升。

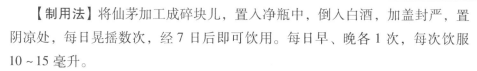

第三章 养生保健药膳

【制用法】将仙茅加工成碎块儿,置入净瓶中,倒入白酒,加盖封严,置阴凉处,每日晃摇数次,经7日后即可饮用。每日早、晚各1次,每次饮服10～15毫升。

【功　效】补肾阳,壮筋骨,除寒湿。适用于男子阳痿精冷、小便失禁、心腹冷痛、腰脚冷痹等症。

天麻卤乳鸽

【原　料】天麻20克,川芎、葱、桂皮、小茴香各10克,茯苓、白糖各15克,乳鸽1只,胡椒粉、精盐各3克,生姜5克,大茴香2粒,料酒10毫升,鸡精、味精各2克,酱油15毫升,素油50毫升。

【制用法】①煎煮川芎和茯苓,将天麻浸泡在二者的汤汁中,过20分钟后取出天麻,用蒸锅蒸熟后切片;乳鸽去毛、内脏及爪;生姜切片,葱切段;大茴香洗净;乳鸽与天麻先煮12分钟。

②净炒锅置武火上烧热,加入素油,烧六成热时,下入生姜、葱爆香,再加入白糖、酱油、大茴香、精盐等调料,加入清水约2800毫升,置武火烧煮40分钟,加入天麻、乳鸽,卤30分钟,加入味精即成。

【功　效】息风,定惊,补肾。适用于头风头痛、肢体麻木、半身不遂、小儿惊痫、肾虚腰痛等症。

鹿茸煮大虾

【原　料】鹿茸15克,大虾400克,鸡汤1800毫升,白糖、葱、山柰各10克,料酒、酱油各10毫升,生姜5克,胡椒粉、精盐各3克,大茴香2粒,味精2克。

【制用法】①取鹿茸片,放入蒸杯内,加入少量料酒,蒸50分钟;活大虾滴少量料酒,然后用水冲洗,用沸水烫死后用小刀从尾部破开,将虾肉翻开;生姜切片,葱切段。

②将大虾、鹿茸、生姜、葱、精盐、鸡汤、白糖、酱油、胡椒粉、大茴香、山柰等放入锅内,加入鸡汤煮12分钟,加入味精即成。

【功　效】补精髓,壮肾阳,强筋骨。适用于肾阳不足、精血亏虚、畏寒肢冷、阳痿早泄、宫冷不孕、尿频数、腰膝酸软、头晕耳聋、精神疲乏、精血不足、筋骨无力、小儿发育不良、妇女任冲虚寒、带下过多等症。

【宜　忌】不宜与维生素C、铁剂、地高辛同食。

枸杞牛鞭雄鸡煲

【原　料】枸杞子30克，牛鞭100克，仔公鸡1只，料酒20毫升，红枣8枚，胡椒粉、精盐各3克，鸡油25克，葱、姜各10克，鸡精、味精各2克。

【制用法】①鲜牛鞭除去残肉、油脂，放入锅内，加清水、料酒、葱，煮30分钟，从尿道口将牛鞭破开，除去尿道内膜，切薄片，若是干品则剁成段，用油砂炒酥，筛去砂，漂洗干净；鸡宰杀后，除去毛、内脏及爪；生姜拍松，葱切段。

②鸡肉、牛鞭、枸杞子、红枣、料酒、葱放入煲内，加水约2800毫升，置武火烧沸，再用文火煲50分钟，加入鸡油、精盐、味精、鸡精、胡椒粉即成。

【功　效】补肾壮阳，益精补髓。适用于肾阳虚、阳痿不举、举而不坚、腰膝酸软、精冷、早泄等病症的辅助治疗。

【宜　忌】不宜与黄瓜、萝卜、维生素K、动物肝脏同食；外感表证、痰湿实热内盛、阴虚阳亢者忌食。

枸杞肉丝

【原　料】瘦猪肉500克，枸杞、青笋各100克，猪油30克，精盐、白糖、料酒、麻油、干淀粉、味精、酱油各适量。

【制用法】①瘦猪肉洗净，去筋膜，切成6厘米长的丝；青笋切同样长的丝；枸杞子洗净待用。

②炒锅加猪油烧热，肉丝、笋丝同时下锅，烹入料酒，加入白糖、酱油、精盐、味精搅匀，投入枸杞子，翻炒几下，勾芡，淋入麻油，起锅即成。佐餐食，作菜肴。

【功　效】滋阴补肾，健身明目。适用于体虚乏力、神疲、肾虚目眩、视物模糊、阳痿、腰痛等。也可作强身益寿之用。

第四章 常见疾病调理药膳

第四章
常见疾病调理药膳
CHANG JIAN JI BING TIAO LI YAO SHAN

一、呼吸系统

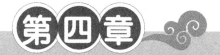

感冒

普通感冒与流行性感冒，中医学称为伤风感冒与时行感冒，为四季常见病、多发病，尤以春冬二季为多见。其一般症状多表现为头痛、鼻塞、恶寒、流涕、发热、全身酸痛等。普通感冒常由细菌或病毒引起，流行性感冒则主要由病毒感染所致，并可传染他人，造成流行。感冒为一种自限性疾病，一般情况下，只要患者适当休息，并注意不再受风着凉，经过1周左右，大多可自行缓解症状或不药自愈。但流行性感冒患者如因治疗和休息不当，则可出现并发症，一般为肺炎。

中医认为，感冒多为风邪侵袭所致。但风邪一般并不单独致病，而常与寒、热、湿、暑相杂致病，故又分为风寒感冒、风热感冒及暑湿感冒。

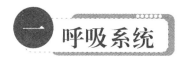

姜枣粥

【原　料】生姜10克，大枣10枚，粳米100克。

【制用法】粳米淘洗干净，加水煮熟，再加入生姜、大枣，文火煮约10分钟，即可食用。每日1剂，分1~2次食。

【功　效】止咳平喘。用于哮喘，对胸闷不适、气急、痰多质稀色白者、

113

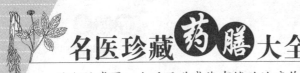

流行性感冒、上呼吸道感染有辅助治疗作用。

【宜　忌】不宜与黄瓜、萝卜、维生素 K、动物肝脏同食。

姜糖紫苏饮

【原　料】生姜、紫苏叶各 10 克，红糖适量。

【制用法】生姜洗净，切成细丝。紫苏叶洗净沥干，同生姜丝一起放入大茶杯中，加入红糖，冲滚开水 250 毫升，温浸 10 分钟，搅匀。分 1～2 次趁热服。

【功　效】适用于风寒感冒、恶心、呕吐、胃痛、腹胀等。

蔓荆子酒

【原　料】蔓荆子 200 克，白酒 500 毫升。

【制用法】蔓荆子制为粗末，浸入白酒内，密封 7 日，去渣即成。每次服 10～15 毫升，每日 3 次。

【功　效】疏散风热，清利头目痛。适用于外感风热所致的感冒、头昏头痛、偏头痛、目发暗或多泪症。

五神汤

【原　料】荆芥、苏叶、茶叶各 6 克，生姜 2 克，冰糖 25 克。

【制用法】①生姜洗净，切成薄片，同荆芥、苏叶、茶叶一起放入干净的锅内，加入清水约 500 毫升，置火上烧沸约 5 分钟，滗出汁，再加清水煎一次，两次取汁约 500 毫升，用双层纱布过滤取得清亮药液装在盅内。

②锅中掺清水约 50 毫升，烧沸后下入冰糖溶化，趁热过滤，再把糖汁对入药液内。温热 3 次服完。饮后覆被而卧，取微汗出，即可退烧。剩下的药液，煮热当茶饮。

【功　效】疏风散寒，发汗解热。用于外感风寒、恶寒发热、头痛、鼻塞、流清水鼻涕、痰少清稀、呕吐、咳嗽等症，有较好疗效。

桑叶薄荷饮

【原　料】桑叶、菊花各 6 克，薄荷 3 克，苦竹叶 15 克，白糖适量。

【制用法】桑叶、菊花、薄荷、苦竹叶加水适量,煮沸,将药液滗入茶杯内。加适量白糖,当茶频频饮服。

【功　效】疏风清热,解表退烧。适用于外感风热表证、感冒风热等。

荆芥薄荷粥

【原　料】荆芥、淡豆豉各10克,薄荷6克,粳米60克。

【制用法】①荆芥、薄荷、淡豆豉洗净,先用清水煮淡豆豉30分钟,下入荆芥、薄荷煎煮5分钟,取汁,去渣。

②粳米淘洗干净,入锅煮粥,待粥将成时,加入药汁,稍煮即可。趁热食用。

【功　效】发汗解表,清利咽喉。用于伤风感冒、发热恶寒、头昏头痛、咽痒咽痛等上呼吸道感染、咽喉炎、流行性感冒等症的辅助治疗。

【宜　忌】表虚自汗者忌食用。

核桃姜糖饮

【原　料】核桃仁、生姜(捣碎)各15克,红糖20克。

【制用法】核桃仁、生姜末与红糖一起,加水300毫升,用文火共煮至250毫升。趁热食核桃仁喝汤。

【功　效】适用于感冒头痛、发热、恶寒、无汗等。

桑菊连翘酒

【原　料】桑叶、菊花、连翘各30克,薄荷、杏仁、甘草各10克,芦根35克,桔梗20克,糯米酒1000毫升。

【制用法】将上药共研细末,浸入糯米酒内,密封贮存,5日后过滤即可饮服。每次服15毫升,早晚各1次。

【功　效】清热解毒。适用于风热感冒之发热不重、微恶风寒、咳嗽鼻塞、口微渴等。

生姜草鱼汤

【原　料】草鱼片150克,生姜25克,米酒100毫升,精盐适量。

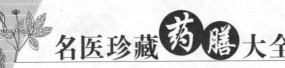

【制用法】锅放火上,加水半碗煮沸后,放入鱼肉片、姜片及米酒共炖约30分钟,加盐调味趁热食用,食鱼肉饮汤。每日2次,服后卧床盖被取微汗。

【功　效】解表散寒,疏风通窍。适用于风寒型感冒。

银翘解毒粥

【原　料】金银花、连翘、淡豆豉、竹叶、荆芥各10克,芦根15克,牛蒡子、甘草各6克,粳米100克。

【制用法】上述8味药洗净煎汁,去渣;再煮洗净的粳米成粥,待粥将熟时,加入上药汁,煎1~2沸即可。分2次,早、晚温热服。

【功　效】辛凉解表,清热解毒。适用于温病初起、发热微恶风寒、头痛、无汗,或汗而不多、口渴、咳嗽咽痛、舌尖红、舌苔薄黄、脉浮数。

【宜　忌】外感风寒、恶寒重、发热轻者不宜用。

葛根粳米粥

【原　料】葛根、桑枝各30克,粳米60克。

【制用法】桑枝、葛根洗净,用清水煎煮,取汁,去渣,以药汁下粳米煮粥。趁热食用。

【功　效】解表退热,生津止渴。用于外感风寒、发热、口渴、腰背酸痛等症。西医用于上呼吸道感染、流行性感冒、四肢麻木等症的辅助治疗。

银菊二花粥

【原　料】金银花、杭菊花各10克,粳米100克,白糖适量。

【制用法】金银花、杭菊花洗净焙干,共研末。粳米加水100毫升熬成粥。下银花、菊花末及白糖,调匀。分2次服。

【功　效】适用于风热感冒、头痛目赤、咽喉肿痛、冠心病、高血压、小儿热疖。

青蒿粥

【原　料】青蒿干品30克,粳米50克,白糖适量。

【制用法】青蒿干品加适量水,先煮药汁,去渣,取青蒿汁煮粳米粥即可。佐餐食用。

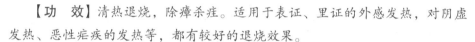

【功　效】清热退烧，除瘴杀痊。适用于表证、里证的外感发热，对阴虚发热、恶性疟疾的发热等，都有较好的退烧效果。

【宜　忌】阴虚发热者忌用。

薄荷粥

【原　料】干薄荷15克（鲜品30克），粳米100克，冰糖适量。

【制用法】先将薄荷煎汤（不宜久煎，一般煮2~3分钟），去渣取汁。粳米洗净煮粥，待粥将熟时，加入冰糖适量及薄荷汤，再煮1~2沸即可。稍凉后服，每日1~2次。

【功　效】疏散风热，清利咽喉。适用于风热感冒、头痛目赤、咽喉肿痛。并可作为夏季防暑解热饮料。

【宜　忌】本品不宜多服、久食。秋冬季节不宜食。

白菜姜葱汤

【原　料】白菜120克，生姜、葱白各10克。

【制用法】白菜连根茎洗净，切碎，与生姜、葱白一同加水煎煮后，去渣即成。日饮2次，连服2~3天。

【功　效】适用于感冒初起或预防感冒。

银花饮

【原　料】银花20克，山楂10克，蜂蜜250克。

【制用法】银花、山楂放入砂锅内，加水适量，置急火上烧沸，5分钟后取药液1次，再加水煎熬1次取汁，将2次药液合并，放入蜂蜜，搅拌均匀即成。每日3次，或随时饮用。

【功　效】辛凉解表，清热解毒。适用于感冒。

哮　喘

支气管哮喘，俗称哮喘，是一种严重威胁人身健康的慢性疾病。本病可发于任何年龄，但以12岁以前开始发病者居多，发病季节以秋冬二季最多，

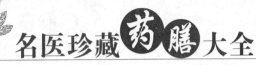

春季次之，夏季最少。

　　临床典型的支气管哮喘，发作前有先兆，症状如打喷嚏、流涕、咳嗽、胸闷等，如不及时处理，可出现哮喘，甚者端坐呼吸、干咳或咳白色泡沫样痰，甚至出现发绀。双肺可闻及散在或弥漫性的以呼气期为主的哮鸣音。哮喘急性严重发作后，如经一般药物治疗而仍不能缓解并持续发作在24小时以上者，则称为哮喘持续状态。

　　引发支气管哮喘的原因很复杂，一般认为，本病大多是在遗传的基础上受到体内外某些因素，如过敏、感染、劳累过度以及精神因素所致。

　　中医学认为，哮和喘，虽同是呼吸急促的疾病，但所不同者，哮以呼吸急促、喉间有哮鸣音为特征；而喘则以呼吸急促困难，甚至张口抬肩都会引起呼吸困难为特征。临床所见，哮必兼喘，而喘则未必兼哮。

牛肺汤

【原　料】川贝母12克，鲜芦根20克，牛肺150克，精盐3克，料酒10毫升，鸡精、味精各2克。

【制用法】①牛肺洗净，焯去血水，切块；贝母和芦根洗净。

②牛肺、贝母、芦根、料酒、鸡精加水同煎煮，待熟烂后，加精盐、味精即可食肺饮汤。每日1剂，连续食用5~7日。

【功　效】止咳，平喘，化痰。用于哮喘伴有气急面红、胸闷热、口干、痰黄而稠、咳痰困难、肺气肿、慢性支气管炎、肺结核等症的辅助治疗。

【宜　忌】不宜与乌头类药材同用。

苏子降气粥

【原　料】前胡、制半夏、当归、生姜、苏子各10克，陈皮3克，厚朴6克，炙甘草4克，肉桂1.5克，粳米50~100克，红糖适量。

【制用法】上述药煎煮，去渣取汁，加粳米、红糖煮至米开粥稠即成。每日早、晚温热服，5日为1疗程。

【功　效】降气平喘，温化痰湿。适用于支气管炎及支气管哮喘而致痰涎壅盛、咳喘气短、胸膈满闷等。

【宜　忌】肺热痰喘者忌用。

第四章
常见疾病调理药膳

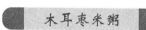
木耳枣米粥

【原　料】木耳5克，粳米100克，大枣50克，冰糖适量。

【制用法】先将木耳用温水泡发、洗净，粳米、大枣洗净；然后将木耳、米、枣一同入锅，加水适量，旺火煮沸后改文火煨至木耳、粳米熟软，加入冰糖，继稍煮片刻即成。每日分早、晚2次食完，连服10日为1疗程。

【功　效】补肾润肺，治虚损，止咳平喘。适于肺肾两虚型哮喘患者服用。

竹黄酒

【原　料】竹黄30克，烧酒500毫升。

【制用法】竹黄加入烧酒中浸泡，加盖密封，每日摇晃1次，5日后饮用。每日2次，每次10毫升，口服。

【功　效】化痰散寒。适用于支气管哮喘、慢性支气管炎、咳嗽痰多、中风昏迷、惊厥抽搐、胃脘疼痛等。

姜味润肺蜜糖

【原　料】芝麻250克，生姜、冰糖、蜂蜜各60克，凉开水适量。

【制用法】①冰糖置凉开水中溶化；芝麻洗净控干水分；生姜洗净后捣烂，用纱布过滤取汁；将芝麻与姜汁混合搅拌均匀后静置片刻。

②芝麻从姜汁中取出入锅炒熟，离火放凉后加入冰糖水、蜂蜜，充分混合，拌匀后装瓶备用。每日早、晚各1汤匙，温开水冲服。连服7日为1疗程。

【功　效】强心润肺，平喘止咳。适于肾虚型哮喘病人服用。

砂锅杏仁豆腐

【原　料】优质豆腐120克，杏仁15克，麻黄3克，精盐、味精、芝麻油各适量。

【制用法】先将杏仁、麻黄洗净，共装入纱布袋，用线将口扎紧；然后将豆腐切成3厘米见方块和药袋一起放入砂锅，加适量水，先用旺火烧开，后改用文火，共煮1小时，最后捞出药袋，后加入精盐、味精、芝麻油调味即

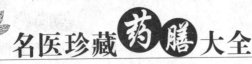

成。食豆腐、喝汤，一日分2次食用。连服3日为1疗程。

【功　效】润肺滑肠，发汗定喘。适于肾阳虚哮喘病人服用，受凉发作者食用，疗效更为显著。

萝卜子杏仁汤

【原　料】萝卜子、杏仁各20克。

【制用法】萝卜子炒熟，同时去掉杏仁的皮尖。用一碗半水，煎成半碗服。每日服2次。

【功　效】益气化痰，定喘。主治哮喘痰多气促。

冰糖蒸鸭梨

【原　料】鸭梨5个（约250克），冰糖50克。

【制用法】将鸭梨洗净去核、蒂后切块，放入碗中，并加入冰糖、水，隔水入锅蒸至梨熟软即成。分早、晚2次服完，连服5天为1疗程。

【功　效】清心润肺，化痰定喘止咳。适于肺虚型哮喘病人服用。

加味补虚正气粥

【原　料】炙黄芪、怀山药各30克，人参3克，半夏10克，粳米100克，白糖适量。

【制用法】黄芪、人参切成薄片，用冷水浸泡半小时，与半夏同入砂锅煎沸，后改用小火煎成汁，取汁后再加冷水，如上法煎取2汁，将2次药汁合并，分2次与粳米、山药同煮为粥；粥熟后，入白糖少许。每日早、晚各1次，温热服。

【功　效】培土生金，化痰平喘。适用于平素痰多、喉间有哮鸣、面色黧黑、食少脘痞、倦怠无力、便溏、四肢浮肿、苔白滑腻、脉缓无力等。

【宜　忌】热喘咳黄痰者忌用。

平喘茶

【原　料】麻黄3克，黄柏4.5克，白果仁15个（打碎），茶叶1撮（6克），白糖30克。

【制用法】前4味加水适量，共煎取汁，加白糖即可。每日1剂，分2次饮服。在病发呼吸困难时饮用。

【功　效】宣肺肃降，平喘止咳。适用于哮喘（过敏性支气管喘息）等。

陈醋煮乌鸡

【原　料】乌鸡1只，陈醋1500毫升。

【制用法】乌鸡去毛及内脏，洗净切块，放入砂锅，加陈醋文火炖煮，至鸡烂熟加调料即成，吃鸡肉。

【功　效】定喘止咳。适用于支气管哮喘、咳嗽。

甲鱼贝母汤

【原　料】甲鱼1只，贝母10克，精盐、料酒、葱、姜、味精各少许。

【制用法】甲鱼放滚开水内烫杀后，剖腹去除肠杂，贝母放入甲鱼腹内，随后用精盐、料酒、葱、姜、味精码味之后将甲鱼放入炖盅并加水，置锅隔水炖2小时左右，直至肉熟软即成。食肉饮汤，日分2次食完，每隔5天服1剂。

【功　效】滋阴补肺，益肾健胃，平喘止咳。适于肺虚型哮喘患者服用。

百果蜜糕

【原　料】糯米粉1500克，白糖600克，核桃仁、松子仁、瓜子仁各25克，蜜枣5枚。

【制用法】①蜜枣去核，同核桃仁一起切成碎粒，加糯米粉、白糖、松子仁、瓜子仁和冷水300毫升，搅拌均匀。

②笼内垫上纱布，再放上糕粉，在沸水锅上用旺火蒸10分钟左右；待蒸气冒出，糕粉由白色转呈玉色，糕已蒸熟；取出糕，倒在台板上，用干净湿布盖住，并趁热用双手揉和至光滑无粒，再搓成宽约6厘米、高10厘米的条子；冷却后，切成1厘米厚的薄片即成。当点心随意食用。

【功　效】补脾和胃，止咳定喘。适用于哮喘、支气管炎、肺结核等症。

加味参苓粥

【原　料】人参5克（或党参20克），茯苓15克，胡桃肉10克，蛤蚧末

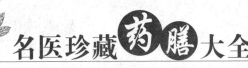

6克,生姜片5克,粳米100克。

【制用法】先将人参(或党参)、茯苓、蛤蚧末煎汁,生姜后下,去渣;人参可连用3次;将胡桃肉研烂,与药汁、粳米共煮为稀粥;亦可将药汁与胡桃肉分2份,早晚分别与粳米煮粥。每日2次,温热食。

【功　效】益气定喘。适用于虚喘,症见喘促气短、咳声低弱、语言无力、面色苍白、自汗畏风、舌质淡红、苔白、脉弱。

【宜　忌】实喘证及内有郁热的病人忌用。

久喘桃肉茶

【原　料】胡桃肉30克,雨前茶15克,炼蜜5茶匙。

【制用法】原法:将前2味研为末,拌匀,和炼蜜为丸,弹子大;现法:胡桃肉、雨前茶加水共煎,沸10~15分钟后,取汁加入炼蜜,即可;或上2味研末,加炼蜜以沸水冲泡也可。丸剂:每日2丸,时时噙化;茶剂:每日1剂,不拘时温服。

【功　效】润肺平喘,止咳。适用于久喘、口干等症。

紫苏粳米粥

【原　料】紫苏叶15克,粳米50克。

【制用法】先将洗净的粳米煮成稀粥,粥成后加入紫苏叶,稍煮即可。每日2次,温热服。

【功　效】开宣肺气,发表散寒,镇喘去痰。适用于寒喘,症见喘促气短、喉中痰鸣、痰液稀白、恶寒无汗、头痛身酸、舌苔薄白。

【宜　忌】内热感冒、胸闷不舒者不宜用。

海螵蛸糖粉

【原　料】海螵蛸(也称乌贼鱼、墨鱼)500克,红砂糖1000克。

【制用法】将海螵蛸洗净,焙干,研成细末,加入砂糖混匀即可,贮瓶备用。每日3次,每次15克,温开水送服。儿童也可用,量酌减。连服10日为1疗程。

【功　效】固肾,平喘,止咳,止血。适于肾虚型哮喘病人服用。同时海

第四章
常见疾病调理药膳

螵蛸还有促使愈合胃肠消化道溃疡和调经作用。患胃十二指肠溃疡和月经过多者服用也有很好的治疗效果。

支气管炎

支气管炎分为急性与慢性两种，属于中医学"咳嗽"范畴。急性支气管炎多属于外感咳嗽，慢性支气管炎多属于内伤咳嗽。

急性支气管炎是由于细菌和病毒感染、物理或化学因素以及过敏反应等因素所引起的支气管黏膜的急性炎症，是一种常见的呼吸系统疾病。一年四季均可发病，但以春冬气候多变的季节较为多见。小儿和老年体弱者较易患发本病，如果反复发作，迁延不愈，可以转为慢性。中医学将急性支气管炎分为风寒、风热、燥热3种类型。

慢性支气管炎多由急性支气管炎未能及时治疗转变而成，临床以咳嗽、咳痰、喘息为主要症状。早期症状轻微，多在冬季发作，晚期症状加重，可长年存在。随着病情的进展，可并发肺气肿、肺源性心脏病。本病是一种常见多发病，机体抵抗力降低、感染、过敏、理化刺激（如吸烟、粉尘、寒冷等），常是本病的诱发因素。中医学认为，若饮食不节，脾失健运，生湿聚痰，上犯于肺；或郁怒伤肝，情志不和，气郁化火，肺受干扰，皆可导致本病的发生。

五味子泡鸡蛋

【原　料】鸡蛋14个，五味子250克。

【制用法】五味子洗净，放入瓦煲内，文火煎煮，取药汁后浸泡鸡蛋，7天后取出，放入锅内煮沸10分钟，每日早、晚各吃1个。

【功　效】收敛固涩，益气生津。用于支气管炎、梦遗滑精、体虚久咳等症的辅助治疗。

【宜　忌】表邪未解、内有实热、咳嗽初期、麻疹初发者忌用。

柚子肉炖鸡

【原　料】柚子1个（最好隔年越冬者），雄鸡1只（约500克）。

【制用法】雄鸡去毛和内脏，洗净；柚子去皮留肉塞入鸡肚内，加清水适

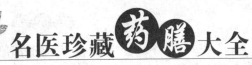

量隔水炖熟。饮汤吃鸡，每周1次，连服3次。

【功　效】此方有健胃下气、化痰止咳的功效。民间常用它治疗慢性支气管炎、支气管哮喘、老年慢性咳嗽、痰多气喘等患者。

苏叶陈皮酒

【原　料】陈皮15克，苏叶20克，黄酒200毫升。

【制用法】将好陈皮制为粗末，与苏叶一同浸入黄酒内，密闭3日即成。每次服1小杯，每日3次。

【功　效】健脾理气，燥湿化痰，止咳。适用于支气管炎之咳嗽、气急、痰多色白等。

芪术猪肺汤

【原　料】黄芪30克，炒白术15克，猪肺500克，食用油10毫升，姜10克，酱油、葱段、花椒、胡椒粉、大蒜、精盐、味精各适量。

【制用法】①猪肺放在沸水中去掉血水，切成小块。生姜切片，与猪肺同入炒锅。

②倒食用油、精盐等煸炒，加水炖，加黄芪、白术（纱布袋）。快熟时放入调料，炖熟即可。隔2日服1剂，连服5剂。

【功　效】益气健脾，补肺止咳。对咳嗽、食少便溏、肺脾气虚有疗效。

橘姜蜜膏

【原　料】橘红60克，生姜30克，蜂蜜250克。

【制用法】①橘红、生姜2味用水煎煮，15分钟取煎液1次，加水再煎，共取3次。

②合并煎液，以文火煎熬浓缩，至黏稠时，调入蜂蜜，煮沸即离火，稍凉后，装瓶备用。每日服3次，每次3汤匙。

【功　效】橘红下气消痰、散寒止咳；生姜温肺；蜂蜜镇咳化痰；合用共奏散寒温肺、化痰止咳之功，对于急性支气管炎有良好作用。治风寒咳嗽。

蜜饯百合雪梨

【原　料】干百合100克，雪梨1个，蜂蜜150克。

【制用法】将干百合洗净,放入大瓷碗内;雪梨去皮、核,切片同放碗内,加入蜂蜜,上笼蒸 1 小时,趁热调均匀,晾凉后,装入瓶内即成。每日早、晚各服 10 克。

【功　效】润肺止咳,清心安神。适用于慢性支气管炎以及秋天肺燥或热邪伤及肺胃之阴所致咳嗽等。

枇杷叶生姜粥

【原　料】炙枇杷叶 5 克,生姜 15 克,大米、食用油、精盐各适量。

【制用法】生姜洗净,切片;炙枇杷叶洗净,大米淘洗干净。将上述原料按常法煮粥,粥好后加食用油、精盐调味。膳食。

【功　效】此粥具有健胃降气、祛痰止咳的功效,可治慢性支气管炎之咳嗽、痰多、胃气上逆之呕吐、食欲不振等。

姜汁牛肺糯米饭

【原　料】牛肺 150 克,生姜汁 10 毫升,糯米适量。

【制用法】将牛肺与糯米一起加水适量,用文火煮饭,饭熟后加入生姜汁拌匀,调味即可。膳食。

【功　效】适用于老人久咳不愈、慢性支气管炎等。

山药扁豆糕

【原　料】大枣 20 克,甜杏仁、鲜白扁豆各 40 克,大米 300 克,山药 60 克,广陈皮 30 克,冰糖适量。

【制用法】把所有配料混合,捣烂,拌匀,做成生糕。用武火蒸 20 分钟即可。每天吃 100 克,分 3 次吃完,连服 5 日。

【功　效】补肺止咳。对老年慢性支气管炎有显著疗效。

桑菊酒

【原　料】桑叶、菊花、杏仁、连翘各 30 克,薄荷、甘草各 10 克,桔梗 20 克,芦根 35 克。

【制用法】上药捣碎,用米酒 1000 毫升浸于瓶中,封口,5 天后去渣取

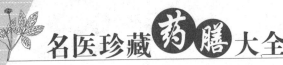

汁，备用。早晚各1次，每次15毫升。

【功　效】疏散风热，宣肺止咳。适用于外感风热证或风温初起，感冒、流行性感冒、急性气管炎、慢性气管炎急性发作而以咳嗽、身热为主的病症，如发热、微恶风寒、头痛咽痛、咳嗽咳痰、痰稠色黄、舌红苔薄黄、脉浮数。

【宜　忌】本方为酒剂，因酒温散的缘故，身热较甚，或咽痛较重，或目赤肿痛者则不宜服用。

白果鸡丁

【原　料】白果10克，鸡肉200克，酱油、淀粉、葱、姜、青椒各适量。

【制用法】鸡肉洗净切成丁，同酱油淀粉拌腌后放在熟油锅中炒熟；白果切丁以文火用油炸成金黄色，加葱、姜丝、青椒等爆锅后，放入炒好的鸡丁，一起翻炒即成，佐餐食用。

【功　效】补气养血，平喘止咳。适用于慢性支气管炎。

莲子百合煲瘦肉

【原　料】莲子、百合各30克，猪瘦肉250克。

【制用法】瘦肉洗净切块与莲子、百合一起放入砂锅，加水，文火炖煮至肉烂熟，加调料即可食用。

【功　效】清热，润肺，生津。适用于慢性支气管炎。

芥菜姜汤

【原　料】鲜芥菜80克，生姜10克。

【制用法】将芥菜洗净切碎，生姜切片，加清水4碗，文火炖煮至2碗，加调料即成。

【功　效】宣肺止咳，疏风散寒。适用于风寒性咳嗽、慢性支气管炎。

蜜枣甘草汤

【原　料】蜜枣8枚，生甘草6克。

【制用法】蜜枣、生甘草加清水2碗，煎至1碗，去渣即成。饮服，每日2次。

第四章 常见疾病调理药膳

【功　效】补中益气，润肺止咳。适用于慢性支气管炎咳嗽、咽干喉痛、肺结核咳嗽等症。

四仁粥

【原　料】白果仁、甜杏仁各1份，胡桃仁、花生仁各2份，鸡蛋1个。

【制用法】上述4味药共研成末，每次取20克，加鸡蛋1个煮1小碗。清晨空腹食，连用半年。

【功　效】止咳平喘。适用于中老年慢性支气管炎。

清气化痰茶

【原　料】百合、细茶各30克，荆芥穗15克，海螵蛸3克，蜂蜜适量。

【制用法】将上述4味研细末，拌匀，用蜜为丸，如芡实子大小。每日2～3次，每次噙服1丸。另法：上述4味为末，和匀，每用取末3克，以沸水冲泡10分钟，调入蜂蜜，徐徐饮服。

【功　效】清肺化痰，止咳。适用于咳嗽气急、痰多，或久咳不止、咳痰不爽等。

莱菔子粥

【原　料】炒莱菔子末15克，粳米100克。

【制用法】先将粳米淘洗干净，然后放入砂锅，加适量水，对入炒莱菔子末，共煮成粥。早、晚温热服。

【功　效】化痰平喘，行气消食。适用于痰浊阻肺的咳嗽、气喘、痰多、胸闷等症。还可用于食积腹胀。

【宜　忌】本品服用量不宜过大，过大能致恶心呕吐。气虚无痰积者忌用。

川贝雪梨羹

【原　料】雪梨1个，川贝6克，冰糖适量。

【制用法】先将生梨洗净，切碎，加川贝和冰糖炖水。饮服，每日2次。最好是早饭前和晚上临睡前服用。

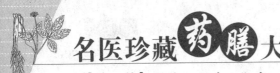

【功　效】润肺，止咳，化痰。适用于慢性气管炎、支气管扩张、痰咳喘。

肺　炎

肺炎是肺实质的急性炎症，为临床最常见的感染性疾病。肺炎病原体中以细菌为多见，也见于病毒、真菌、寄生虫等，以肺炎球菌肺炎为常见。临床以高热、寒战、咳嗽、血痰和胸痛为特征，起病急骤。部分病例有呼吸困难、发绀或消化道症状。治疗一般需卧床休息，加强全身支持疗法。选用敏感的抗菌药物治疗。

肺炎临床表现各异，可分属于中医之"咳嗽"、"肺痈"、"发热"、"咯血"等范畴。临床常见风热犯肺、痰热郁肺、肺阴亏虚等证型。

玉参焖鸭

【原　料】玉竹、沙参各50克，老鸭1只，葱、生姜、味精、精盐各适量。

【制用法】将老鸭宰杀后，除去毛和内脏，洗净放砂锅（或瓷器）内；再将沙参、玉竹放入，加水适量，先用武火烧沸，再用文火焖煮1小时以上，使鸭肉熟烂，放入调料。饮汤，吃鸭肉。

【功　效】补肺滋阴。适用于肺阴虚的咳喘、糖尿病和胃阴虚的慢性胃炎以及津亏肠燥引起的大便秘结等症。

萝卜杏仁煮牛肺

【原　料】萝卜500克，苦杏仁15克，牛肺250克，姜汁、料酒各适量。

【制用法】①萝卜切块，杏仁去皮尖。
②牛肺用开水烫过，再以姜汁、料酒旺火炒透。
③瓦锅内加水适量，放入牛肺、萝卜、杏仁，煮熟即成。吃肺，饮汤。每周2~3次。

【功　效】补肺清肺，降气除痰。适用于肺虚体弱、慢性支气管炎。尤宜冬、春季节选用。

第四章
常见疾病调理药膳

玉竹猪瘦肉汤

【原　料】玉竹15克，猪瘦肉100克，精盐、味精各适量。

【制用法】玉竹、猪瘦肉加清水4碗，煎至2碗，用精盐、味精调味即成。饮汤，食肉。每日2次。

【功　效】养阴润肺，止咳。适用于热病伤阴之咽干咳嗽、心烦口渴、秋冬肺燥干咳、肺结核干咳等症。

海参银耳汤

【原　料】水发海参25克，银耳20克，料酒、精盐、味精各适量。

【制用法】①将发好的海参切成小片；银耳用温水泡好，撕成小块，洗净，与海参同置开水中烫透，控干水备用。

②将锅中加水适量（如有清汤更好），加入料酒、味精、精盐调味，再加入海参、银耳，用文火炖煨10分钟左右即成。佐餐食用。

【功　效】滋阴润肺。适用于体弱虚热口渴、干咳、喘息等症。

沙参百合鸭汤

【原　料】北沙参50克，百合30克，肥鸭肉200克，葱、姜、精盐各适量。

【制用法】沙参、百合切片；鸭肉切小块，加水适量，放入葱、姜等调料，加精盐少许，加水适量共煮汤，至鸭肉熟即可。食肉，饮汤。每日1次或隔日1次。

【功　效】滋阴清热，润肺止咳。适用于阴虚火旺所致的咳嗽、咳痰不爽、痰中带血等症。亦可作为肺结核阴虚证候明显的患者平素食疗之品。

银耳冰糖羹

【原　料】银耳10克，冰糖20克。

【制用法】①银耳去蒂，拣净杂质，用冷开水浸泡至胀大变软。

②将银耳、冰糖放砂锅中，加水适量，用火文炖煮90分钟，至银耳松烂汤汁稠时即成。做夜点食用，每晚1次。

【功　效】滋阴润燥，化痰止咳。适用于肺阴不足所致的干咳少痰不易咳出、痰中带血等。

双参麦冬酒

【原　料】西洋参30克，沙参、麦冬各20克，黄酒800毫升。

【制用法】将西洋参、沙参碎成小段，麦冬捣碎，装入小坛内，然后再倒入黄酒，置炉上用文火煮至沸，取下待冷，加盖封固，置阴凉干燥处；每日摇晃1～2次，经7天后开封，加凉开水200毫升拌匀，再用细纱布过滤后即成。每日早、晚各1次，每次用温水送服10～20毫升。

【功　效】补气养阴，清热生津，润肺。适用于热病气阴两伤、烦倦口渴、津液不足、口干舌燥、肺虚燥咳等症。

百合猪肉汤

【原　料】鲜百合50克，猪瘦肉120克，姜丝、葱末、精盐、味精、香油各适量。

【制用法】①百合洗净，撕成小片；猪瘦肉洗净，切丝，备用。

②锅内加水适量，放入猪肉丝、姜丝、葱末，武火烧沸，改用文火煮3～5分钟，加入百合片，再煮数沸，撇去浮沫，调入精盐、味精、香油即可。每日1剂。连服15～20日。

【功　效】百合有养阴润肺、清心安神等功效，可治疗阴虚潮热、劳嗽咯血、干咳无痰、虚烦惊悸、心神不宁、失眠等症；猪肉有滋补肾阴、滋养肝血、润泽皮肤等功效。二者合食，可养阴清热、润肺止咳，又能强健体质，利于病体康复。本汤适于治疗肺炎之潮热、咳嗽等。

二 消化系统

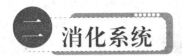

慢性胃炎

慢性胃炎是由于长期受到伤害性刺激，反复摩擦损伤，饮食无规律，情绪不佳等原因引起的一种胃黏膜炎性病变。本病是一种常见病，男性略高于女性。按胃镜下所见与组织病理学上的发现，将慢性胃炎分为：慢性浅表性

第四章
常见疾病调理药膳

胃炎、慢性萎缩性胃炎、慢性糜烂性胃炎、慢性肥厚性胃炎。慢性胃炎临床缺乏特异性症状，且症状轻重与黏膜的病变程度往往不一致。大多数病人常毫无症状，若有发生则多为消化不良症状，如饭后饱胀、嗳气等。少数病人可有食欲减退、恶心，或有上腹部疼痛、呕吐，甚至有吐血、消瘦、腹泻等。其诊断主要依赖胃镜活检和胃黏膜活检。

本病多属于中医的"呃逆"、"反胃"等证。在病机上属胃气上逆。临床多见脾胃虚寒、胃阴不足两证。

小茴香粥

【原　料】小茴香5克，粳米100克，红糖、精盐各适量。

【制用法】小茴香用精盐在锅中炒至焦黄研成细末，然后将粳米洗净放入砂锅中，加水熬成粥，撒入小茴香末和红糖，再煮片刻即成。

【功　效】行气止痛，健脾开胃。适用于慢性胃炎、疝气、胃寒呕吐。

蒲公英大枣酒

【原　料】蒲公英550克，大枣100克，白糖200克，黄酒2000毫升。

【制用法】蒲公英洗净切碎，大枣洗净去核，一同用纱布包好，浸入黄酒内，密封贮存，每日摇荡1次，10日后加入白糖，再浸泡3日即成。每次服15~20毫升，每日3次。

【功　效】清热解毒，散结止痛，健胃。适用于慢性胃炎。

青梅酒

【原　料】青梅150克，白酒1000毫升。

【制用法】将青梅洗净晾干，浸入白酒内，密封贮存，7日后即成。每服20~30毫升，每日3次。

【功　效】生津止渴，健脾开胃。适用于慢性胃炎、食欲不振、消化不良性腹泻等。

山药羊肉粥

【原　料】山药500克，羊肉300克，精盐、生姜各10克，味精2克，粳米 150 克。

【制用法】先将洗净的羊肉煮熟，研成泥状，再将山药捣碎。取羊肉汤与羊肉泥、山药泥与淘洗干净的粳米一同煮成粥，临熟时加入精盐、生姜、味精即成。每日服 1 剂，分数次食用。

【功　效】补气养血，健脾益胃。适用于脾胃虚弱之慢性胃肠炎。

生姜大枣汤

【原　料】生姜 120 克，大枣 500 克。

【制用法】将生姜洗净切片，同大枣一起煮熟。每日吃 3 次，每次吃大枣 10 余枚，姜 1～2 片，吃时用原汤炖热，饭前饭后吃均可。数次后煮枣汤渐甜，每次服此汤更好。

【功　效】健脾温胃。适用于慢性胃炎属脾胃虚寒型。

山楂核桃茶

【原　料】核桃仁 150 克，白糖 200 克，山楂 50 克。

【制用法】①核桃仁用水浸泡 30 分钟，洗净后，再加少许清水，磨成茸浆，越细越好，装入盆内，再加适量的清水稀释调匀待用（约 200 克）。

②山楂用水冲洗干净，拍破后放入锅内，加清水适量，用中火煎熬成汁，去渣留汁约 1000 克。

③山楂汁倒入锅内，加白糖搅匀，待糖溶化后，再将核桃浆缓缓倒入锅内，边倒边搅匀，烧至茶微沸，出锅装碗即成。代茶饮。

【功　效】补脾益胃。

砂仁肚条

【原　料】砂仁 10 克，猪肚 1000 克，花椒、葱白、生姜、胡椒粉、味精各适量。

【制用法】将猪肚洗净，用沸水烫一下，刮去内膜，放入砂锅，加水加花椒、生姜、葱白煮熟后，捞起猪肚晾凉切条，再将原汁烧开下肚条、砂仁、胡椒粉、味精等调料，文火炖煮 20 分钟即成，喝汤吃肚。

【功　效】温中化湿，行气止痛。适用于慢性胃炎、胃及十二指肠溃疡。

第四章
常见疾病调理药膳

大枣白术饼

【原　料】大枣20枚，白术30克，鸡内金15克，面粉500克。

【制用法】将鸡内金烤干，研粉。先将白术放入纱布袋子内，与大枣同煮1小时，去布袋，除去枣核，将枣肉压成泥，冷却后加入鸡内金粉、面粉，混匀，加水适量，和成面团，再擀成薄饼，以文火烙成饼状。

【功　效】健脾益气，助消化。适用于各种慢性胃炎、消化不良等症的辅助治疗。

【宜　忌】阴虚内热或津液亏耗烦渴者不宜食用；不宜与黄瓜、萝卜、维生素K、动物肝脏同食；不宜与雀肉、青鱼、李子、桃子、白菜、芫荽、大蒜同食。

胡椒猪肚

【原　料】白胡椒15克，猪肚1个，精盐适量。

【制用法】将胡椒略打碎，放入洗净的猪肚内，并在猪肚内装入少量水，然后用线扎紧口子，再将猪肚放入砂锅内用小火炖至猪肚烂熟，加精盐调味即可。每2日服1次，连服5日。

【功　效】温中下气，补虚损，健脾胃。

怀山药泥

【原　料】怀山药200克，豆沙、白糖各150克，京糕、猪油各100克，水豆粉50克。

【制用法】①怀山药粉碎成细末，加入白糖50克，加水少许，搅成细泥，置1碗中；京糕加工成细泥，另置1碗中，加白糖25克，拌匀；豆沙另置1碗中；3个碗均上笼蒸熟透后，取出待用。

②炒锅烧热，下猪油，倒入怀山药泥，炒至浓稠时，盛在盘子的中间，将炒锅下猪油，依次再炒京糕泥和豆沙，分别盛在怀山药泥的两边。

③手勺置武火上，加清水少许，白糖75克，烧沸去末，用水豆粉勾成芡汁，浇在三泥上面即成。可供早、晚作点心食用。

【功　效】健脾和胃。适用于脾胃虚弱的便溏、腹泻等慢性肠胃病。

党参鱼汤

【原　料】鳙鱼1000克，党参20克，料酒、精盐、葱、姜、草果、陈皮、桂皮、鸡汤各适量。

【制用法】①将党参、草果、陈皮、桂皮、姜洗净，装纱布袋内，扎口。

②鳙鱼去鳞、鳃、内脏，洗净，下油锅稍煎。

③锅中注入鸡汤，加入药包、葱、料酒、精盐，煮至鱼肉熟烂，拣去葱、药包，调好味即成。

【功　效】此汤菜由党参配鳙鱼等调制而成。党参、鳙鱼皆属甘温之品，药食同用，有扶脾养胃、补中益气、健身的作用，并配以陈皮、草果，理气、化滞、燥湿，使此汤菜补而不滞、消而不伤正。常用于胃及十二指肠溃疡、慢性胃炎等症。

胃下垂

胃下垂是指胃器官下降至生理最低线以下位置的一种慢性病症，一般认为，本病多是由于长期饮食失节，或劳累过度，致使中气下降、升降失常所引发。

本病患者多有腹胀（食后加重，平卧减轻）、恶心、嗳气、胃痛（无周期性及节律性、疼痛性质与程度变化很大）等症状，亦可偶有便秘、腹泻或交替性腹泻及便秘。本病患者多为瘦长体型，同时还可伴有眩晕、心悸、乏力、直立性低血压、昏厥、食欲减退等症状。

中医学认为，胃下垂是由脾胃气虚、中气下陷、升举无力而引发的，治疗原则应以健脾、益气、升提等方法为主。

茯苓香菇饭

【原　料】茯苓10克，大米700克，干香菇10个，油豆腐3块，青豌豆30克左右，葡萄酒、酱油、精盐各适量。

【制用法】茯苓用水泡1小时，待其柔软后，制成粉状；干香菇水发后切成细丝，油豆腐切成小丁备用；大米淘洗干净后置锅内加适量酱油、精盐、葡萄酒及清水，再放茯苓粉、香菇、油豆腐混匀，上锅煮至水将干时撒入青豌豆即可。作三餐食用。

【功　效】补中益气。适用于胃下垂。

粳米黄芪粥

【原　料】炙黄芪30克，人参3克，粳米100克，白糖适量。

【制用法】先将黄芪、人参切成薄片，用冷水浸泡半小时，入砂锅煮沸，后改用文火煎取2汁，去渣，将2药汁合并，粳米加水适量煮成粥，粥成后加入白糖少许。每日早、晚将药汁与粥调匀食用。

【功　效】补中益气。适用于胃下垂。

鲫鱼黄芪汤

【原　料】鲫鱼500克，黄芪40克，炒枳壳15克。

【制用法】将鲫鱼洗净，与黄芪、枳壳一起放入砂锅中，加水文火炖煮，至鱼烂熟，加调料即成，喝汤吃鱼。

【功　效】补中益气。适用于胃下垂、脱肛。

五香参肚卷

【原　料】猪肚1个，升麻、柴胡各4克，砂仁、蒜末、姜末各10克，炒枳壳20克，党参25克，胡椒面5克，五香粉30克，精盐8克，醪糟汁30克，味精2克。

【制用法】①将5味中药去净灰渣、烘干、研制成末；猪肚洗净切片；将精盐、中药末、五香粉、胡椒面、味精、姜末、蒜末、醪糟汁调拌均匀，抹于猪肚片上，从内向外裹紧成卷，用麻绳均匀地捆扎好。

②将捆扎好的猪肚挂在通风地方风干或烘干，吃时蒸熟，晾凉，切成圆片形。佐餐服食。

【功　效】益脾胃，升清气。适用于脾胃气虚所致胃脘饱胀、嗳气、疲乏无力、气短消瘦、胃下垂等症。

党参黄芪炖鸡

【原　料】党参30克，黄芪60克，鸡肉100克，红枣5枚，生姜3片。

【制用法】鸡肉洗净切块和党参、黄芪、红枣、姜片等放入砂锅加水文火炖煮至鸡肉烂熟,加入调料,佐餐食或喝汤吃肉。

【功　效】健脾胃,补气益血,补中固表,滋养强壮。适用于胃下垂、子宫脱垂。

砂仁笋鸡

【原　料】笋鸡(童仔鸡、母鸡为好)1只,砂仁、干姜、公丁香各3克。

【制用法】笋鸡去毛肠,洗净,保留鸡心、肺、肝,切成小块,加入干姜、公丁香、砂仁(皆研成细粉)炖煮。分2次服完,每3天吃1只鸡,一般用2～5只鸡即可收效。

【功　效】补气益胃。适用于胃下垂。

牛肚补胃汤

【原　料】牛肚1000克,鲜荷叶2张,生姜、精盐各10克,胡椒粉2克,黄酒10毫升,茴香、桂皮各适量。

【制用法】①牛肚先洗一次,后用精盐、醋半碗,反复擦洗,再用冷水反复洗净。

②将鲜荷叶垫于砂锅底,放入牛肚,加水浸没,旺火烧沸后文火炖30分钟,取出后切小块复入砂锅,加黄酒、桂皮、茴香,小火煨2小时,加精盐、姜、胡椒粉,继续煨2～3小时,直至肚烂。每次饮汤1小碗,每日2次,牛肚佐餐服食。

【功　效】补中益气,健脾消食。适用于胃下垂、脘腹闷胀、食欲不振等症。

腹　痛

腹痛是由腹部、胸部、全身性疾病引发的腹部疼痛,有急性与慢性之分。现代医学中的急性阑尾炎、肠结核、胆道蛔虫症、急性腹膜炎等均可出现本症症状。

中医学认为,腹痛的发生主要为外感时邪、饮食不节、情志失调及素体阴虚等导致气机郁滞、脉络瘀阻或经络失养、气血运行不畅所致。并将

第四章
常见疾病调理药膳

其分为实寒、实热、虚寒、食滞、气滞、瘀血几种类型，根据病因及症状的不同，分别采用理气祛邪、清热化湿、消食导滞、行气化瘀、温中补虚等治疗方法。

茵陈粳米粥

【原　料】茵陈30克，金银花20克，粳米100克，白糖适量。

【制用法】①茵陈、金银花加水1000毫升，煎至100毫升，去渣取汁。

②粳米淘洗干净入锅，加药汁，加清水适量，武火煮沸，改文火煮至米烂汤稠，加白糖少许，稍煮沸即可。每日食用1剂，分2～3次食用，7～10日为1疗程。

【功　效】清热，退黄疸。茵陈、金银花是治疗肝炎的良药，用于肝炎患者症见口苦而干、胁痛腹胀、倦怠乏力、尿黄赤等症的辅助治疗。

马齿苋绿豆汤

【原　料】马齿苋、绿豆各60克，精盐或白糖适量。

【制用法】①马齿苋洗净，切碎，绿豆淘洗干净。

②绿豆加适量清水，置武火煮沸，改文火煎煮，八成熟时放入马齿苋同煮汤。豆熟透加精盐或糖调味即成。

【功　效】马齿苋有较好的清热止痢作用，绿豆可清热解毒。适用于急性菌痢初起，出现腹痛、腹泻、大便脓血、口干、口苦等症状辅助治疗。

山楂煮鱼腥草

【原　料】山楂、鱼腥草各60克。

【制用法】鱼腥草、山楂洗净。先将山楂放入锅内加适量清水煮沸，再加入鱼腥草，煎煮成汤即可。每日食1次。

【功　效】清热解毒，消食。用于腹痛、腹泻症状较轻者、伴有食欲不振、消化不良等症的配合治疗。西医用于呼吸道感染、肠炎的辅助治疗。

【宜　忌】脾胃虚寒者忌食用；不适合孕妇食用，因为山楂可以刺激子宫收缩，有诱发流产的可能。

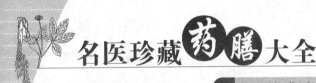

槟榔粥

【原　料】槟榔10克，粳米50克。

【制用法】先把槟榔片煎汁去渣后，加入粳米一同煮粥。空腹顿食，2～3日为1疗程。

【功　效】消积，下气，驱虫。适用于食积气滞、脘腹胀痛、大便不爽、泻痢后重以及多种寄生虫病。

【宜　忌】槟榔粥适合短暂服用，不宜久服；对体质虚衰、脾胃薄弱的病人不宜选用。

银花莲子粥

【原　料】金银花15克，莲子10克，粳米100克。

【制用法】①金银花煎取药汁，去渣。

②莲子、粳米淘洗干净，加药汁，加适量清水煮成粥。每日食1～2次，温热食之。

【功　效】清热解毒，祛湿止泻。适用于急性肠炎腹痛、腹泻、心烦口渴、感染性疾病的辅助治疗。

【宜　忌】不宜与鲤鱼同食；疟疾、黄疸、痔、便秘及新产后忌食莲子。

曲末粥

【原　料】神曲10克，粳米适量。

【制用法】先把神曲捣碎，煎取药汁后去渣，入粳米一同煮为稀粥。空腹温热食之，2～3日为1疗程。

【功　效】健脾胃，助消化。适用于消化不良、食积难消、嗳腐吞酸、脘闷腹胀、大便溏泻。

香砂枳术粥

【原　料】砂仁、木香各3克，枳实6克，白术12克，粳米100克，红糖适量。

【制用法】先将上药煎取药汁，再煮粳米成粥，待粥将熟时，对入药汁、红糖，稍煮1～2沸即成。每日2～3次，温热服。

【功　效】行气消胀。适用于气滞脘腹胀满、饮食不化。

第四章
常见疾病调理药膳

保和粥

【原　料】山楂、神曲、麦芽、陈皮各5克，茯苓、半夏、连翘各10克，粳米100克，砂糖适量。

【制用法】先将上述药入砂锅煎取浓汁，去渣，加入粳米、砂糖煮粥。两餐间当点心服食，以7～10日为1疗程。

【功　效】健脾胃，消食积。适用于食积停滞、肉积不消、腹痛腹泻、小儿乳食不消等。

【宜　忌】本品不宜空腹服；慢性脾胃虚弱的病人忌用。

姜附酒

【原　料】淡干姜60克，制附子40克，黄酒500毫升。

【制用法】将淡干姜、制附子共制粗末，置于净瓶内，倾入黄酒，密封浸泡，7日后去渣即成。每于饭前温服1～2小杯，每日3次。

【功　效】温中散寒，回阳通脉，温肺化饮。适用于心腹冷痛、呃逆呕吐、泄泻、痢疾、完谷不化、寒饮喘咳、痰白而清稀、肢冷汗出等。

【宜　忌】阴虚内热、火热腹痛者及孕妇忌用。

丹皮三仁粥

【原　料】牡丹皮90克，薏苡仁50克，桃仁25克，冬瓜仁15克，粳米150克，白糖适量。

【制用法】先将牡丹皮、桃仁、冬瓜仁水煎，去渣留汁。再加入粳米、薏苡仁（已泡软）、适量水，按常法煮粥，粥成后调入适量白糖即成。日服1剂，分3次服。

【功　效】清热凉血，健脾补肺，活血化瘀。适用于腹痛。

银花赤豆汤

【原　料】银花、蒲公英各30克，赤小豆100克，白糖适量。

【制用法】银花、蒲公英先加水煎取药汁，去渣留汁，加入赤小豆与适量水再煮，至豆熟烂即可。服时白糖调味。日服3次。

【功　效】清热解毒。

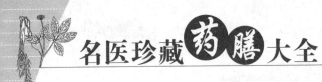

腹　泻

腹泻又称泄泻，是指排便次数增多、粪便稀薄或伴有黏液、脓血、未消化的食物。有急性腹泻与慢性腹泻之分。

起病急、病程在2个月以内者称为急性腹泻，常由急性肠道传染病、食物中毒、胃肠功能紊乱及饮食不当所致。起急缓慢，常反复发作，病程超过2个月者称为慢性腹泻，常由胃部疾病如慢性萎缩性胃炎致胃酸缺乏、慢性肠道感染、慢性肠道疾病、肝与胆及胰腺病变、内分泌及代谢性疾病、神经功能紊乱等引起。腹泻严重者可造成胃肠分泌液的大量丢失，产生水与电解质平衡的紊乱以及营养物质的缺乏所带来的各种后果。

中医学认为，腹泻是由于脾胃功能障碍、脾虚湿盛、传导失常而致的一种常见疾患。可根据感受外邪、饮食所伤、脾胃虚弱、肾阳虚等不同病因而辨证施治。

白术木香粥

【原　料】鸡内金60克，炒白术9克，木香3克，糯米100克，白糖或精盐适量。

【制用法】①鸡内金、炒白术、木香洗净，装入纱布袋子内，入砂锅加清水适量，文火炖1小时，取汁。

②糯米淘洗干净，加入药汁，加适量清水煮粥，粥熟加白糖或精盐调味即可食用。

【功　效】健脾益气，消食止痛。适用于慢性肠炎、习惯性腹泻、消化不良、胃炎等症的辅助治疗。

【宜　忌】阴虚内热或津液亏耗燥渴者不宜食用；白术不与雀肉、青鱼、李子、桃子、白菜、芫荽、大蒜同食。

白术陈皮鲈鱼汤

【原　料】鲈鱼肉50克，白术15克，陈皮6克，生姜5克，精盐3克，鸡精、味精各2克。

【制用法】鲈鱼宰杀去内脏，洗净；白术、陈皮洗净，先将白术、陈皮放

第四章 常见疾病调理药膳

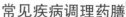

入砂锅煎取汤汁,去渣;将鲈鱼、生姜同放入药汁中煎煮,待鱼肉熟透加入精盐、鸡精,煮沸后加入味精即可食用。

【功　效】补益脾胃。用于脾虚泄泻、慢性胃痛、习惯性腹泻、消化不良、胃溃疡等症的辅助治疗。

【宜　忌】阴虚内热,津液亏耗燥渴者不宜食用;不宜与雀肉、青鱼、李子、桃子、白菜、芫荽、大蒜同食。

小米山药粥

【原　料】小米50克,怀山药15克,大枣5枚。

【制用法】①小米淘洗干净;山药去皮洗净,切小块;大枣洗净,去核。
②将小米、山药、大枣加清水适量,武火煮沸,文火慢炖,粥稠即可食之。

【功　效】温胃止泻、清热解渴、和胃安眠。用于脾胃虚弱所致泄泻、消化不良、习惯性腹泻、老弱病人、产妇的滋补调养。

【宜　忌】尿色黄、舌苔黄腻等湿热证者不宜食用;不宜与糖皮质激素、黄瓜、萝卜、维生素K、动物肝脏同食。

茯苓酒

【原　料】白茯苓60克,米酒1000毫升。

【制用法】白茯苓制为粗末,用纱布包好,浸入米酒内,密封贮存,7日后即成。每次服20毫升,每日2次。

【功　效】补益脾胃,渗利水湿。适用于慢性腹泻、慢性胃炎以及病后体虚、周身无力等。

莲子山药酒

【原　料】莲子、山药(炒)各80克,白酒1250毫升。

【制用法】莲子去皮、心,与山药共洗净,晾干,浸入白酒内,密封贮存,每日摇荡1次,15日后即成。每次服15~20毫升,每日2次。

【功　效】养心补脾,益肾涩精。适用于脾虚泄泻、遗精、带下等。

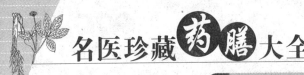

砂仁荷叶饼

【原　料】砂仁20克，熟猪油、白糖各1000克，发酵面3000克，苏打20克。

【制用法】①砂仁去壳研成极细粉末，与白糖、苏打一起揉入发酵面中，反复揉几分钟直至均匀。

②搓成长条，分成小剂子，按成圆饼状，刷上猪油，左手将刷好的面剂从中心稍按扁后对叠，在半圆形饼面上用梳子按上花纹，左手指靠饼背捏着，右手拿梳背在饼边靠两下，成荷叶状，入笼在旺火上蒸15分钟即成。随意食用。

【功　效】温中健脾，理气化湿。适用于脾胃气虚湿阻中焦所致脘腹胀闷、纳食不振、呕吐泄泻等病症。

鲫鱼羹

【原　料】荜茇、缩砂仁、陈皮、胡椒、泡辣椒各10克，大鲫鱼1000克，大蒜2个，葱、精盐、酱油、菜油各适量。

【制用法】①鲫鱼去鳞、鳃和内脏，洗净。在鱼腹内装入陈皮、缩砂仁、荜茇、大蒜、泡辣椒、葱、精盐、酱油、胡椒。

②在锅内放入菜油烧开，鲫鱼放入锅内烧熟，再加入水适量，炖成羹即成。

【功　效】醒脾暖胃。适用于脾胃虚寒之慢性腹泻、痢疾等。

荔枝扁豆汤

【原　料】荔枝10枚，扁豆30克。

【制用法】荔枝去壳取肉，与扁豆一起入砂锅加水文火炖煮1小时，喝汤吃荔枝肉。

【功　效】健脾渗湿，理气止痛。适用于腹泻、脾虚泄泻。

健脾止泻汤

【原　料】扁豆10克（鲜品50克），山楂10克（鲜果30克），建曲、芡实各15克，茯苓、泽泻各5克，谷芽、甘草各9克。

【制用法】鲜扁豆去筋洗净切段，山楂切片，与芡实、茯苓、泽泻、谷芽、甘草等一起放入砂锅，加水煮沸加入建曲再煮15分钟即成，饮汤吃扁豆。

【功　效】健脾温胃，消食止泻。适用于脾胃虚弱泄泻。

山药羊肉粥

【原　料】羊肉250克，鲜山药500克，糯米适量。

【制用法】用羊肉、鲜山药洗净后，同入砂锅，加水适量，煮烂入糯米，加水煮成粥。每日早、晚服，吃肉喝汤。

【功　效】补脾止泻，补气暖胃。适用于脾胃虚弱、慢性泄泻、食欲欠佳、四肢不温等。

【宜　忌】湿热所致的泄泻者忌用。

芡实扁豆山药粥

【原　料】扁豆、怀山药各60克，芡实20克，大米50克。

【制用法】上述4味洗净后同入砂锅煮粥。可经常服食，小儿量减半。

【功　效】健脾益胃，清暑止泻。适用于脾虚胃弱、呕逆泄泻、食欲不振、食积痞块、小儿疳积、消渴等。

【宜　忌】湿热泄泻的病人忌用。

参术补脾糕

【原　料】党参、肥猪肉各200克，白术20克，干姜、甘草各10克，鸡蛋4个，白糖、淀粉各100克，红糖150克，饴糖2克，菜油、食红各适量。

【制用法】①将以上前4味中药烘干研粉；肥猪肉切长条，入开水内略烫捞出，拌上中药粉备用；鸡蛋去壳加淀粉搅成糊状，将肉放入调匀。

②炒锅置中火上加油烧七成热，肉丝依次放油锅中，随即用漏勺捞起，抖散，再将油烧至八成热，放肉丝炸至金黄色捞出。

③将红糖熬起泡，加饴糖、肉丝，即离火炒匀，倒盘内，用锅铲压按成肉糕，撒上白糖，滴数滴食红，凉后切条形入盘。当点心食。

【功　效】温中祛寒，健脾益气。适用于中焦虚寒所致腹泻肢凉、呕吐腹痛、不思饮食等病症。

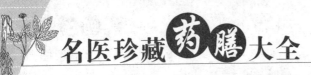

便秘

便秘是指大便次数明显减少，或排出困难，也指粪便坚硬或有排便不尽的感觉。根据有无器质性病变，可将便秘分为器质性便秘和功能性便秘两种。器质性便秘可由多种器质性病变引起，如结肠、直肠及肛门病变，老年营养不良、全身衰竭、内分泌及代谢疾病等均可引起便秘；功能性便秘则多由功能性疾病如肠道易激综合征、滥用药物及饮食失节、不良生活习惯所致。便秘的临床表现除有大便秘结以外，还可伴见腹胀、腹痛、食欲减退、嗳气反胃等症状。

中医学认为，便秘多与大肠的传导功能失常有关，并且与脾胃及肾脏的关系也较为密切。其发病的病因可分为燥热内结，津热不足；情志失和，气机郁滞；以及劳倦内伤，身体衰弱，气血不足等。根据便秘症状的不同，又可分为热秘、气秘、气虚、血虚、阴虚5种。治疗原则应根据不同的病因，有针对性地采取不同的方法，辨证施治。

当归苁蓉猪血

【原　料】当归、肉苁蓉各15克，猪血125克，调料各适量。

【制用法】当归、肉苁蓉放入砂锅加水煮取药液去渣，再将猪血洗净切块，放入药液中煮熟，加猪油、葱白、精盐、味精、香油等混合均匀，趁热空腹食用。

【功　效】养血，润肠通便。适用于便秘。

决明苁蓉茶

【原　料】决明子（炒熟研细）、肉苁蓉各10克，蜂蜜适量。

【制用法】前2药用沸水冲泡滤液，加蜂蜜适量。代茶饮用。

【功　效】润肠通便。适用于习惯性便秘和老年性便秘。

红杏炖雪梨

【原　料】红杏10克，鸭梨5个，白砂糖30～50克，清水半碗。

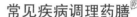

【制用法】梨洗净,除去心和核,与红杏、白砂糖放在半碗清水中。隔水炖1小时,食梨、杏,饮汤。

【功 效】红杏润肠下气通便,鸭梨清热生津润肺。二物相配,清热生津,润肠通便。可治疗肠燥便秘。

郁李柏仁粥

【原 料】郁李仁、柏子仁各10~15克,粳米50~100克,蜂蜜适量。

【制用法】先将郁李仁、柏子仁去尽皮、壳、杂质,捣烂,同粳米煮粥,待粥将熟时,对入蜂蜜;稍煮1~2沸即可。每日2次,2~3次为1疗程。

【功 效】润肠通便,养心安神。适用于心悸、失眠、健忘、长期便秘或老年性便秘。

麻桃蜜糕

【原 料】黑芝麻、白糖各100克,蜂蜜200克,核桃仁150克,大米粉、糯米粉各500克,橘饼2个。

【制用法】把黑芝麻、核桃仁炒香研碎,与大米粉、糯米粉拌匀。蜂蜜加白糖150克,水150毫升配成糖水,倒入粉内拌匀,拿粗筛筛出面粉团。把米粉盛入糕模中,上边放切碎的橘饼,用大火蒸25分钟。随意食用。

【功 效】补中益气,润肠通便。对脾胃虚弱、食欲不振、失眠多梦、健忘、便秘有疗效。

芝麻杏仁饮

【原 料】黑芝麻10克,甜杏仁5克,冰糖适量。

【制用法】黑芝麻洗净用小火烘干;杏仁洗净晾干表面水分共捣烂入大茶缸,用沸水冲泡,加入冰糖溶化即成。

【功 效】润肠通便,润肺止咳。适用于便秘、久咳多痰。

玫瑰枣糕

【原 料】大枣300克,荸荠、核桃仁各50克,猪板油、甘薯、白糖各100克,鸡蛋3只,猪肉油60克,冬瓜片20克,玫瑰花5克。

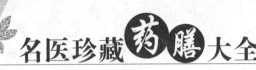

【制用法】①大枣做成枣泥；核桃仁用沸水泡洗去皮，入热油中炸至黄色；甘薯煮熟去皮，压茸。

②核桃仁、瓜片、荸荠切成细丁；将板油、枣泥、甘薯泥放入盆内，打入鸡蛋搅匀，再加入核桃仁丁、荸荠丁、瓜片丁和白糖、玫瑰花和匀。

③猪肉油铺于蒸碗底，将拌好的泥放于其上，抹平，入笼用武火蒸约40分钟即成。当点心服食。

【功　效】健脾补虚，清热通便。适用于气滞腹胀、便秘、肺燥久咳、肾虚气喘、脾虚食少等症。

桃仁润肠酒

【原　料】桃仁60克，米酒1000毫升。

【制用法】将桃仁浸入酒内，密封贮存，10日后即成。每次服30毫升，每日2次。

【功　效】破血行瘀，润肠通便。适用于产后血虚便秘。

五仁粥

【原　料】芝麻、松子仁、胡桃仁、桃仁（去皮、尖，炒）、甜杏仁各10克，粳米200克，白糖适量。

【制用法】将5仁混合碾碎，入粳米共煮稀粥。食用时，加白糖适量，每日早、晚服用。

【功　效】滋养肝肾，润燥滑肠。适用于老年气血亏虚引起的习惯性便秘。

玫瑰香蕉

【原　料】鲜玫瑰花1朵，香蕉500克，鸡蛋、芝麻、白糖、面粉、花生油、淀粉各适量。

【制用法】①香蕉去皮切滚刀块；玫瑰花洗净，切丝；鸡蛋打入碗内，加面粉、湿淀粉拌匀调糊；芝麻洗净炒熟。

②锅烧热，倒入花生油烧至五成热时，将香蕉块粘一层面糊，逐块炸成金黄色时捞出；锅内留底油少许，放白糖，待糖炒至黄色时下入炸好的香蕉，

第四章
常见疾病调理药膳

翻炒几下,使糖全部裹在香蕉上,上面撒上熟芝麻,翻炒几下,盛入抹好油的平盘内,撒上玫瑰花丝即可。当点心食用。

【功　效】生津润肠。适用于肠燥便秘。

菠菜肫肝汤

【原　料】菠菜200克,鸡肫、鸡肝各1只,猪油、精盐、黄酒、湿淀粉、味精各适量。

【制用法】菠菜洗净;鸡肫、鸡肝洗净切薄片,加精盐、黄酒、湿淀粉拌匀;锅内放水1大碗,加精盐、猪油、中火烧开,倒入肫、肝片,烧沸5分钟,倒入菠菜,继续烧开3分钟,加味精,盛碗。佐餐食用。

【功　效】健胃消食,补血明目,利肠通便。适用于胃下垂、便秘。

葛粉决明粥

【原　料】决明子(炒)10~15克,葛粉30克,粳米50克,冰糖适量。

【制用法】先把决明子放入砂锅内炒至微有香气,取出,待冷后煎汁,去渣取汁,放入粳米、葛粉煮粥,粥将熟时,加入冰糖,再煮1~2沸即可食用。

【功　效】清热通便。适用于肠热便秘以及高血压、高血脂症。

【宜　忌】脾胃虚寒者不宜用。

麻仁桑葚粥

【原　料】火麻仁、桑葚各30克(鲜品50克),糯米100克,冰糖适量。

【制用法】先将桑葚浸泡片刻,火麻仁洗净,然后与米同入砂锅煮粥,粥熟后,加入冰糖溶化即可。每日2次,空腹食用,可经常食。

【功　效】补肝滋肾,养血明目。适用于肠燥便秘,及肝肾阴虚引起的头晕目眩、视力减退、腰膝酸软、须发早白等。

蜂蜜酒

【原　料】蜂蜜500克,红曲50克。

【制用法】将蜂蜜加水1000毫升,再加入红曲(研末),混匀装入干净的

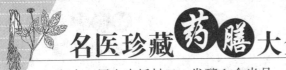

瓶中,用牛皮纸封口,发酵1个半月,经过滤后便可饮用。随量饮之。

【功　效】滑肠通便,润肺补中,缓急解毒。适用于肠燥便秘、肺虚久咳,特别适用于老年人,长期饮用对身体大有裨益。

清胃调肠汁

【原　料】白扁豆、生石膏各30克,佛手、火麻仁、大黄各9克,猪瘦肉100克。

【制用法】以上各药一起装入纱布袋中,瘦肉洗净切块,一起放入砂锅中,加水文火炖煮至瘦肉烂熟,去药袋,加调料,即成,喝汤吃肉。

【功　效】清热运便。适用于便秘。

食欲不振

食欲不振不是一种独立的疾病,而是消化系统疾病的常见症状,主要表现为不思饮食或食而无味、食后难于消化等,老年人由于消化吸收功能减退常有食欲减退。中医认为食欲不振多属脾胃虚弱,或肝胃不和,或饮食不节,或感受外邪而损伤脾胃,治疗当以调节脾胃为关键。

助胃健脾汤

【原　料】芡实12克,山楂片、炒麦芽、薏苡仁各9克,瘦肉150克,红糖少许。

【制用法】瘦肉洗净切块,各药一同装入纱布袋内,一起放入砂锅中,加水文火煎煮至肉烂熟,去药袋,加调料和红糖即成。喝汤吃肉。

【功　效】健脾胃,助消化。适用于食欲不振。

芸豆卷

【原　料】芸豆500克,红枣250克,红糖150克,糖桂花适量。

【制用法】①芸豆水发后文火煮至熟烂,稍冷,置布上搓成泥;红枣以水泡发后去核,煮至熟烂,加红糖、糖桂花拌压成泥。

②将芸豆泥摊在案板上,平抹成1厘米厚的长条片,上面铺一层枣泥,

第四章 常见疾病调理药膳

纵向卷起，用刀与糕条垂直方向切成糕块即可。每日1次，作早餐食用。

【功 效】健脾利湿。适用于脾胃虚弱、食欲不振、便溏及水肿等症。

山楂鱼块

【原 料】鲤鱼肉300克，山楂片25克，鸡蛋1个，黄酒、精盐、干淀粉、植物油、白醋、辣酱油、白糖、姜片、葱、花各适量。

【制用法】①鱼肉斜刀切成瓦片块，加黄酒、精盐腌15分钟，放入用鸡蛋与淀粉搅匀的蛋糊中浸透，再沾上干淀粉，入爆过姜片的温油中氽熟捞起；山楂片加少量水溶化，加白醋、辣酱油、白糖。

②淀粉制成芡汁，倒入有余油的锅中煮沸，倾入炸好的鱼块，用中火急炒，待汁水紧裹鱼块，撒上葱花即可。佐餐食用。

【功 效】开胃消食，利水止泻。适用于食欲不振、冠心病、高脂血症等。

山药粥

【原 料】山药30克，粳米100克，精盐3克，味精2克。

【制用法】山药洗净，去皮，切碎，粳米淘洗干净，入锅共煮为粥，调味服食。

【功 效】健脾养胃。用于脾胃虚弱引起的口疮反复发作、食欲不振、大便不成形等。

【宜 忌】尿色黄、舌苔黄腻等湿热证者不宜食用。

泥鳅炖豆腐

【原 料】泥鳅200克，豆腐250克，素油30毫升，料酒10毫升，生姜5克，葱10克，精盐3克，鸡精、味精各2克。

【制用法】①泥鳅去内脏洗净；豆腐切大块；生姜切片，葱切段。

②炒锅烧热，放素油烧6成热时放入生姜爆香，放入豆腐煎稍变淡黄色，放入泥鳅、料酒、葱、鸡精，加少量清水文火煲炖，熟透后加精盐、味精即成。

【功 效】补脾益气，祛湿和胃。用于慢性肝炎伴有脾胃虚弱者，如食欲减退、恶心、厌油、乏力、腹胀等症的辅助治疗。

【宜 忌】缺铁性贫血、胃寒、易腹泻、腹胀者不宜多食。

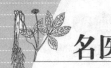

三七白芨粥

【原　料】三七、白芨、山药各10克,莲藕30克,粳米100克,红糖适量。

【制用法】①白芨、山药、三七研粉备用。

②莲藕洗净,水煎两次,去渣取汁。

③粳米淘洗干净,加莲藕汁,加清水适量,同入锅煮粥,米煮熟后,加入白芨粉、三七粉、山药粉共煮5~10分钟,加入红糖调匀即可。每日食用1次,连续食用5~7日。

【功　效】白芨、三七粉都具有止血功效,山药具有健脾功效,常用于脾虚型便血伴有大便稀溏、全身乏力、食欲不佳者食用。

【宜　忌】孕妇禁忌食用。

百合麦冬猪肚汤

【原　料】百合25克,麦冬15克,猪肚100克,精盐3克,味精2克。

【制用法】百合、麦冬洗净,去杂质。先将猪肚洗净,切片,放入砂锅中,加入清水适量,武火煮30分钟。放入百合、麦冬、精盐,煮15分钟,加入味精即可食用。

【功　效】补益脾胃,养阴安神。用于老年人脾胃虚弱、胃阴不足、慢性萎缩性胃炎、食欲不振、胃脘闷胀、心烦失眠、更年期综合征、神经官能症等症的辅助调养。

【宜　忌】不宜与鲤鱼、鲫鱼同食;痰湿实热内盛、大便溏泄、肾阳衰退者忌用。

白术苡仁饭

【原　料】炒白术25克,薏苡仁、米各50克,炒枳壳15克,荷叶1张,调料适量。

【制用法】米蒸成饭;荷叶铺于蒸笼上,其上放药物,再放上米饭,加油、精盐,同蒸约30分钟即可。服食米饭及薏苡仁。

【功　效】补气健脾,开胃消食,化湿利水。适用于脾虚失运、食少纳呆及脾虚水肿等症。

第四章
常见疾病调理药膳

参枣米饭

【原　料】党参10克，大枣30克，糯米250克，白糖50克。

【制用法】党参、大枣放在砂锅内，加水泡发后煎煮30分钟左右，捞出党参、大枣，药液备用。将糯米洗净，放在大瓷碗中，加水适量，蒸熟后，扣在盘中，将党参、大枣摆在糯米饭上，药液加白糖，煎成浓汁后浇在枣饭上即成。可作早餐食用。

【功　效】健脾益气。适用于体虚气弱、乏力倦怠、心悸失眠、食欲不振、便溏浮肿等。

薯蓣拨粥

【原　料】鲜山药100克（或干山药45克），白面粉100克，葱、姜、红糖各适量。

【制用法】鲜山药洗净，刮去外皮，捣烂，或将干山药捣碎为末。将山药同面粉相和，加入冷水调成糊后，入沸水中搅匀，煮作面粥，再加入葱、姜、红糖，稍煮即可。空腹食用。

【功　效】健脾益气，养心。适用于脾胃虚弱、心气不足、食欲不振、消化不良、心慌心跳、自汗盗汗、腹泻久痢、男子遗精、妇人带下等症。

枣泥桃仁

【原　料】枣泥250克，核桃仁50克，白术粉25克，熟猪油125克，面粉500克。

【制用法】①将核桃仁入油锅炸黄，压碎入枣泥，拌匀为馅；取面粉200克，加入猪油100克拌匀，成干油酥；将剩下的面粉倒在面板上，加猪油25克，白术粉和适量清水，合成油面团。

②将干油酥包入油面团内，擀成长方形，从上至下卷成筒形，按量切成剂子，按成圆皮，加入馅，包成小包，入油锅炸至面呈金黄色，捞出装盘，稍凉即可吃。当点心食。

【功　效】补脾益肾，和胃益气。适用于脾胃虚弱、食欲不振、食积气滞、消化不良等症。

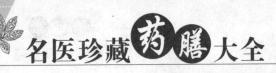

黄精煨肘

【原　料】黄精、党参各9克，大枣5克，猪肘750克，生姜15克。

【制用法】①黄精切薄片，党参切短节，同用纱布袋装上，扎口；大枣择色红、圆润无虫蛀者，待用。

②猪肘子刮洗干净，镊尽残毛，入沸水锅内焯去血水，捞出洗净；姜、葱洗净拍破，待用。

③将以上药物和食物同时放入砂锅中，注入适量的清水，置武火上烧沸，撇尽浮沫，移文火上继续煨至汁浓肘烂，去除药包，肘、汤、大枣同时装入碗内即成。

【功　效】补脾润肺。治脾胃虚弱、饮食不振、肺虚咳嗽、病后体虚等。

胆囊炎

胆囊炎是最常见的一种胆囊疾病，主要是由化学刺激和细菌感染所致。胆囊炎包括急性、慢性两种。急性胆囊炎发病较急骤，多数表现为右上腹突然疼痛，程度剧烈，呈持续性和阵发性加剧，并向右肩放射，同时伴有恶心、呕吐、发热以及呼吸急促等症状。

慢性胆囊炎可由急性发展而致，也常伴有胆结石，虽反复急性发作。病人往往有消化不良的表现，如进食后上腹饱胀、嗳气，进食油腻食物后可引起疼痛。本病属中医的胁痛、黄疸和呕吐的范畴，认为与多食油腻食物外邪侵袭有关。

珍珠草猪肝汤

【原　料】鲜珍珠草60克（干品30克），猪肝100克（洗净切薄片），姜片、精盐、麻油各适量。

【制用法】先将珍珠草洗净，水煎2次，每次用水400毫升，煎半小时，去渣留汁于锅中，继续加热烧开，再将猪肝和姜、精盐放入，煮至猪肝熟透，淋上麻油。分1~2次趁热食猪肝喝汤。

【功　效】适用于急、慢性胆囊炎、胆石症。

第四章
常见疾病调理药膳

乌梅虎杖蜜

【原　料】乌梅250克，虎杖500克，蜂蜜1000克。

【制用法】乌梅、虎杖洗净，水浸1小时，再入瓦罐，加水适量，文火慢煎1小时，滤出头汁500毫升，加水再煎，滤出二汁300毫升；将药汁与蜂蜜入锅中，文火煎5分钟，冷却装瓶。每次服1汤匙，饭后开水冲服，每日服2次，3个月为1疗程。

【功　效】清热解毒，利胆止痛。适用于慢性胆囊炎、右上腹疼痛或不适等症。

金钱败酱茵陈茶

【原　料】金钱草5克，败酱、茵陈各30克，白糖适量。

【制用法】金钱草、败酱、茵陈洗净，同入锅内，加水7200毫升，煎取1000毫升，去渣取汁，加白糖调匀。代茶，温服，每日1剂。

【功　效】清热利湿，排石。适用于慢性胆囊炎、胆结石、泌尿系结石等症，宜常服。

川楝子元胡饮

【原　料】川楝子、元胡各10克，白糖适量。

【制用法】川楝子、元胡共加水煎取汁，加白糖调味。分2次服用，每日1剂。

【功　效】适用于气滞型胆囊炎，症见右肋隐痛闷胀，或窜痛牵引肩背、口苦咽干、纳差等。

金钱银花炖瘦肉

【原　料】金钱草80克（鲜者200克），金银花60克（鲜品150克），猪瘦肉600克，黄酒20毫升。

【制用法】金钱草与金银花用纱布包好，同猪肉块一同加水浸没，武火烧开加黄酒，文火炖2小时，取出药包。饮汤食肉，每次1小碗，日服2次。过夜煮沸，3日内服完。

【功　效】清热解毒，消石。适用于胆囊炎与胆管炎，预防胆结石。

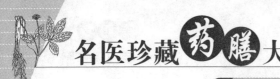

大黄龙胆甘草饮

【原　料】大黄、芒硝、生甘草各6克，龙胆草15克。

【制用法】将上述4味水煎服。每日1剂，代茶饮。

【功　效】适用于脓毒型胆囊炎。

丹参郁金蜜

【原　料】丹参500克，郁金250克，茵陈100克，蜂蜜1000克，黄酒适量。

【制用法】①丹参、郁金、茵陈入锅，冷水浸2小时，中火烧开，加黄酒1匙，文火煎1小时，约制药汁1大碗，滤出；再加水煎1次，约制药汁半大碗。

②将2次药汁与蜂蜜同入盆，搅匀，加盖，旺火隔水蒸2小时，冷却装瓶。每服1~2匙，饭后开水冲服，日服2次，3个月为1疗程。

【功　效】疏肝利胆，清热除湿。适用于慢性胆囊炎、胆道阻塞、胆囊疼痛、大便燥结等症。

胆结石

胆结石是指胆道系统（胆囊及胆管）的任何部位发生结石的一种疾病。胆结石的形成与代谢紊乱、胆汁淤滞和胆道系统感染引起胆汁成分异常有关。胆结石按成分不同可分为胆固醇、胆色素钙盐及混合性3类。我国以胆色素结石最为多见，可呈单个、多个或泥沙样，常伴有胆囊炎及胆管炎，平时可无症状，发病时可突然发生剧烈难忍的右上腹阵发性绞痛，称为胆绞痛。可伴有恶心、呕吐、黄疸和发热。检查时可见胆囊肿大，压痛明显，B超检查可见胆囊内光点光团增强。一般情况给以清热退黄、利胆排石治疗。配合食疗，有助于胆石症的防治。患胆结石症的人应特别注意保养和饮食，以预防反复发作，首先不要饮食过饱，平时少吸烟与饮酒，少喝浓茶与咖啡，也不宜吃过酸的食物，宜多饮开水、稀饭、豆浆等清淡的饮食。如屡有发作，必要时须手术治疗。据病选方，不妨一试。

第四章
常见疾病调理药膳

茵陈玉米须茶

【原　料】玉米须30克,茵陈、蒲公英各15克。

【制用法】将上药方药量加大10倍,共研为末。每次用50~60克,置于保温瓶中,冲入沸水适量,盖闷20分钟,代茶频饮。每日1剂。

【功　效】清热利湿,利胆消黄。适用于胆囊炎、胆石症,症见恶寒发热、右上腹疼痛,有时伴皮肤、巩膜黄染、皮肤瘙痒。

【宜　忌】低血糖、低血压患者不宜长期服用。

利胆消炎茶

【原　料】柴胡、广郁金各9克,炒黄柏10克,青皮、陈皮各7克。

【制用法】上方用量加大20倍,共研为末,每次用40~50克,置于保温瓶中,冲入适量沸水,盖闷20分钟。代茶频饮,每日1剂。

【功　效】疏肝解郁,清热利胆。适用于胆石症、胆囊炎,有肋痛或右上腹疼痛,牵及右肩背部、纳差、厌油腻、恶心呕吐、口干苦,或伴有恶寒发热、小便短赤、舌苔黄腻、脉弦滑数。

【宜　忌】脾胃虚寒证者慎用。

内金山楂麦芽饮

【原　料】鸡内金、青皮、郁金、大金钱草各10克,山楂、炒麦芽各20克。

【制用法】上述6味同放锅中,水煎,去渣取汁服。代茶饮,每日1剂。

【功　效】适用于气滞型胆结石,症见上腹胀痛、时发时止、饱闷、嗳气、食欲不振等。

活血排石酒

【原　料】赤芍18克,当归、川芎、丹皮、桃仁、红花、乌药、香附、枳壳、延胡索、五灵脂、柴胡、郁金、大黄、芒硝各15克,金钱草30克,50°白酒1500毫升。

【制用法】上药除白酒外,共研为粗末,细绢袋盛之,置容器中,加入50°白酒1500毫升,密封。放置15日后,过滤取汁即成。口服,每次20~30毫升,每日2~3次。

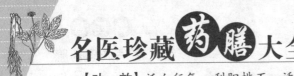

【功　效】活血行气，利胆排石。适用于胆石症。

鸡内金粥

【原　料】粳米100克，鸡内金6～10克，白糖适量。

【制用法】先将鸡内金洗净，沥干，置锅内，用文火炒至黄褐色，研成细末。再将粳米淘净，放入锅内，加水800毫升，文火煮至米开汤还未稠时，加入鸡内金、白糖同煮。煮开一沸后，视粥稠汤黏时即可停火，不宜久煮。每日2次，可作早、晚餐服用。以温热为宜，忌冷服。

【功　效】补中益胃，缓急止痛，化石排石。

肝硬化

肝硬化是一种常见的由多种原因引起而影响全身的慢性疾病。其病理特点为肝细胞变性、坏死与再生，纤维组织再生，使肝脏逐渐变形、变硬，故名肝硬化。

肝硬化患者常有肝区不适、疼痛、全身虚弱、厌食、倦怠和体重减轻，也可以多年没有症状。苦胆流受阻可出现黄疸、瘙痒、黄斑瘤。营养不良常继发于厌食、脂肪吸收不良和脂溶性维生素缺乏。门静脉高压引起食管胃底静脉曲张，导致消化道出血是常见症状之一。常见症状有肝脏肿大且质地较硬、肝掌、蜘蛛痣、腹壁静脉曲张、腹水。

红枣花生红糖汤

【原　料】红枣、花生、红糖各50克。

【制用法】三物共煎汤。每日1次，连服30日。

【功　效】有降低血清谷丙转氨酶的作用。适用于慢性肝炎、肝硬化。

枸杞麦冬炒蛋丁

【原　料】鸡蛋4个，枸杞子、麦冬各10克，花生米30克，猪瘦肉50克，精盐、淀粉、味精各适量。

【制用法】①枸杞子洗净，在沸水中略氽一下；麦冬洗净，于水中煮熟，

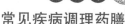

第四章 常见疾病调理药膳

剁成碎末；花生米炒脆；猪瘦肉切成丁；鸡蛋打在碗中，加精盐打匀隔水蒸熟，冷却后切成粒状备用。

②将锅置旺火上，加花生油，把猪肉丁炒熟，再倒进蛋粒、枸杞子、麦冬碎末，炒匀，加精盐，淀粉勾芡，加味精调味，盛入盘中，铺撒脆花生米即可。佐餐食用，每日2次。

【功　效】滋补肝肾，强身明目。适用于慢性肝炎、早期肝硬化等。

海带炖黑豆

【原　料】鲜海带200克，黑豆、瘦猪肉各100克，姜、葱、精盐各5克。

【制用法】把黑豆洗净，去杂质；猪瘦肉洗净切4厘米见方的块；海带洗净、切丝；姜切片，葱切段。然后把海带、黑豆、瘦猪肉、姜、葱放入炖锅内，加水600毫升。再将炖锅置武火上烧沸，打去浮沫，再用文火炖1小时，加入精盐拌匀即成。每日1次，每次吃海带、猪肉50克，随意喝汤。

【功　效】利水，解毒。可供肝硬化腹水病人日常保健食用。

荸荠牛奶饮

【原　料】马蹄100克，牛奶200毫升，白糖20克。

【制用法】马蹄洗净；去皮，切片。把马蹄放入炖杯内，加清水100毫升，用武火烧沸，文火炖煮5分钟；牛奶装入奶锅，用中火烧沸，待用。将牛奶、马蹄、白糖同放炖杯内，烧沸即成。每日1次，每次1杯。

【功　效】清热止渴。适用于肝硬化病人，症见口渴、黄疸、目赤等。

赤小豆鸭肉粥

【原　料】赤小豆、鸭肉各50克，大米100克，姜、葱、精盐各5克，大蒜10克。

【制用法】①赤小豆洗净，去杂质，浸泡2小时；鸭肉洗净，去骨，切成肉粒；姜、葱、蒜剁成粒；大米淘洗干净。把大米放锅内，加赤小豆，注入清水600毫升。

②将锅置武火上烧沸，再加入鸭肉、姜、葱、蒜、精盐同煮，用文火继

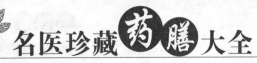

续煮45分钟即成。每日1次，每次吃粥100克。

【功　效】清热解毒，利水消肿。适用于肝硬化腹水者。

大戟鸡蛋粥

【原　料】大戟3克，鸡蛋1个，粳米100克，白糖适量。

【制用法】先将大戟水煎，去渣取汁；再加粳米煮粥，粥将熟时，打入鸡蛋调匀，稍煮即成。每日2次，温热服食。5日为1个疗程。

【功　效】消瘀逐水，解毒补虚。适用于肝硬化腹水、四肢浮肿、水肿腹满、小便不利及大便干燥秘结者。

【宜　忌】怀孕妇女不宜选用。

内金香附粥

【原　料】炒鸡内金3个，麦芽30克，莱菔子10克，香附15克，苍术12克，粳米60克，白糖适量。

【制用法】前5味药放入砂锅加水煎煮，去渣取汁，然后加入粳米煮粥，粥熟后加入白糖，稍煮即成。每日2次，温热服。

【功　效】行气化湿，消积导滞。适用于肝硬化腹胀满、食不消、小便不利、大便干燥者。

丹参田鸡汤

【原　料】丹参25克，红枣4枚，田鸡250克。

【制用法】田鸡活宰，去皮爪和内脏，红枣去核，与丹参一起放入砂锅，加水旺火烧沸，改文火炖煮2小时，加调料即成，喝汤吃肉。

【功　效】适用于肝硬化、肝郁血瘀。

田七郁金蒸乌骨鸡

【原　料】田七6克，郁金9克，乌骨鸡1只（500克），料酒10毫升，姜、葱、精盐各5克，大蒜10克。

【制用法】田七切成小颗粒（绿豆大小）；郁金洗净，浸透，切片；鸡宰杀后，去毛、内脏及爪；大蒜去皮，切片，姜切片，葱切段。把乌骨鸡放入

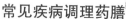

蒸盆内，加入姜、葱、蒜，在鸡身上抹匀料酒、精盐；把田七、郁金放入鸡腹内，注入清水300毫升。将蒸盆置蒸笼内，武火蒸50分钟即成。每日1次，吃鸡肉50克，佐餐食用。

【功　效】补气血，祛瘀血，消腹水。用于肝硬化腹水病人。

肝　炎

肝为五脏之一，有藏血、疏泄、开窍明目等功能。其肝脏发生的炎性病变，就是肝炎。肝炎的病因有病毒、细菌、阿米巴等感染，也可由于毒素、药物、化学品中毒等引起，有急性、慢性之分。症状上共同之处为恶心、食欲差、厌恶油腻、脘腹胀闷、大便时溏时秘、易疲劳、发热、出虚汗、睡眠差、肝区不适或疼痛、隐痛、肝功能异常、肝大、乏力等等。传染性肝炎又叫病毒性肝炎，多由肝炎病毒引起。现在已知肝炎至少可有甲、乙、丙、丁、戊等多种。该病预后危险，且极易传播，故确诊后应对病人分床分食进行隔离为好，治疗以中西医结合为佳。

大青叶煲猪肝

【原　料】大青叶30克，猪肝250克，精盐、味精各适量。

【制用法】大青叶放入砂锅内，加水适量，煎煮半小时，滤去药渣，再放入洗净切片的猪肝片，煮沸后加入精盐、味精调味即成。

【功　效】大青叶含有黄酮、靛苷等，它能清热解毒、凉血止血，民间常用于治疗急性黄疸型肝炎。配伍滋养肝血的猪肝，清热解毒之中带有补益，对急性肝炎、慢性活动性肝炎均有较好的疗效。

红枣花生汤

【原　料】红枣、花生仁、冰糖各30克。

【制用法】花生放入砂锅中，加水，文火炖煮20分钟，将红枣去核，放入砂锅中共煮，再炖煮20分钟，加入冰糖再煮5分钟，即成，每晚睡前服用，连用30日为1个疗程。

【功　效】舒脾益气，祛湿解毒。适用急慢性肝炎、肝硬化。

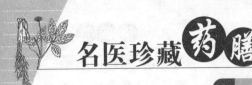

蒲公英粥

【原　料】蒲公英干品30克（鲜品60克），粳米60克。

【制用法】蒲公英洗净，煎取浓汁，去渣，粳米洗净与药汁同入锅煮粥。空腹食用。每日食2次。

【功　效】清热解毒，消肿散结，利尿通淋。用于传染性肝炎、胆囊炎、尿路感染、上呼吸道感染、疔疮肿毒、目赤、咽痛、肺痈、肠痈等病症的辅助治疗。

四物羊肝汤

【原　料】羊肝200克，熟地、黄花菜、枸杞子各10克，川芎3克，当归6克，白芍8克，旱莲草、当归、炒酸枣仁各6克，胡椒粉1克，味精2克，水发木耳、湿淀粉各20克，鸡汤400毫升，精盐6克。

【制用法】①中药去净灰渣，洗净入砂锅，加清水煎成药汁，澄清去药渣。

②将羊肝洗净，切成薄片，用湿淀粉调匀。

③炒锅烧热，将药汁、鸡汤、木耳、黄花菜，同时放入锅内，木耳、黄花菜煮开后先捞入汤碗内。将肝片抖散下锅，汤沸后，撇去泡沫，将肝片煮熟，放入熟木耳、黄花菜，加入精盐、胡椒粉、味精拌匀即成。

【功　效】养肝补血，明目安神。用于肝炎、肝硬化、糖尿病、白内障、贫血等病症的辅助治疗。

【宜　忌】气滞痰多、脘腹胀痛、食少便溏者忌用熟地。

淮山桂圆炖甲鱼

【原　料】淮山、桂圆各20克，甲鱼1条，精盐适量。

【制用法】先用热水烫甲鱼，使其排尿后宰杀并洗净。将甲鱼连壳与淮山、桂圆放入砂锅中，加水文火炖煮，至甲鱼烂熟加精盐调味。

【功　效】益气养血，消症散结。治疗慢性肝炎、肝硬化。

夏枯草红枣汤

【原　料】夏枯草50克，红枣4枚，白糖适量。

【制用法】夏枯草洗净，红枣去核，放入锅内，加清水适量，武火煮沸后，文火煮1小时，加入白糖，即可饮用。

【功　效】夏枯草含夏枯草甙、生物碱样物质、维生素及水溶性无机盐等，善清肝热，临床常用于治疗急慢性肝炎。

薏苡仁水鸭汤

【原　料】薏苡仁50克，水鸭1只，绍酒10克，精盐、葱、姜各5克。

【制用法】①薏苡仁去杂质洗净；水鸭宰杀后，去毛、内脏及爪；姜切片，葱切段。把鸭放炖锅内，加入薏苡仁、姜、葱、绍酒、精盐，注入清水1500毫升。

②将炖锅置武火上烧沸，再改用文火炖煮50分钟即成。每日2次，每次吃鸭肉50~80克，吃薏苡仁喝汤。

【功　效】健脾利湿，利水消肿。用于急性病毒性肝炎病人。

枸杞炒蛋丁

【原　料】鸡蛋5个，麦冬10克，枸杞子、瘦猪肉、熟花生米各30克，精盐、淀粉、味精各适量。

【制用法】①麦冬煮熟，切成碎末；瘦猪肉洗净，切成肉丁。将鸡蛋打入碗中，加入少量精盐，调匀，隔水蒸熟，冷却后切成粒状。

②将花生油倒入锅内，用武火烧热后，放入猪肉炒熟，再投入蛋粒、枸杞和麦冬，翻炒均匀。加入少量精盐和湿淀粉，勾芡后停火。放适量味精，花生米铺在上面。当菜食用。

【功　效】滋阴养血，保肝健身。适用于慢性肝炎。

珍珠草猪肝汤

【原　料】鲜珍珠草60克（干品30克），猪肝100克。

【制用法】上述二物，加清水适量煎汤，饮汤吃猪肝。每日1次，连服5~6次有显效。

【功　效】平肝清热，和血解毒，养肝明目。治疗急性传染性肝炎有效。珍珠草性味甘苦、凉，入肝、肺经，与猪肝同用有养肝、明目、护肝的功效。

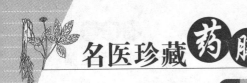

悦肝粥

【原　料】虎杖30克,党参、丹参各15克,麦芽、牛膝各10克,柴胡6克,甘草3克,粳米100克,白糖适量。

【制用法】先将上药煎汁,去渣,加入淘净的粳米煮粥,粥成后加白糖调味。每日2次,温服。

【功　效】舒肝健脾,清热解毒,活血养血,理气止痛。适用于慢性活动性肝炎。

鸡骨草蛋汤

【原　料】鸡骨草、山栀各30克,瘦猪肉50克,红皮鸡蛋1只,白砂糖适量。

【制用法】将猪肉切片,鸡蛋、山栀根、鸡骨草洗净,共放锅中,加水煮10分钟;取出鸡蛋去壳,再放入煮30分钟,加入白砂糖再煮30分钟即成。饮汤,食肉、蛋。每日1次。

【功　效】清热养阴,疏肝止痛。适用于慢性肝炎,有肝区隐痛、烦热、尿黄、乏力、纳呆等证候者食用。

茵陈蒿粥

【原　料】茵陈蒿50克,粳米100克,白糖适量。

【制用法】茵陈蒿水煎2次,每次用水600毫升,煎半小时,两次混合,去渣留汁于锅中。再将粳米放入,用文火慢熬成粥,加入白糖,调匀即可。

【功　效】清热解毒,利湿退黄。适用于治疗急性传染性黄疸型肝炎、小便不利。

茵陈炒田螺

【原　料】田螺300克,茵陈30克,精盐、味精各适量。

【制用法】田螺放入清水内养48小时,经常换水,斩去尾尖,洗净;茵陈洗净。取锅烧热,入油适量,待油热后下田螺煸炒片刻,再加入茵陈及水适量,烧到螺肉熟时加入精盐、味精调味,起锅装盘即可。

【功　效】茵陈有清热利湿作用,尤善清肝胆湿热。医学研究发现,茵陈

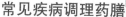

第四章 常见疾病调理药膳

能促进肝细胞再生，抑制肝炎病毒，与田螺合用，清热利湿、舒肝退黄，可用于急慢性肝炎及胆囊炎、胆石症的辅助治疗。

归芪兔肉汤

【原　料】兔肉500克，当归、黄芪各20克，黄酒、姜片、精盐、味精、麻油各适量。

【制用法】兔肉洗净切块；当归、黄芪洗净切片，装入纱布袋中，扎紧袋口。兔肉与药袋同放于砂锅中，注入清水，烧开后撇去浮沫，加入黄酒、姜片和精盐，炖至兔肉酥烂，拣出药袋，下味精，淋上麻油。分1～2次趁热食兔肉喝汤。

【功　效】适用于慢性肝炎、肝硬化、形体消瘦、全身乏力等症。

玉米须炖蚌肉

【原　料】河蚌500克，玉米须30克，精盐、味精各适量。

【制用法】河蚌用清水养1～2天，并经常换水，使蚌内污泥排尽，再用开水略煮，去壳，取净肉，洗净。将蚌肉与玉米须同放入锅中，加水适量，用文火炖煮1小时，至蚌肉熟烂，加入精盐、味精调味即成。

【功　效】玉米须有利尿消肿、清肝利胆的功效。药理研究表明，玉米须能减少胆红质的含量，缓冲胆汁中的沉渣，降低其浓度比重，是良好的利胆剂，临床上常用于治疗黄疸性肝炎。河蚌肉质嫩滑，味道鲜美，有清利湿热的作用，并能滋阴养肝，两者合用，对急慢性肝炎、胆囊炎等均有较好的疗效。

首乌当归鸡

【原　料】鸡肉250克，制首乌15克，当归、枸杞各10克，精盐、味精各适量。

【制用法】先煮鸡肉，沸后打去泡沫，把首乌、当归、枸杞用纱布包好，扎紧口，投入锅内，用文火炖至肉熟烂，捞出药包，放入精盐、味精等，起锅即成。

【功　效】本药膳功能补肝肾、滋阴血，故可用于慢性肝炎的辅助治疗。

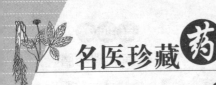

酸枣汤

【原　料】酸枣50克，白糖适量。

【制用法】将酸枣50克，加水500毫升，文火煎1小时，加白糖适量。每日服1次，随量饮用。

【功　效】适用于急慢性肝炎、转氨酶高、心烦不安患者。

黄花保肝茶

【原　料】黄花菜10克，五味子5克，生甘草8克，红枣50克。

【制用法】原料放入大茶缸中，用沸水泡5分钟。代茶饮。

【功　效】清热利湿，凉血消肿，养血补肝，补中益气。适用于乙型肝炎、黄疸性肝炎及慢性活动性肝炎。

三 循环系统

高血压

高血压又称原发性高血压，是一种以血压持续升高为主的全身性慢性疾病。长期高血压极易导致心、脑、肾等重要脏器产生严重的危及生命的或招致残疾的并发症。

中医学认为，本病发生的原因，多属肝肾阴阳失调所致。肝脏主升主动，如忧郁恼怒，肝阴暗耗，郁结化热，热冲于上，而为风阳上扰；肝肾两脏，相互滋生，肾水亏乏，不能养肝，而致阴虚阳亢；阴虚过极，可以及阳，而致阴阳俱虚。因此，中医将高血压分为肝郁化火、风阳上扰、肝肾阴虚、肝阳上亢，阴阳俱虚、虚阳上亢三种类型，并加以辨证施治。

葛根粳米粥

【原　料】葛根粉30克，粳米100克。

【制用法】①葛根洗净切片，经水磨面澄取淀粉，晒干备用。

②粳米淘洗干净，加入葛根粉 30 克，加水适量，同煮为粥。

【功　效】葛根中提取的黄酮甙能扩张脑及心脏血管、增加脑和冠状血管的血液流量，并有降低血糖的作用。用于高血压引起的头痛、项背强痛及冠心病引起的心绞痛有一定疗效。

【宜　忌】孕妇不宜食用；出血性疾病慎用。

麦冬芹笋

【原　料】麦冬 10 克，芹菜、嫩竹笋各 150 克，植物油、精盐、味精各适量。

【制用法】麦冬先蒸熟，芹菜切成半寸左右，嫩竹笋切片，入油锅炒熟，同时加入精盐、味精调味即成。佐餐食用。

【功　效】有养阴清热、降低血脂、血压的作用。

夏枯草煲猪肉

【原　料】夏枯草 20 克，瘦猪肉 50 克。

【制用法】夏枯草、瘦猪肉（切薄片），文火共煲汤。每日服 2 次，吃肉，饮汤。

【功　效】清肝热，散郁结，降血压。适用于高血压，肺结核低热者久服亦有效。

双地菊花酒

【原　料】地骨皮、生地黄、甘菊花各 50 克，糯米 1500 克，酒曲适量。

【制用法】地骨皮、生地黄、甘菊花放入砂锅内，加水漫过药面 10 厘米，煎取浓汁，再与淘洗干净的糯米煮成米饭，候冷，加入酒曲，拌匀，置于洁净容器内，密封，保温发酵 4～6 日，滤取酒液，装瓶即成。每次服 10～20 毫升，每日 3 次。

【功　效】滋阴养血，补身延年。适用于高血压眩晕、中老年体弱、目暗多泪，视物模糊等。

银夏茶

【原　料】银花 9 克，夏枯草 30 克。

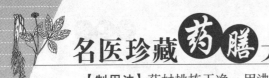

【制用法】药材挑拣干净，用沸水冲泡半小时，待温凉后可当茶水饮用。

【功　效】可降血压，尤其对治疗肝热、肝阳上亢型的高血压（有口干口苦、脸红目赤、头痛眩晕等症状）的效果更好。

【宜　忌】因银花与夏枯草的药性偏寒凉，身体衰弱、脾虚胃弱者慎用。

天麻炖甲鱼

【原　料】甲鱼1只（约450克），天麻片15克，葱、姜、蒜、黄酒、麻油、精盐各适量。

【制用法】将甲鱼宰杀，沸水稍烫后刮去泥膜，挖净体内黄油，用甲鱼胆在壳背上涂1周，腹盖向上置器皿中；天麻片、葱、姜覆盖其上，加黄酒适量，加盖后隔水炖1.5~2小时。佐餐食用。食时蘸麻油或随喜好调制蒜泥等调味汁水。

【功　效】滋养肝肾，平肝潜阳，活血散瘀。适用于高血压、肝炎等病症。

竹笋槐花煎

【原　料】鲜竹笋50~100克，夏枯草20克，槐花15克，蜂蜜30克。

【制用法】将鲜竹笋去皮，切薄片，放入清水中浸泡去苦味，将夏枯草、槐花洗净，放入锅内同时煎煮。

【功　效】清肝泻火，利尿通便。适用于高血压病的辅助治疗。

【宜　忌】脾胃虚寒者不宜食用。

核桃仁拌芹菜

【原　料】核桃仁50克，芹菜300克，精盐2克，味精1克，香油5克。

【制用法】①芹菜洗净切成丝，用沸水焯片刻，再用凉水冲一下，沥干后加精盐、味精、香油入盘备用。

②核桃仁用开水泡后剥去外皮，用开水再泡5分钟后取出放在芹菜上，吃时拌匀。佐餐食。四季均可食用。

【功　效】本品具有降低胆固醇及血压和润肠通便之功效。适用于高血压、冠心病、便秘等症。

第四章 常见疾病调理药膳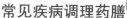

猪肉炒山楂

【原　料】去皮猪肉750克，去核山楂250克，植物油、白糖、酱油、黄酒、鲜姜、葱、花椒各适量。

【制用法】①山楂放入锅，加水烧沸，将猪肉煮至七成熟捞出待凉，切成1寸长，浸在酱油、黄酒、葱、姜、花椒调成的汁中，1小时以后沥干。

②炒锅内放适量植物油，用文火烧热，放肉条炒至肉色微黄时，用漏勺捞出，沥去油，再将煮锅内的山楂放油锅内略翻炒，再将肉条放入同炒，加白糖，用文火收干汤汁，即起锅装盘。佐餐食用。

【功　效】活血化瘀。可辅治高血压、高血脂症。

冰糖炖海参

【原　料】水发海参50克，冰糖适量。

【制用法】将海参炖烂后，加入冰糖，再炖片刻即成。早饭前空腹服。

【功　效】补肾益精，养血润燥。适用于高血压。

菊花枸杞酒

【原　料】菊花、枸杞子各60克，黄酒、蜂蜜各适量。

【制用法】上药加黄酒适量，浸泡2~3周，去渣取汁，再加适量蜂蜜即可。每日早晚各服1小杯。

【功　效】滋阴潜阳，平肝息风。适用于肝肾阴虚、肝阳上亢引起的头晕目眩、头痛目胀、口干、尿少、便结、舌红少苔、脉弦细数等。

银耳山楂羹

【原　料】白木耳20克，山楂糕或山楂片40克，白糖1匙。

【制用法】①将白木耳冲洗后，冷水浸泡1天，全部发透，择洗干净，放入砂锅内，并倒入木耳浸液。

②山楂糕切小方块，与白糖同加入木耳锅内，炖半小时，至木耳烂，汁糊成羹离火。当点心吃，或临睡前食。每次1小碗，每日1~2次，2天食完。

【功　效】滋阴养胃，强心补血，润肺降压，降血脂。为心血管病和高血压患者的辅助食疗食品。

雪羹汤

【原　料】荸荠60克，海蜇头30克。

【制用法】荸荠洗净，去皮，海蜇头用清水反复漂洗，去除盐分，然后将二物用清水炖煮20分钟即成。服用可稍加糖、醋调味，每周服用3次，连服4周。

【功　效】清热化痰，降压。药理研究证实，海蜇头原液有降低血压、扩张血管作用，荸荠具有清热化痰之功。二者合用，最适用于痰涎壅盛、体型肥胖的高血压患者。

茭白猪肉粥

【原　料】茭白、粳米各100克，猪肉末50克，香菇、猪油各25克，精盐5克，味精2克。

【制用法】先将茭白洗净，切细丝，香菇水发，切末；将猪油下锅，猪肉末炒散，加入茭白、香菇、精盐、味精炒入味，盛入碗中备用；另将粳米淘洗干净，加水1000毫升，先用旺火烧开，再转用文火熬煮成稀粥，加入各料，搅匀，稍煮片刻。每日服1剂，分数次食用。

【功　效】清热解毒，除烦止渴，通利二便，催乳。适用于高血压、大便秘结、心胸烦热、小便不利、伤暑泄泻、湿热黄疸、产后缺乳等症。

【宜　忌】肾病患者及尿路结石患者不宜服用。

桑叶荷叶粥

【原　料】桑叶10克，新鲜荷叶1张，粳米100克，砂糖适量。

【制用法】先将桑叶、新鲜荷叶洗净煎汤，取汁去渣，加入粳米（洗净）同煮成粥，对入砂糖调匀即可。供早、晚餐温热服，或作点心服食。

【功　效】降血压，降血脂，散瘀血，解暑热。适用于高血压、高血脂、肥胖症。

半夏白术天麻粥

【原　料】白术、天麻各10克，半夏6克，橘红3克，大枣2枚，生姜1片，粳米50克，白糖适量。

【制用法】天麻、白术、半夏、橘红、姜、枣共煎，取汁去渣，加入洗净的粳米煮粥，粥将熟时加入白糖，稍煮即成。每日2次，温热服。

【功　效】健脾祛湿，息风化痰。适用于高血压、风痰所致之眩晕头痛、痰多、胸膈胀满。

【宜　忌】肝阳上亢者忌用。

莲子粉粥

【原　料】莲子粉15克，粳米30克，红糖适量。

【制用法】将上述3味同入砂锅内煎煮，煮沸后即改用文火，煮至黏稠为度。可随意服食。

【功　效】补脾止泻，益肾固精，养心安神。适用于高血压及脾虚泄泻肾虚不固、遗精、尿频及带下、心悸、虚烦失眠等。

【宜　忌】凡有外感或实热证者不宜服。

低血压

低血压主要是由于高级神经中枢调节血压功能紊乱所引起，以体循环动脉血压偏低为主要症状的一种疾病。成人如收缩压持续低于12千帕，并伴有不适证候时，一般即称为低血压。通常表现为头晕、气短、心慌、乏力、健忘、失眠、神疲易倦、注意力不集中等，女性可有月经量少、持续时间短的表现。中医学认为，本病与身体虚弱、气血不足有关。

升压药茶

【原　料】太子参（又名孩儿参）9克，肉桂、炙甘草各3克，沸水适量。

【制用法】将太子参、炙甘草切成薄片，肉桂为末，共入一带盖的茶水杯中，然后冲入沸水，加盖闷置10分钟即成。1日1次，频频饮服，汁完再冲入沸水泡服，直至无味为止，最后参片也可嚼服。

【功　效】温阳益气，升血压。适用于低血压头晕及虚寒型胃痛、腹痛者饮用。

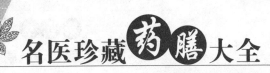

参芪升压汤

【原　　料】生黄芪、党参各15克，升麻9克，瘦肉100克，精盐适量。

【制用法】瘦肉洗净切块，以上3药一起装入纱布袋内，再放入砂锅中，加水文火炖煮至肉烂熟，取出药袋，加精盐调味即可，喝汤吃肉。

【功　　效】补中益气。适用于低血压、晕厥。

莲子枸杞酿猪肠

【原　　料】莲子、枸杞子各30克，猪小肠2小段，鸡蛋2个。

【制用法】先将猪小肠洗净，然后将浸过的莲子、枸杞子和鸡蛋混合后放入猪肠内，两端用线扎紧，加清水500毫升煮，待猪小肠煮熟后切片服用。佐餐食。

【功　　效】补益气血。适用于低血压。

生脉粥

【原　　料】人参6克（或党参21克），麦冬15克，五味子6克，粳米100克。

【制用法】人参、麦冬、五味子加适量水煎煮，滤汁去渣，再加入粳米及适量水，共煮成粥。每日1剂，分2次服食。常服。

【功　　效】适用于气阴两虚型低血压。

双桂茶

【原　　料】桂枝、肉桂、炙甘草各15克。

【制用法】将上述3味药同放入砂锅中，加水适量，煎煮片刻；或将各药洗净，同放入茶杯中，用沸水冲泡饮用。每日1剂，代茶饮用。

【功　　效】温阳升压。适用于血压偏低、畏寒肢冷、头晕乏力、脉沉迟者。

当归姜枣汤

【原　　料】当归、大枣各50克，羊肉250克，生姜15克。

【制用法】生姜切片；羊肉、生姜、大枣文火熬成3碗，加入调料；另煎当归24毫升。将药液、羊肉汤分别依次饮用，每日分2次。

【功　效】补益气血，调和营卫。适用于低血压性眩晕。

莲参粥

【原　料】莲子、党参、薏苡仁各10克，怀山药20克，大枣10枚，糯米50克。

【制用法】将上料皆洗净，怀山药切片；大枣去核；莲子再放冷水中浸泡至涨去皮、心；然后置锅加适量水，除糯米外均入锅，旺火煮沸后再加入糯米，至再沸改文火煨至米熟软即成。1日2次，早、晚服，连服15日为1疗程，病情重者可连服2个疗程。

【功　效】具有补气养心、健脾益胃、生津之功效。适用于低血压症眩晕患者食用。

太子参烧羊肉

【原　料】太子参50克，熟羊肋条肉350克，香菇、玉兰片、花椒、精盐、味精、料酒、蛋清、淀粉各适量。

【制用法】将太子参煎取浓汁5毫升；羊肉切片，加蛋清、料酒、淀粉，调匀上浆；香菇、玉兰片切片。羊肉下油锅炸至微黄捞出，油锅少放油入花椒炸至出香，放香菇，玉兰片稍炒，放羊肉、太子参汁、精盐、味精烧至汤浓，出锅盛盘即可。随量服食之。

【功　效】有大补元气之功效。适用于气虚及阳虚的低血压症。

高脂血症

高脂血症是指血浆脂原浓度明显超过正常范围的一种慢性病症，一般以测定血浆胆固醇和甘油三酯含量为诊断本病的结论。血脂增高是脂质代谢紊乱的结果。病因可由遗传、环境以及饮食失调等引发。其临床表现主要为：头痛、四肢麻木、头晕目眩、胸部闷痛、气促心悸等症状。高脂血症可分为原发性和继发性两种，前者较罕见，属遗传性脂质代谢紊乱疾病；后者多为

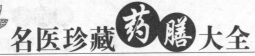

未控制的糖尿病、动脉粥样硬化、肾脏综合征、黏液性水肿、甲状腺功能低下、胆汁性肝硬化等疾病所伴发的并发症。

中医学认为,高脂血症是由于肝肾脾三脏虚损、痰瘀内积所致,并分为脾虚湿盛、湿热壅滞、肝火炽热、阴虚阳亢、气血瘀滞、肝肾阴亏6种类型,针对不同类型,辨证采用调理三脏功能、行瘀化痰等方法以达到降低血脂的目的。

山楂荷叶薏米粥

【原 料】鲜荷叶50克,山楂、薏苡仁各20克,葱白5根,粳米100克,精盐3克。

【制用法】①山楂、荷叶、薏苡仁、葱白洗净,用水煎取汁,去渣。

②粳米淘洗干净,加入药汁和适量清水,共同煮粥。米熟透加精盐调味即可。每2~3日食用1次。

【功 效】理气化痰,降低血脂。适用于冠心病患者伴有胸闷肢体困倦,且形体肥胖者食用。

山楂核桃茶

【原 料】核桃仁150克,白砂糖200克,山楂50克。

【制用法】①核桃仁加入适量的水浸泡半小时,洗净后再重新加入少许清水,用石磨将其磨成蓉浆,装入容器中再加适量的清水稀释调匀待用。

②山楂用水冲洗干净(如系山楂果要拍破),装入锅内,加入适量清水在中火上煎熬3次,每次20分钟,过滤去渣,取汁浓缩至约1000毫升。

③把锅洗净后置于火上,倒入山楂汁,加入白糖搅拌,待溶化后,再缓缓地倒入核桃浆,边倒边搅均匀,烧至微沸出锅装碗即成。

【功 效】降血脂,降血压,润肠通便。核桃仁与山楂同用,能补肺肾,润肠燥,消饮食,通血脉,生津液。用于肺虚咳嗽、气喘、肾虚阳痿、腰痛、津亏口渴、便干、食积纳差、嗳腐、血滞经少、腹痛等症有较好疗效。

龙眼首乌酒

【原 料】龙眼肉、何首乌、鸡血藤各250克,黄酒1500毫升。

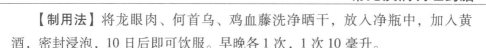

【制用法】将龙眼肉、何首乌、鸡血藤洗净晒干,放入净瓶中,加入黄酒,密封浸泡,10日后即可饮服。早晚各1次,1次10毫升。

【功　效】补肾养血,降脂宁心,生发乌发。适用于高脂血症、斑秃、脱发、白发及壮年早衰等。

五味银叶红枣蜜

【原　料】五味子、红枣各250克,银杏叶500克,蜂蜜1000克,冰糖50克。

【制用法】①五味子、银杏叶、红枣洗净,共入锅中煮3次,去渣合汁备用。

②煎好的汁加入蜂蜜、冰糖,上火慢熬半小时,冷却后装瓶备用。每日2次,每次2匙,早晚饭后用开水冲服。此方宜长期服用。

【功　效】养五脏,助心血,通脉软坚,舒张血管,降血压,降胆固醇。适用于高脂血症、动脉硬化、冠心病及高血压病患者饮用。

三七首乌粥

【原　料】三七5克,制何首乌30克,粳米100克,大枣3枚,冰糖适量。

【制用法】先将三七、首乌洗净放入砂锅内煎取浓汁,去渣,取药汁与粳米、大枣、冰糖同煮为粥。供早、晚餐服食。

【功　效】益肾养肝,补血活血,降血脂,抗衰老。适用于老年性高血脂、血管硬化、大便干燥等病症。

【宜　忌】大便溏薄者忌服;服首乌粥期间,忌吃葱、蒜、萝卜。

绿豆粳米葛根粥

【原　料】绿豆、粳米、葛根粉各60克。

【制用法】将绿豆、粳米淘洗干净,入锅加清水适量同煮,八成熟时对入葛根粉。每日食2次。

【功　效】清热解毒,利尿,增加冠状动脉血流量。用于冠心病、高脂血症、食物及药物中毒的辅助治疗。

【宜　忌】绿豆多食有饱胀闷气之感。

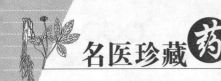

菊楂明茶

【原　料】山楂、杭菊各9克，决明子15克。

【制用法】以上3味加水稍煎后，可当茶水饮用。每日1剂。

【功　效】能降血压、降血脂，山楂还可帮助食物消化。

【宜　忌】本方中菊花和决明子药性偏寒凉，最好在餐后饮用为佳，不宜空腹服用；脾虚胃弱或有消化性溃疡的患者不宜使用。

玉竹长寿酒

【原　料】玉竹、白芍各30克，当归、党参、何首乌（制）各20克，白酒1000毫升。

【制用法】上药粉碎成粗粉，纱布袋装，扎口，白酒浸泡。7日后取出药袋，压榨取液，并将药液与药酒混合，静置后过滤，即得。口服。每日2次，每次10～20毫升。

【功　效】益气血，健脾胃。适用于血脂过高者。

【宜　忌】本品不宜大量服用。

茵陈荷叶粥

【原　料】茵陈15克，新鲜荷叶1张，粳米100克，砂糖适量。

【制用法】先将茵陈、鲜荷叶洗净煎汤，取汁去渣，加入洗净的粳米同煮，待粥将熟时，放入砂糖稍煮即成。供早晚餐温热服食。

【功　效】解暑热，散瘀血，降血脂，降血压，并能减肥。适用于高血脂症、肥胖症、高血压病以及感受暑热、头昏脑涨、胸闷烦渴者。

沙苑子白菊花茶

【原　料】沙苑子30克，白菊花10克。

【制用法】上2味同入锅，加水煎煮成300毫升。分6次，当茶饮，温服。当日服食完。

【功　效】平补肝肾，降低血脂，降压明目。适用于高脂血症，以及高血压病出现头昏、目眩、腰痛、尿频等症，辨证属于肝肾不足类型者。

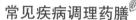

第四章
常见疾病调理药膳

云苓枣实瘦肉汤

【原　料】云苓、芡实各100克，红枣50克，瘦肉200克，精盐适量。

【制用法】瘦肉洗净切片，红枣洗净去核，芡实、云苓洗净混合并用一个纱布袋包好；然后将上述原料共同入锅加水煮沸；先用旺火水烧开后改用文火再煨1小时，取出药袋，依据各人口味，加入适当精盐调味即可。吃肉喝汤。

【功　效】该膳食老少皆宜，不但能降血脂、降血压、防治血管硬化，同时对儿童伤食、中年人熬夜伤神、烟酒过多、口臭、眼睛充血以及糖尿病患者都有一定的辅助治疗作用。

葱头鸡翅肉块

【原　料】葱头、番茄各2个，陈皮末1克，鸡翅肉400克，色拉油30毫升，黄酒15毫升，高汤（或用水加味精代替）400毫升，豆瓣酱35克，大蒜1头，精盐2克，砂糖3克，生姜、酱油各适量。

【制用法】①先将鸡翅肉（尽量选取肉层较厚的部分）清洗干净，切成大块，并加入黄酒、酱油、陈皮末稍微浸渍一会儿；把大蒜洗净切丝，番茄洗净切碎入碗，生姜削去外皮洗净切片；然后锅中加入色拉油，油热后把蒜丝、姜片、鸡翅肉炒透。

②葱头去皮洗净切成4块再把豆瓣酱、番茄、砂糖、精盐与高汤混合调匀；待鸡肉炒至颜色变黄后，把调好的调料和葱头加入，用中火煮20分钟左右即成；吃肉喝汤，趁热食用。佐餐食。

【功　效】降压，降血脂，是预防心血管动脉硬化的理想菜肴。

槐花茶

【原　料】干槐花10克（干品20克）。

【制用法】将槐花放入有盖杯中，用沸水冲泡。当茶频频饮用，一般冲泡3~5次。

【功　效】软化血管，降脂降压，凉血止血。主治各种类型的动脉硬化症，对动脉硬化合并高血压，有脑血管破裂倾向者尤为适宜。

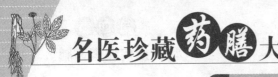

山楂青鱼片

【原　料】山楂10克，玉竹6克，陈皮3克，青鱼150克，芡粉、蛋清、精盐、味精各适量。

【制用法】先将青鱼去除头、鳞、肠杂，清洗后切片，用芡粉、鸡蛋清、精盐、味精浆一下，入油锅爆炒，铲出待用；山楂、陈皮洗净切片；玉竹置温水中浸泡至软，捞出后与山楂片一起在油锅中煸炒一下，随后加入鱼片、陈皮及浸过玉竹的汁与调料，同炒至鱼肉熟软、汁呈黏稠即成。佐餐食。

【功　效】是降血脂的一种美味佳肴。

山楂黄精粥

【原　料】山楂15克，黄精30克，粳米100克，白糖适量。

【制用法】选干净的山楂、黄精煎取浓汁后去渣，再同洗净的粳米煮粥，粥成后加入白糖适量即可。每日2次，温热服。

【功　效】补脾胃，润心肺，祛瘀血，降血脂。适用于高脂血症及动脉硬化症。

【宜　忌】平素痰湿偏盛者忌用，脾胃虚寒者也不宜用。

丹参山楂粥

【原　料】丹参、山楂各30克，粳米100克，砂糖适量。

【制用法】先将丹参、山楂放入砂锅煎取浓汁，去渣，加入粳米、砂糖煮粥。两餐间当点心服食，不宜空腹服，7～10天为1疗程。

【功　效】健脾胃，消食积，散瘀血。适用于冠心病、心绞痛、高血压、高脂血症等患者。

冠心病

冠心病是指冠状动脉粥样硬化导致心肌缺血、缺氧而引起的心脏病，是动脉粥样硬化导致器官病变的最常见的类型。其临床表现以胸骨后、心前区出现发作性或持续性疼痛，或憋闷感，疼痛常放射至颈、臂或上腹部为主要

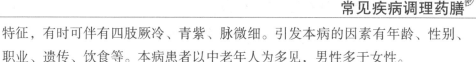

特征，有时可伴有四肢厥冷、青紫、脉微细。引发本病的因素有年龄、性别、职业、遗传、饮食等。本病患者以中老年人为多见，男性多于女性。

菊花大米粥

【原　料】菊花15克，大米100克。

【制用法】①菊花洗净，去蒂，阴干，研为细末备用。

②大米淘洗干净，放入锅内，加清水适量煮粥，煮至九成熟时加入菊花末，再稍煮即成。每日食用2次。

【功　效】散风清热，平肝明目。适用于冠心病的辅助治疗。

玉竹猪心

【原　料】玉竹50克，猪心500克，生姜、葱、花椒、精盐、白糖、味精、香油各适量。

【制用法】①玉竹洗净，切成节，用水稍润，煎熬2次，收取药液1000毫升。

②猪心破开，洗净血水，与药液、生姜、葱、花椒同置锅内，在火上煮到猪心六成熟时，将它捞出晾凉。

③将猪心放在卤汁锅内，用文火煮熟捞起，揩净浮沫。在锅内加卤汁适量；放入精盐、白糖、味精和香油，加热成浓汁，将其均匀地涂在猪心里外即成。每日2次，佐餐食用。

【功　效】安神宁心，养阴生津。适用于冠心病、心律不齐以及热病伤阴的干咳烦渴。

冠心活络酒

【原　料】人参、红花、川芎、橘络、薤白各15克，冬虫夏草、当归各18克，白酒1000毫升，白糖150克。

【制用法】上药研成粗末，装入纱布袋，扎口，白酒浸泡。15日后去渣过滤，滤液中溶入白糖，备用。早、中、晚饭后各饮1次，每次5毫升。

【功　效】益气活血，通络宣痹。适用于气虚血瘀型冠心病，以及心胸隐痛、胸闷气短、动则喘息、心悸心慌等。

名医珍藏药膳大全

山楂炖牛肉

【原　料】山楂15克，红花6克，红枣10枚，熟地6克，牛肉200克，胡萝卜200克，绍酒、葱、姜、精盐各适量。

【制用法】①把山楂洗净、去核；红花洗净，去杂质；红枣去核；熟地切片；牛肉洗净，用沸水焯一下，切成4厘米见方的块；姜拍松，葱切段。

②把牛肉、绍酒、精盐、葱、姜放入炖锅中，加水1000毫升，用中火煮20分钟后，再加入上汤1000毫升，煮沸，下入胡萝卜、山楂、红花、熟地、红枣，用文火炖50分钟即可。每日1次，吃牛肉50克，随意食胡萝卜、喝汤。

【功　效】补气血，祛瘀阻。适于心绞痛（心痹）之冠心病患者食用。

川芎桃仁蒸仔鸡

【原　料】川芎、桃仁、红花各6克，丹参9克，仔鸡1只，料酒、酱油各10毫升，葱、红糖各10克，姜、精盐各5克，鸡汤300毫升。

【制用法】①川芎切片，桃仁去皮尖，红花洗净，丹参洗净切片；仔鸡宰杀后，去毛及内脏、爪；姜拍松，葱切段。

②把鸡放入蒸盆内，把料酒、酱油、精盐、红糖拌匀，抹在鸡身上，加入鸡汤300毫升，在鸡身上放川芎、桃仁、红花、丹参、葱段、姜。将蒸盆置蒸笼内，武火蒸50分钟即成。每日1次，每次食鸡肉50克，喝汤。

【功　效】活血化瘀，通脉宣痹。适用于冠心病心绞痛病人食用。

桃仁红枣粥

【原　料】桃仁6克，红枣6枚，大米100克。

【制用法】桃仁去皮尖，红枣去核，大米淘洗干净。将大米、红枣、桃仁同放锅内，加水1000毫升，置武火上烧沸，用文火煮45分钟即成。每日1次，当早餐食用。

【功　效】补气血，通瘀阻。适用于冠心病病人食用。

柏子仁猪心汤

【原　料】柏子仁、山药、绍酒、葱各10克，大枣10枚，猪心1只，姜、精盐各5克，鸡汤500毫升。

【制用法】柏子仁洗净，大枣去核，山药切片；猪心洗净，用沸水焯一下，捞起切片；姜拍松，葱切花。把猪心片装入碗内，加入绍酒、姜、葱、盐腌渍30分钟。

②鸡汤放入锅内，置武火烧沸，放入柏子仁、大枣、山药片，用文火煎煮25分钟，再放入猪心片，煮10分钟即成。每日1次，食猪心30克，喝汤，吃大枣、山药片。

【功　效】滋补气血，养心安神。适用于心气不足型冠心病病人食用，症见心悸气短、胸闷隐痛、倦怠懒言、面色少华等。

活血茶叶蛋

【原　料】丹参、红花各15克，桃仁10克，鸡蛋4个。

【制用法】先将诸药熬30分钟，离火冷却后再上火，入鸡蛋同煮，蛋熟后打破蛋皮，小火煮至蛋清变成紫红色即可。去蛋黄吃蛋白，每日2~4枚。

【功　效】治疗冠心病、心前区绞痛或刺痛、面色紫黯、唇黯舌紫等症。

元胡山楂酒

【原　料】元胡、山楂、丹参各50克，瓜蒌仁30克，薤白10克，白酒1000毫升。

【制用法】将上药浸入酒中，密闭浸泡20天即成。每日2~3次，每次10毫升。或疼痛发作轻微时，可随时服用。

【功　效】通阳开痹，活血化瘀，理气止痛，化痰散结。适用于气滞血瘀、痰阻胸闷型的冠心病。止痛效果明显，对冠心病、心绞痛频发者更佳。

五味茯苓粥

【原　料】茯苓10克，五味子6克，大米100克。

【制用法】把大米淘洗干净，茯苓打成细粉，五味子洗净。再把大米放入电饭煲内，加入茯苓粉、五味子，水1500毫升。如常规煮熟即成。每日1次，当早餐食用。

【功　效】除湿健脾，滋养心气。心气不足型冠心病病人食用有效。

名医珍藏药膳大全

首乌红枣粥

【原　料】制何首乌、红糖各30克，大米100克，红枣10枚。

【制用法】①制何首乌煎取浓汁，去渣。

②大米淘洗干净，红枣泡发去核，将大米加药汁同煮，七成熟时加入红枣煮至九成熟加入红糖煮熟即可。每日1次，经常食用有效。

【功　效】补肝肾，益精血，乌须发，降血脂。用于冠心病、须发早白等症的辅助治疗。

【宜　忌】不宜与黄瓜、萝卜、维生素K、动物肝脏同食。

党参田七炖鸡

【原　料】党参15克，田七10克，鸡肉100克，调料适量。

【制用法】先将田七研成细粉，备用。将党参切片，用纱布袋装后扎口，与鸡肉同入锅，加水适量，加葱、姜、精盐、料酒，用文火炖至肉烂，加入田七粉，拌匀即成。佐餐，当菜食用，每日1次或隔日1次，连续食用半个月以上。

【功　效】补养心气，改善心肌缺血。适用于气虚兼夹血瘀的冠心病心绞痛，症见胸痛、痛有定处、心悸气短、苔薄白、舌质紫、脉细。

瓜蒌半夏蒸乳鸽

【原　料】瓜蒌、薤白、葱各10克，半夏6克，乳鸽1只，绍酒10毫升，姜、精盐各5克，鸡汤300毫升。

【制用法】①把瓜蒌、半夏、薤白洗净，放入炖杯内，加水500毫升，在中火上煮沸25分钟，去药渣留汁待用。

②乳鸽宰杀后，去毛及内脏和爪；姜拍松，葱切段。

③把乳鸽放入蒸杯内，加入绍酒、精盐、葱、姜、药汁和鸡汤。

④把乳鸽蒸杯置笼内，用武火大气蒸35分钟即成。每3日食1只，喝汤。

【功　效】活血化瘀，祛痰通络。适用于痰瘀内滞型冠心病患者。

双参山楂酒

【原　料】人参6克（或党参15克），丹参、山楂各30克，白酒500毫升。

第四章 常见疾病调理药膳

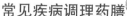

【制用法】上药研成粗末,纱布袋装,扎口,白酒浸泡。15日后去渣过滤,留液装瓶备用。每日2~3次,每次口服10~15毫升。

【功　效】益气活血,通脉止痛。适用于冠心病、气虚血瘀型胸痹证。

附片羊肉汤

【原　料】附子片、葱各10克,羊肉200克,生姜、精盐各5克,胡椒3克。

【制用法】①制附片用纱布袋装上扎口,先煮1小时,待用;羊肉用清水洗净,入沸水锅,焯至断红色,捞出起锅剔去骨,沥干水分,切3厘米见方的块;再入清水中浸漂去血水,骨头拍破;姜洗净拍松,葱切段。

②在锅内注入清水100毫升,置于武火上,下入姜、葱、胡椒、羊肉,再投入制附片药袋和药液。先用武火煮30分钟,后改文火炖煮1小时,加精盐调味即成。每日1次,吃羊肉、附片,喝汤。

【功　效】温肾助阳,补气血,逐寒止痛。适用于冠心病病人心绞痛者食用。

猪心大枣汤

【原　料】新鲜猪心1只,大枣20克,精盐适量。

【制用法】先将猪心除去附着物,洗净切片,大枣去核,与精盐共放于锅中,加水适量,炖煮烧汤,约30分钟即可。食猪心及大枣,饮汤,可分2次食用。

【功　效】补血,养心,安神。适用于心血不足之心悸怔忡、乏力倦怠、面色无华及各种心脏病的补养调治。

丹参粳米粥

【原　料】丹参15克,砂仁3克,檀香6克,粳米50克,白砂糖适量。

【制用法】先将丹参、砂仁、檀香煎取浓汁,去渣;再将粳米煮粥,粥将熟时,对入药汁、白砂糖,稍煮1~2沸即可。每日2次,早、晚温热服。

【功　效】行气,化瘀,止痛。适用于冠心病、心绞痛属于气滞血瘀者。

【宜　忌】月经过多及咯血、尿血者慎用。

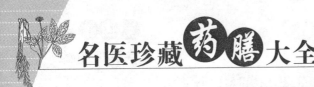

贫血

贫血是指人体单位容积血液内红细胞数和血红蛋白含量低于正常的病理状态。常见病人面色苍白,容易疲劳,并有心悸气短、头晕耳鸣、记忆力减退、食欲不振等症状。引起贫血的原因很多,主要有缺铁、身体出血或造血功能障碍等。医学上贫血的种类不一。缺铁而影响血红蛋白合成所引起的贫血称"缺铁性贫血",又称"营养不良性贫血",是最常见的一种贫血。此病属于中医的"血虚"、"萎黄"等范畴。

当归猪胫骨粥

【原　料】当归15克,猪胫骨250克,大米100克,精盐适量。

【制用法】先煮猪胫骨和当归,水沸1小时后,取汁去渣,加入淘净的大米煮粥,粥将熟时加盐,稍煮即可。每日2次,温热服。

【功　效】补肝肾,强筋骨。适用于贫血、筋骨酸痛、妇女月经不调。

【宜　忌】阴虚火旺及湿重腹胀纳呆者忌用。

大枣羊骨汤

【原　料】羊胫骨500克,大枣150克,红糖20克。

【制用法】将羊胫骨洗净,砸碎,加水煮1小时,然后放入洗净的大枣、红糖同煮20分钟即成。每日1次,分3次食完,10天为1疗程。

【功　效】补气血,强筋骨。适用于血小板减少性紫癜、贫血等症的辅助治疗。

三七蒸鸡

【原　料】三七20克,母鸡1只,料酒、姜、葱、味精、精盐各适量。

【制用法】①鸡去毛及内脏,剁去爪,洗净,剁成长方形的小块装入盆中;取10克三七磨粉备用,余下者上笼蒸软切成薄片;生姜洗净切成大片,葱切段。

②三七片放入鸡盆中,葱、姜摆在鸡上,注入适量清水,加入料酒、精

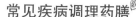

盐，上笼蒸约 2 小时取出，拣去葱、姜不用，调入味精，撒入三七粉拌匀即成。佐餐服食。

【功　效】补血。适用于贫血、面色萎黄、久病体弱等。

核桃仁豌豆泥

【原　料】鲜豌豆粒 750 克，核桃仁、藕粉各 60 克，白糖 240 克。

【制用法】豌豆用开水煮烂，捞出捣成细泥（皮渣不要）；藕粉放入冷水调成稀糊状；核桃仁用开水稍泡片刻，剥去皮，用温油炸透捞出，稍冷，剁成细末。锅内放入水烧开，加入白糖、豌豆泥，搅匀，待煮开后，将调好的藕粉缓缓倒入，勾成稀糊状，撒上核桃仁末即成。可供早、晚作点心食用。

【功　效】润燥滑肠，补肾。适用于贫血、肠燥便秘、肾虚咳喘，健康人食用能增强记忆力、防病延年。

糖渍加味红枣

【原　料】干红枣、红糖各 50 克，花生米 100 克。

【制用法】将干红枣洗净，用温水泡发；花生米略煮一下，放冷，把皮剥下；把泡发的红枣和花生米皮同放在煮花生米的水中，再加冷水适量，用文火煮半小时左右，捞出花生米皮加入红糖，待糖溶化后，收汁即可。每日 1 剂，分 2 次服。

【功　效】补气生血。对产后、病后体虚，营养不良及恶性贫血、血小板减少症，以及癌症经化疗、放疗后血象异常的病人，均有改善症状的作用。

大枣粥

【原　料】大枣 10 枚，粳米 100 克，冰糖汁适量。

【制用法】将粳米、大枣（去核）淘洗干净，放入锅内，加水适量，先用武火煮开，后移文火上煎熬至熟烂成粥，再注入冰糖汁，搅拌均匀即成。供早、晚餐服食。

【功　效】补气血，健脾胃。适用于脾胃虚弱、气血不足的贫血、血小板减少、慢性肝炎、过敏性紫癜、营养不良、病后体虚、食少便溏、身体羸弱者。

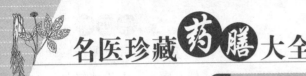

山药紫荆皮汤

【原　料】山药30克,紫荆皮9克,大枣10枚。

【制用法】将上述3味水煎。每日1剂,每日3次服。

【功　效】健脾益血,补肾养阴。适用于低热的贫血患者。

生血牛筋汤

【原　料】补骨脂10克,鸡血藤、牛蹄筋各50克。

【制用法】将鸡血藤、补骨脂、牛蹄筋共放砂锅中,加水300毫升,以文火炖煮50分钟,至牛蹄筋熟烂即可。饮汤,食蹄筋。

【功　效】补肾生髓,养血通脉。适用于再生障碍性贫血、白细胞减少症、血小板减少症及其他骨髓造血功能减退等病症。

鸽子益肾汤

【原　料】鸽子1只,鳖甲30克,山萸肉、黄精各12克,益母草15克,葱、姜、精盐、黄酒各适量。

【制用法】鸽子宰杀后,去毛及内脏,洗净,待用。山萸肉、黄精、益母草洗净,装入布袋中,扎口;鳖甲打碎,放入鸽腹中,和药袋一起入锅,加葱、姜、精盐、黄酒及适量水,煮至鸽肉酥烂,取出药袋,喝汤吃鸽子。

【功　效】适用于贫血。

猪髓红枣糯米粥

【原　料】糯米100克,猪髓150克,红枣10枚,冰糖适量。

【制用法】将糯米洗净,加水用大火烧开后,再将洗净切成段的猪髓和洗净去核的红枣放入,改用文火慢慢熬至粥将成时,加入冰糖,继续熬至糖溶粥成。分2次空腹服。

【功　效】适用于贫血、血小板减少性紫癜。

龙眼补血酒

【原　料】龙眼肉、何首乌、鸡血藤各125克,白酒1500毫升。

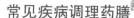

【制用法】将何首乌、鸡血藤切成小块,与龙眼肉一同浸入白酒内,密封贮存,每日摇荡1次,15日后即成。每次服15~20毫升,每日2次。

【功　效】补血益精,养心宁神。适用于贫血、神经衰弱、健忘失眠等。

枸杞羊骨粥

【原　料】羊骨250克,枸杞子15克,黑豆30克,大枣10枚,粳米100克,料酒10毫升,姜5克,葱10克,精盐3克,味精2克。

【制用法】将羊骨敲碎,与枸杞子、黑豆、大枣、粳米、料酒、姜、葱同入砂锅内加清水文火煮粥,粥熟加精盐、味精调味即成。隔日食用1次,可长期食用。

【功　效】补血,补肾。用于贫血、肾小球肾炎、肾病综合征的辅助治疗。

【宜　忌】不宜与黄瓜、萝卜、动物肝脏同食。

黄芪鸡汁粥

【原　料】母鸡1只,黄芪15克,粳米100克。

【制用法】将母鸡剖洗干净浓煎鸡汁,将黄芪煎汁,每次以粳米100克煮粥。早、晚趁热服食。

【功　效】益气血,填精髓,补气升阳,固表止汗。适用于久病体虚、气血双亏、营养不良的贫血患者。

【宜　忌】感冒发热期间宜停服。

旱莲草红枣汤

【原　料】鲜旱莲草50克,红枣8~10枚。

【制用法】用鲜旱莲草、红枣加清水2碗煎至1碗。每日2次。去渣饮汤。

【功　效】补肝肾,滋阴补血,止血。对胃及十二指肠溃疡出血、失血性贫血等症有良好的辅助治疗作用。

菠菜首乌汤

【原　料】何首乌25克,菠菜200克,猪油、精盐和味精各适量。

【制用法】何首乌用水煎两次,每次用水250毫升,煎半小时,2次混合,

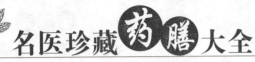

去渣留汁于锅中,加入菠菜煮熟,下猪油、精盐和味精调味。每天服 1 剂,连服 10～15 日。

【功　效】适用于缺铁性贫血。

四 泌尿系统

肾炎

肾炎分急性和慢性两种。肾炎是机体(特别是肾小球)对某些致病原的免疫与感染反应,两侧肾脏非化脓性的炎性病变。通常指肾小球肾炎。急性肾炎多见于幼儿及青少年,一般见有眼皮和面部浮肿、血尿、尿少、低烧、血压升高等症状。急性肾炎治疗不当或不彻底可演变成慢性肾炎。慢性肾炎多见于成人,病程迁延。其表现为全身浮肿、少尿、腰痛、蛋白尿、血尿、疲乏、消瘦或贫血等症状,以及不同程度的肾功能减退。此病属于中医的"水肿"、"虚劳"等范畴。患者在药物治疗的基础上,配合食疗,将对提高疗效、缩短疗程、早日康复十分有益。

红枣益脾糕

【原　料】白术 5 克,干姜 1 克,红枣 30 克,鸡内金 10 克,面粉 500 克,白糖 300 克。

【制用法】将白术、干姜、红枣、鸡内金入锅内煮熬,去渣取汁,倒入面粉。加入白糖、发面粉揉成面团,发酵后加碱蒸糕。每日 1 次,每次 50 克,常食。

【功　效】适用浮肿消退、面色无华、食欲减少、失眠多梦等症的气血不足型慢性肾炎。

山药扁豆桃仁粥

【原　料】山药 120 克,白扁豆、核桃仁、粟米各 50 克。

【制用法】①山药洗净,去皮,切片后剁成糊,盛入碗中;将核桃仁洗净、晒干,研成粗末。

②白扁豆、粟米淘净后同入砂锅,加水浸泡片刻,武火煮沸,改用文火煮1小时。待白扁豆、粟米酥烂,调入核桃仁粗末和山药泥糊,拌和均匀,再用文火煨煮10分钟即可。早晚2次分服。

【功　效】适用于治疗各型慢性肾小球肾炎。

逐水消肿方

【原　料】老姜300克,黑丑、白丑各63克,红糖120克,大枣60克。

【制用法】①黑、白丑除去杂质,用锅炒至发爆破声后取出,研细末;老姜洗净去皮,捣碎,用纱布压榨取汁;再将枣洗净,煮熟,去皮、核,捣成泥状。

②将红糖、枣泥、黑、白丑末在姜汁中调匀成糊,先蒸半小时,取出捣匀后继续蒸半小时,干后为丸即成为药丸;每丸等分为7份。1～3日服1份,饭前2小时开水送下。

【功　效】逐水消肿。适用于慢性肾炎肾病型。

白菜薏仁汤

【原　料】薏苡仁100克,大白菜250克,清水600毫升,精盐、味精、麻油各适量。

【制用法】薏苡仁加清水适量,用大火烧开,转用小火煮至酥烂时,再将洗净的大白菜切段放入,煮至熟透,下精盐、味精,淋麻油。分1～2次食渣喝汤。

【功　效】适用于急性肾炎、尿少、浮肿。

葫芦双皮汤

【原　料】葫芦壳50克,冬瓜皮、西瓜皮各30克,红枣10克。

【制用法】将以上各味置砂锅中,加水400毫升,文火煎至约200毫升,去渣。饮汤,每日1剂。

【功　效】健脾利湿,消肿。适用于慢性肾炎浮肿者。葫芦壳、冬瓜皮、西瓜皮均善利水消肿、解毒凉血,是治疗肾炎良方。

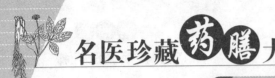

薏冬鲫鱼汤

【原　料】薏米30克，冬瓜皮50克，活鲫鱼1条。

【制用法】鲫鱼剖杀去鳃与内脏洗净，放锅内加清水与冬瓜皮、薏米共煮，不要加盐，鱼熟即可。饮汤，食鱼肉。

【功　效】健脾，行水，利尿，消肿。适用于各种急慢性水肿的辅助食疗，对于急性肾小球肾炎所致之水肿其效果尤佳。

【宜　忌】忌与鸡、羊、狗肉同食。

枸杞糯米饭

【原　料】枸杞子25克，糯米500克，干贝5个，大虾10克，火腿肉50克，精盐、姜粉、黄酒、酱油各适量。

【制用法】先将枸杞子用凉水浸软，糯米用水浸泡3小时左右。把泡好的糯米和枸杞沥去水，与已煮软做好的干贝丝、虾粒、火腿片一起下锅，加适量的水和精盐；用武火煮沸后，再加入姜粉少许，黄酒和酱油各一匙，文火焖熟即可食用。每日1～2次，代饭食。

【功　效】养阴，补肝肾。可辅治慢性肾炎。

加味黄芪粥

【原　料】生黄芪、生薏苡仁、糯米各30克，赤小豆15克，鸡内金末9克，金橘饼2枚。

【制用法】先将黄芪放入小锅内，加水600毫升，煮20分钟捞出渣；再加入生薏苡仁、赤小豆煮30分钟，最后加入鸡内金末和糯米，煮熟成粥。以上为1日量，分2次温热服食，每次服后吞金橘饼1枚。连服2～3个月。

【功　效】补气，健脾。适用于小儿慢性肾炎。

【宜　忌】小儿急性肾炎不宜选用。

莲子鸭丁

【原　料】鸭肉500克，莲子10枚，香菇6个，清汤、料酒、精盐、葱、姜片、味精、淀粉、香油各适量。

【制用法】①莲子煮熟后去心；鸭肉洗净切丁；香菇泡发，洗净切丁。

②将鸭丁在沸水中汆烫后,放入大碗加清汤、料酒、精盐、葱、姜片,上笼蒸1小时取出;锅内放食油烧热,姜、葱炝锅后倒入鸭丁翻炒数次盛出。蒸鸭汤倒入锅加精盐、味精、料酒烧沸后放入莲子、鸭丁、香菇丁,文火炖煮,勾上淀粉,淋香油即成。

【功　效】补虚劳,清肺热,滋阴补血,利脾消肿。适用于肾炎。

参芪鸡丝冬瓜汤

【原　料】党参、黄芪各10克,鸡脯肉200克,冬瓜250克,精盐、味精、麻油各适量。

【制用法】党参、黄芪、鸡脯肉洗净切片,加水600毫升,大火烧开,再将冬瓜连皮切片放入,转用小火烧至酥烂,下精盐、味精,淋麻油即可。分2次趁热连渣服。

【功　效】适用于慢性肾炎日久气血亏虚、头面浮肿、体倦力乏。

养肾茶

【原　料】黄芪15克,丹参、山楂各10克。

【制用法】将上述3味药同放入茶壶中,用沸水冲泡即可。每晚睡前1小时饮1杯。

【功　效】活血化瘀。适用于慢性肾炎、肾功能轻度衰竭者。

泌尿系统结石

泌尿系统结石是泌尿系统常见的疾病之一。泌尿系统结石包括肾结石、尿管结石和膀胱结石。结石病的病因较复杂,现代医学认为是由于尿液内胶体(黏液蛋白、核酸等)和晶体(尿酸钙、草酸钙、磷酸钙等结晶)之间平衡失调,过饱和状态不能维持,结果晶体沉淀,产生结石。它与饮食营养、感染、尿液淤积、异物和新陈代谢紊乱等因素有关。常以腰部绞痛、尿血、排尿困难为特征。此病属于中医的"砂淋"、"石淋"、"血淋"等范畴。

陈皮炖鲫鱼

【原　料】鲫鱼500克,胡椒、陈皮、砂仁、荜茇、精盐各3克,料酒

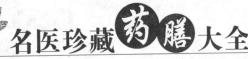

10毫升,生姜5克,葱、大蒜各10克,鸡精、味精各2克。

【制用法】①鲫鱼宰杀去肠杂,蒜去皮,陈皮、砂仁、荜茇洗净,生姜切片,葱切段。

②大蒜、陈皮、砂仁、荜茇、胡椒、葱、生姜、鸡精同放入鱼肚内,加清水适量,武火煮沸,改文火慢炖,鱼肉熟烂,放精盐、味精调味后食之。

【功　效】活血通络,温中下气。用于肾结石、肾病综合征、消化不良等的辅助治疗。

【宜　忌】不宜与鹿肉、芥菜、猪肝、猪肉、砂糖同食。

三金茶

【原　料】金钱草10克,海金沙10克(包),鸡内金15克。

【制用法】上药共煎汤,代茶饮。

【功　效】清热化湿,通淋排石。金钱草利尿通淋,治热淋、砂淋、石淋、尿涩作痛;鸡内金可消积滞,健脾胃。二者合用增加排石消石功效。

竹笋炖鸭肫

【原　料】鸡内金、黑木耳各30克,鸭肫100克,竹笋200克,绍酒20毫升,葱15克,姜10克,素油50毫升,精盐适量。

【制用法】①将竹笋洗净切片;鸡内金研成细粉;鸭肫切片;黑木耳发透去泥沙及蒂;葱切段;姜切片。

②将素油放炒勺内,烧六成热时,加入葱、姜炒香,放入鸭肫、竹笋、木耳及绍酒、精盐,炒熟后加入鸡内金粉炒匀即成。每日1次,佐餐食。

【功　效】消食积,通石淋。适用于泌尿系结石。

薏苡仁蒸鸡

【原　料】鸡1只,薏苡仁30克,核桃仁50克,海金沙20克,琥珀、鸡内金、姜、地黄各15克,红枣、精盐、葱各10克,绍酒20毫升,芝麻油30毫升。

【制用法】①将薏苡仁、核桃仁、鸡内金、海金沙、琥珀、地黄、红枣放入锅内,加水500毫升,置中火上煎煮25分钟,过滤,留药汁。

②鸡宰杀后，抹上绍酒、精盐，把葱、姜放入鸡腹内，将煎煮好的药汁液同鸡放入蒸盆；把蒸盆置蒸笼内，蒸1个半小时即可。每日2次，吃鸡肉，喝汤。

【功　效】滋补气血，溶石排石。适用于肾结石。

三金排石粥

【原　料】金钱草30克，郁金15克，鸡内金10克，三棱、莪术各12克，炮山甲6克，薏苡仁、牛膝各9克，粳米100克，白糖适量。

【制用法】将上药水煎，取汁去渣，加入淘净的粳米煮成粥，再加白糖调味。每日2次，温热服。

【功　效】清热通淋，化瘀排石。适用于尿路结石、肾结石，症见小便不畅、淋漓热痛、肾绞痛。

【宜　忌】孕妇忌用。

胡桃海金粥

【原　料】胡桃仁10个，海金沙15克，粳米100克。

【制用法】胡桃仁捣碎，海金沙用布包扎好，加水600毫升，煮20分钟，去海金沙，入粳米煮粥。每日早、晚，空腹温热服食。

【功　效】化石排石。适用于尿路结石。此粥对尿路结石屡试有效，对结石攻不下的年老体弱患者尤为适宜。

赤小豆内金粥

【原　料】赤小豆60克，鸡内金15克，粳米100克。

【制用法】鸡内金研末，赤小豆、粳米洗净，同煮成粥。每日2次，稍温服。

【功　效】清热利湿，通淋排石。适用于尿路结石。

荸荠内金茶

【原　料】荸荠120克，鸡内金15克。

【制用法】上述2味煎汤，取汁。代茶饮用。

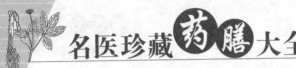

【功　效】清热化石。适用于石淋、尿中有时夹有砂石、尿色黄赤混浊、小便艰涩灼痛、时或突然阻塞、尿意窘迫、尿道刺痛、或觉腹痛腰痛难忍、甚或尿中带血等症。

钱草玉米茶

【原　料】金钱草、玉米须各30克，绿茶5克。

【制用法】上述3味加水浸过药面，煮沸10~15分钟即可（先后煎2次，合并2汁而饮）；或上述3味制粗末，置茶壶内沸水浸泡20分钟即可。每日1剂，不拘时频频饮之。

【功　效】清热化湿，利尿便石。适用于尿道结石、肾结石、肝胆结石等。

五 神经系统

神经衰弱

神经衰弱是神经官能症中最常见的一种病症，其发病原因是由于精神高度紧张，思虑太过，致使中枢神经兴奋与抑制过程失调，高级神经活动规律被破坏所引发的一种功能性疾病。临床症状一般表现为疲劳、神经过敏、失眠多梦、心慌心跳、多疑、焦虑及忧郁等。

中医学认为，神经衰弱多由情志所伤，精神过度紧张，或大病久病之后，脏腑功能失调所致。

莲子桂圆汤

【原　料】莲子（去心）、茯苓、芡实各10克，桂圆肉15克，红糖适量。

【制用法】上4味药洗净，文火炖煮50分钟，至煮成黏状；再搅入红糖，冷却后作为夜点心食用。每日饮服1次。

【功　效】补心健脾，养血安神。适用于平素劳神过度、心脾两虚所致的心悸怔忡、失眠健忘、乏力肢倦、虚汗频出，以及各种贫血、神经衰弱等病症。

第四章 常见疾病调理药膳

枸杞鱼片

【原　料】鱼肉200克，枸杞子20克，鸡蛋2个，葱、姜、酱油、白糖、精盐、味精、淀粉各适量。

【制用法】①枸杞子洗净、蒸熟；将鱼肉切成片，用蛋黄和少许淀粉调成糊，取鱼片蘸取蛋糊炸透，将油控干。

②锅内留少许油，加入葱、姜及酱油少许炒出味，将炸好的鱼片加入，再放入味精、精盐、白糖翻炒片刻，淋入淀粉糊，加入枸杞子拌炒几下即成。佐餐食用。

【功　效】补气养血，健脑明目，强身。适用于气血两虚引起的眩晕、心悸、乏力、自汗、健忘及面色苍白等症。也可作为老年人及久病体虚、产后血虚、贫血、神经衰弱和慢性肾炎病人的营养膳食。

安神酒

【原　料】黄精、肉苁蓉各250克，白酒5000毫升。

【制用法】将黄精、肉苁蓉置于干净容器内，倾入白酒，密封浸泡，7～10日即成。每次服25～50毫升，每日2次。

【功　效】壮阳益精，安神。适用于神经衰弱、阳痿、遗精等。

三参养心酒

【原　料】党参24克，玄参16克，丹参、茯苓、天冬、麦冬、柏子仁各18克，酸枣仁、生地黄各30克，桔梗、当归各12克，远志、五味子各9克，白酒2500毫升。

【制用法】将上药共捣碎，浸入白酒内，密封贮存，每日摇荡1次，30日即成。每次服10～20毫升，每日2次。

【功　效】益心脾，补气血，养心安神。适用于神经衰弱。

柏子仁炖猪心

【原　料】柏子仁15克，猪心1只，精盐适量。

【制用法】猪心洗净，将柏子仁放入猪心内，一起放入砂锅加水，文火炖煮至猪心烂熟，加精盐调味即成。

【功　效】养心安神，补血润肠。适用于神经衰弱。

枸杞大枣鸡蛋汤

【原　料】枸杞子20克，大枣10枚，鸡蛋2枚。

【制用法】将上3味共放于砂锅煮，蛋半熟去壳再煮。食鸡蛋饮汤，每日1次，空腹食之，连服数天。

【功　效】补血益肾。适用于神经衰弱、夜寐不安、面色苍白。

芹菜枣仁汤

【原　料】鲜芹菜90克，酸枣仁9克。

【制用法】将芹菜洗净切段，同酸枣仁一起放入锅中，加适量水共煮为汤。睡前饮服。宜常服。

【功　效】平肝清热，养心安神。适用于虚烦不眠、神经衰弱引起的失眠健忘、高血压时的头晕目眩等病症。

宁心酒

【原　料】龙眼肉250克，桂花60克，白糖120克，白酒2500毫升。

【制用法】将龙眼肉、桂花、白糖共置坛内，倒入白酒，加盖密封，愈久愈佳，其味清美香甜。每日2次，每次饮服15～20毫升。

【功　效】安神定志，宁心悦颜。适用于神经衰弱、面色憔悴、失眠健忘、记忆力减退以及心悸等症。

【宜　忌】糖尿病患者忌服。

失　眠

失眠是临床上常见的症状，是指睡眠时间不足，或入睡困难，睡得不深、不熟、易醒等表现。造成失眠的原因很多，常见的因素有：心理生理因素、抑郁症、感染、中毒及药物因素、酗酒及睡眠环境不良等。本症患者因夜眠不足，造成白天精神萎靡，注意力不集中，胃纳不佳，一些人同时兼有耳鸣、健忘、手颤、头部昏胀沉重、烦躁易怒等症状。经常失眠，又容易引起心理失衡，加重了患者的心理负担。

中医学称失眠为"不寐"、"不得眠"等，认为其成因很多，有"胃不和则卧不安"、"虚劳虚烦不得眠"等说，本病与心、肝、脾、肾功能失调及阴血不足密切相关。神经衰弱者多见此症。

百合桂圆煲鸡蛋

【原　料】百合50克，桂圆肉30克，陈皮1片，鸡蛋2个，素油2毫升，精盐1克。

【制用法】①百合、桂圆肉、陈皮分别洗净；鸡蛋去壳，打散，搅匀成蛋浆状；锅烧热，放油烧6成熟时，放入鸡蛋浆，文火煎熟。

②瓦煲内加适量清水，用武火烧开，然后放入鸡蛋、百合、桂圆肉、陈皮，改用中火继续煲90分钟，加入精盐即成。

【功　效】清心安神，润肺养阴。用于贫血、产后虚弱、子宫脱垂、健忘失眠、精血不足、神经官能症、肺结核、肺气肿等症的辅助治疗。

五味子粥

【原　料】大麦仁150克，酸枣仁、五味子、麦门冬各10克，莲子、桂圆肉各20克，白糖适量。

【制用法】①酸枣仁、五味子捣碎，与麦门冬同煮，煎取浓汁；莲子去心煮烂备用。

②大麦仁淘洗干净入锅，加莲子、清水适量同煮粥，七成熟时加入酸枣仁等浓药汁，加入桂圆肉，煮熟后加白糖即可食用。

【功　效】滋阴养心，健脑安神。用于体虚多汗、阴虚咳喘、失眠、更年期综合征、神经官能症、肝炎、老年性脑萎缩、冠心病、胃炎等病症的辅助治疗。

【宜　忌】感冒风寒或有痰饮湿浊的咳嗽，及脾胃虚寒泄泻者忌食用；不宜与糖皮质激素、苦味健胃药、退热药、鲤鱼同食；疟疾、黄疸、痔疮、便秘及新产后忌食莲子。

蚕蛹酒

【原　料】蚕蛹100克，米酒1000毫升。

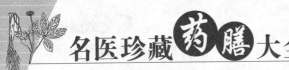

【制用法】将蚕蛹在米酒中浸泡 24 小时，然后同入砂锅内煮沸（用小火），煎取 500 毫升即可。每日 2 次，每次 50 毫升，口服。蚕蛹可食，每日 2 次，每次 10 克。

【功　效】健胃和脾，安神定志。适用于失眠、心烦不宁等。

【宜　忌】本药酒属食疗范围，可长期服用。

养心安神酒

【原　料】枸杞子 45 克，酸枣仁 30 克，五味子 25 克，香橼 20 克，何首乌 18 克，大枣 15 枚，白酒 1000 毫升。

【制用法】将上述药味共捣碎，装入细纱布袋内，扎紧口，放入坛内，倒入白酒，封严，置阴凉处。7 日后开封，以纱布过滤，取滤液即成。每晚睡前饮服 20～30 毫升。

【功　效】养心和血，养肝安神。适用于心肝血虚所致心烦失眠、多梦、健忘、神经衰弱等症。

龙胆莲心茶

【原　料】龙胆草 10 克，竹茹 15 克，莲子心 9 克。

【制用法】将龙胆草切细，与竹茹、莲子心放入大茶缸内，冲入沸水，浸泡 15 分钟。随饮随加水，直到味淡色清为止。每日 1 剂，连服 3～7 日。

【功　效】清热降痰火，安神。适用于痰火扰心之惊悸、失眠症。

【宜　忌】阳虚患者忌服。

灯芯竹叶茶

【原　料】灯芯草、鲜竹叶各 60 克。

【制用法】将上述 2 味同用水煎煮，以之代茶饮用。每日 1 剂，不拘时温服。

【功　效】安神定志，镇惊清心。适用于失眠、易惊易怒、心悸健忘等症。

猪心枣仁汤

【原　料】猪心 1 个，茯神、酸枣仁各 15 克，远志 6 克。

第四章 常见疾病调理药膳

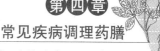

【制用法】将猪心剖开，洗净，置砂锅内；再将洗净打破的枣仁及洗净的茯神、远志一并放入锅内，加水适量，先用武火煮沸，去浮沫后，改用文火，炖至猪心熟透即成。每日1剂，吃猪心，喝汤。

【功　效】补血养心，益肝宁神。适用于心悸不宁、失眠多梦、记忆力和智力减退者食用。

远志莲粉粥

【原　料】远志30克，莲子15克，粳米50克。

【制用法】先将远志泡去心皮，与莲子均研为粉，再煮粳米为粥，候熟，入远志莲子粉，再煮1～2沸即可。随意食用。

【功　效】补中益志，聪耳明目。适用于健忘、失眠、怔忡等症。

小麦红枣粥

【原　料】小麦50克，粳米100克，红枣5枚，桂圆肉15克，白糖20克。

【制用法】①小麦淘洗净，加热水浸胀；粳米、红枣洗净；桂圆肉切成细粒。

②将小麦、粳米、红枣、桂圆肉粒放入锅中，共煮为粥；起锅时加入白糖。每日2～3次，每个疗程4～7日，趁温热食。

【功　效】养心益肾，补益脾胃，清热止汗，除烦安神。适用于心气不足、怔忡不安、烦热失眠、妇女脏燥、自汗、盗汗、脾虚泄泻等。

【宜　忌】内有实热、外感表证者均不宜用。

养心粥

【原　料】人参10克（或党参30克），红枣10枚，麦冬、茯神各10克，糯米100～150克，红糖适量。

【制用法】将人参、麦冬、红枣、茯神共煎取汁，去渣，再与洗净的糯米同煮为粥，调入红糖即可。每日1～2次，温热服。

【功　效】益气养血，安神。适用于心悸、健忘、失眠、多梦、面色不华、舌质淡、脉细或结代。

【宜　忌】凡一切实证、热证者忌用。

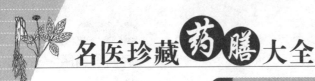

茯苓酒

【原　料】茯苓60克，白酒500毫升。

【制用法】将茯苓切片，装入干净的容器中，倒入白酒，密封。浸泡7天后即可服用。每日早晚各1次，每次10～15毫升。

【功　效】健脾和中，宁心安神，补虚益寿。适用于脾虚所致的肌肉麻痹、身体瘦弱、惊悸失眠、健忘等症。

【宜　忌】服用期间，忌食米醋等酸性食物。

大枣桑葚粥

【原　料】桑葚30克（鲜品50克），大枣10枚，粳米100克，冰糖适量。

【制用法】先将桑葚浸泡片刻，洗净后与大枣、粳米同入砂锅煮粥，粥熟后加入冰糖溶化即可。每日2次，空腹食用。

【功　效】补肝滋肾，养血明目。适用于血虚引起的失眠、多梦、心悸、视力减退、耳鸣、头晕目眩、腰膝酸软、须发早白、肠燥便秘等症。

【宜　忌】平素大便稀溏或泄泻者忌服。

更年期综合征

　　妇女由生育期过渡到老年期，卵巢功能逐渐减退至完全消失的一个过渡时期，称更年期，一般在45～55岁。由于卵巢功能衰退，导致内分泌功能失调，植物神经功能紊乱所产生的一系列证候群，称为更年期综合征。

　　更年期综合征不是每个妇女都出现，而且轻重程度也不同。持续时间或长或短，短者一年半载，长者迁延数年，症状往往参差出现，严重者可影响正常生活工作。

　　中医称本病为"绝经前后诸证"。产生原因多因妇女年龄到45岁以后，肾气渐衰，精血不足，经脉失养，冲任二脉虚弱，脏腑功能紊乱，阴阳失调所致。根据其临床表现可分为肾阴虚、肾阳虚两种类型。治疗以调节阴阳和脏腑气血之平衡为原则，并注意精神情志的调治。

第四章
常见疾病调理药膳

人参健脑汤

【原　料】白参4克，鱼头1个，母鸡1只，黄芪、山药各20克，水发香菇15克，精盐3克，料酒10毫升，葱10克，生姜5克，味精2克。

【制用法】将母鸡宰杀去毛、肠杂及爪，洗净，鱼头洗净，同放锅内加清水煮，武火煮七成熟时加入白参、黄芪、山药、香菇、葱、生姜、精盐、料酒，用文火煨烂。除去黄芪，加入味精即可。

【功　效】补肾健脑，益气宁心。用于贫血、免疫功能低下、肺结核、神经官能症、更年期综合征、体倦虚弱者的辅助治疗。

【宜　忌】不宜与兔肉、大蒜、鲤鱼同食；不宜与藜芦、五灵脂、铁剂、左旋多巴、糖皮质激素同食。

附片鲤鱼汤

【原　料】制附片15克，鲤鱼1条，姜、葱、精盐各适量。

【制用法】将鲤鱼去鳞杂，洗净。用清水煎煮附片1~2小时，取汁去渣，用药汁煮鲤鱼，待鱼熟时，加入调料即成。吃鱼喝汤，每日1剂，连用5剂。

【功　效】适用于肾阳不足型更年期综合征。

枸杞子百合羹

【原　料】枸杞子30克，百合100克，鸡蛋2只，冰糖15克。

【制用法】鸡蛋打成糊。枸杞子、百合同放入砂锅，加水适量，煮至百合酥烂，边搅拌边调入鸡蛋糊，煨煮成羹，加冰糖溶化即成。早晚2次分服。

【功　效】滋养肝肾。适用于月经不调、头晕耳鸣、腰膝酸痛、五心烦热、烦躁易怒、盗汗、舌红苔少、脉细弦数等症。

决明烧茄子

【原　料】草决明30克，茄子500克，豆油250克，调料适量。

【制用法】①草决明捣碎加水适量，煎30分钟左右。去药渣后浓缩至两茶匙待用。再把茄子洗净切成斜片。把豆油250克放入铁锅烧热，再将茄子放入油锅内炸至两面焦黄，捞出控油。

②另将铁锅内余油留下3克再放在火上，用蒜片炝锅后把炸好的茄片入

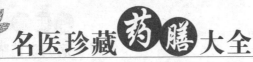

锅,即可把葱、姜作料和用草决明药汁调匀的淀粉倒入锅内翻炒一会,点几滴明油,颠翻几下后即可出锅。佐餐食用。

【功　效】清肝降逆,润肠通便。适用于高血压、高血脂症、冠心病及妇女更年期综合征等。

合欢花莲肉粥

【原　料】合欢花10克,莲子15克,大枣20克,粳米50克。

【制用法】先将莲子磨为细末,与大枣、粳米同煮稀粥;合欢花另煎水取汁,对入粥中略煮。临睡前服。

【功　效】补益脾胃,安神解郁。适用于更年期综合征,症见绝经前后出现心悸怔忡、心烦不宁、失眠多梦、健忘等症。

杭菊红枣饮

【原　料】杭菊9克,红枣6枚。

【制用法】上2味水煎。当茶饮,每日1剂。

【功　效】清利头目,补血益气。适用头晕头痛、耳鸣眼花、月经不调、心悸失眠、五心烦热、潮热盗汗、舌红少苔。

附子菊花决明饮

【原　料】熟附子6克,杭菊花9克,决明子15克。

【制用法】将熟附子、杭菊花、草决明共煎。当茶饮,每天1剂。

【功　效】适用于脾肾阴虚型更年期综合征,症见精神萎靡、肢体倦怠、面色苍白、畏寒怕冷、腰背冷痛、饮食无味、月经量多色淡、白带量多而稀。

百合地黄粥

【原　料】百合30克,生地15克,枸杞子12克,枣仁10克,粳米100克。

【制用法】将百合、生地、枸杞子、枣仁水煎取汁,加入粳米煮粥。每日2次,温热服。

第四章 常见疾病调理药膳

【功　效】滋补肝肾，养心安神。适用于肝肾阴虚所致的妇女脏燥，症见头晕耳鸣、烦躁易怒、心悸不安，甚则意识朦胧、手足心热、腰膝酸软。

加味甘麦大枣汤

【原　料】乳小麦 50 克，甘草 5 克，大枣 10 枚，银龙骨 200 克，白芍 15 克。

【制用法】上述 5 味水煎。1 次温服。

【功　效】本汤功能养心阴、定神志、敛虚汗。适用于更年期综合征，偏于心神失养、神志异常者，症见情绪波动、易惊、易怒、易哭、心情烦闷、不能自主、失眠盗汗、呵欠频发等。

核桃莲子粥

【原　料】核桃仁 20 克，芡实、莲子各 18 克，粳米 50 克。

【制用法】以上 4 味用水洗净后放入锅内，加水适量，用大火煮沸后改小火煮至米开花即可食用，每日 1 剂，可常服。

【功　效】清热养神。适用于更年期综合征。

莲子龙眼汤

【原　料】莲子 30 克，龙眼肉 15 克，白糖适量。

【制用法】将莲子水浸去心，与龙眼肉同加水煎煮至熟，调入白糖即可，每日 1 剂，晚上温服，喝汤，吃莲子、龙眼肉。

【功　效】补心脾，益气血，安神益智。适用于心脾两虚之更年期综合征。

首乌天麻饮

【原　料】制首乌 20 克，天麻 15 克，石决明、牡蛎各 30 克，丹参 10 克，白蜜适量。

【制用法】先将石决明、牡蛎加水煎煮 30 分钟，再与何首乌、天麻、丹参同煎取汁，后入白蜜煮沸。分 3 次饮服，每日 1 剂。

【功　效】补肝肾，益精血，平肝息风，活血化瘀。适用于更年期综合征。

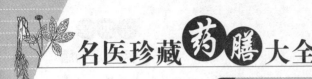

加味柴胡疏肝粥

【原　料】柴胡、香附、枳壳、白芍各9克，合欢花12克，当归、沉香、路路通、川芎各6克，粳米100克，白糖适量。

【制用法】先将上药煎汁去渣，后入粳米煮粥，临熟下白糖调味，稍煮即成。空腹温热食用。

【功　效】疏肝理气，解郁宁神。适用于妇女更年期综合征，症见烦躁易怒、情绪不安、两胁胀痛、善太息、心悸、失眠、多梦。

黄精山药炖鸡

【原　料】黄精30克，山药100克，鸡1只，葱段、姜片各10克，料酒、精盐、味精各适量。

【制用法】将鸡去毛及内脏，切块洗净，与山药、黄精同放大碗中，加水适量及葱、姜、料酒，隔水炖熟，加精盐、味精调味即可。隔日1剂，分2次服，连服3～5日。

【功　效】适用于治疗更年期综合征。

清蒸杞甲鱼

【原　料】甲鱼1只，枸杞子15克，葱、姜、蒜、精盐各适量。

【制用法】先将甲鱼去内脏洗净，再将枸杞子放入甲鱼腹内，加入葱、姜、蒜、精盐等调料，放锅上清蒸至熟。食肉喝汤，可常吃。

【功　效】适用于肾阴亏虚型更年期综合征。

六　男性生殖系统

阳痿

阳痿是指在性生活中男子虽有性欲，但阴茎不能勃起，或能勃起但不坚硬，从而不能进行性交的一种性功能障碍。

阳痿可由器质性病变或精神心理因素造成。一般认为器质性病变引起的阳痿仅占10%~15%，这种阳痿往往属于原发性阳痿，表现为阴茎在任何时候都不能勃起。造成的原因很多，包括生殖系统疾病、全身性疾病、药物因素、血管疾病等。

精神心理因素引起的阳痿，又称为功能性阳痿，这是最常见的一种性功能障碍，占85%~90%。精神性阳痿常与某一次精神创伤有关，常以突然发病为特点，有的刚接触配偶时能勃起，但企图性交时却又立即萎缩，有时发病为一过性或暂时性，经过治疗多数可恢复。这种阳痿是由于大脑皮质抑制作用增强，使大脑性中枢得不到足够的兴奋所造成。

羊肾杜仲五味汤

【原　料】杜仲15克，五味子6克，羊肾2个，料酒10毫升，生姜5克，葱10克，精盐3克，味精2克。

【制用法】将羊肾剖开，去筋膜，泡洗干净，切碎。杜仲、五味子用纱布包裹，同放砂锅内，加料酒、生姜、葱，加水适量，炖至羊肾熟透后，加入精盐、味精调味后空腹服食。

【功　效】温阳固精，补肝肾，强筋骨。用于肾虚腰痛、阳痿遗精等症的辅助治疗。

韭菜子煎螵蛸

【原　料】韭菜子、桑螵蛸、煅龙骨各10克。

【制用法】将韭菜子、桑螵蛸、煅龙骨，洗净，放入砂锅内加清水适量，文火煎煮1小时即可食用。

【功　效】益肾固精，强腰膝，补肝肾。用于阳痿、遗精等症的辅助治疗。

【宜　忌】阴虚火旺、膀胱有热而尿频数者忌用桑螵蛸。

海马补肾酒

【原　料】海马1对，白酒500毫升。

【制用法】将海马洗净，放入净瓶中，倾入白酒，密封浸泡15日即成。每次服1小杯，每日3次。

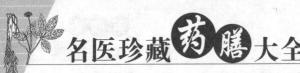

【功　效】补肾助阳。适用于阳痿不举、腰膝酸软等。

羊外肾汤

【原　料】鲜羊外肾1对，猪骨头汤1碗，猪脊髓1副，花椒10粒，姜末5克，葱白2茎，芫荽末3克，胡椒末、精盐各适量。

【制用法】先把羊外肾剖开，去筋膜，冲洗干净，切成薄片；再把熬好的骨头浓汤，加入花椒、胡椒末、精盐、姜末、葱白一起放入锅内，用文火烧沸，把切成3.3厘米一段的猪脊髓投入，约煮15分钟，再投入羊外肾片，然后改用武火烧沸3分钟，倒入碗内，撒上芫荽末即成。随意服，吃肉、骨髓，喝汤。

【功　效】补肾益精。适用于肾精不足之阳痿。

鹿茸羹

【原　料】鹿茸6克，鸡肉150克，水发海参25克，水发口蘑、水烫青菜各15克，鸡蛋清1只，肥肉膘50克，精盐、味精、料酒、鸡油、水淀粉、鸡汤各适量。

【制用法】鹿茸磨成细面；海参、青菜、口蘑都切成小片；肥肉膘和鸡肉剁茸，加鸡蛋清、鸡汤和适量精盐、味精，搅成糊状，再放入鹿茸搅匀备用。在锅内放鸡汤，烧开后将鹿茸、鸡肉泥用油纸漏斗挤作珍珠形拖入汤内，再放入海参、口蘑、青菜和作料，烧开后用淀粉勾芡，淋上鸡油，盛在汤盆内即成。佐餐食用。

【功　效】补气血，壮元阳，益肾精。适合于肾虚阳痿、遗精、早泄、虚寒带下等病人食用。

【宜　忌】阴虚火旺者忌食此羹，症见潮热盗汗、五心烦热、口干等。

牛膝鱼丸汤

【原　料】鱼肉300克，鸡蛋1个，牛膝10克，萝卜、菠菜、海米、淀粉、精盐、味精各适量。

【制用法】①先将牛膝加水煎取约30毫升的药汁备用；鱼肉剁碎成末，加入鸡蛋和萝卜、菠菜，放入精盐、味精，再和入淀粉待用；海米用水浸泡。

②用鱼肉末氽丸子，待鱼丸子浮上时即捞出；于汤中倒入牛膝汁，再将鱼丸、海米放入，汤沸后即成。饮汤食肉。

【功　效】通经利尿，增强精力。主治阳痿。

芝麻核桃酒

【原　料】黑芝麻、核桃仁各25克，白酒500毫升。

【制用法】黑芝麻、核桃仁洗净，放入酒坛内，再倒入白酒拌匀，加盖密封，置阴凉处，浸泡15天即成。每日2次，每次15~20毫升。

【功　效】补肾，纳气，平喘。适用于肾虚咳嗽、腰痛脚弱、阳痿、遗精、大便干燥等症。

肉苁蓉粥

【原　料】肉苁蓉15克，精羊肉100克，粳米50克。

【制用法】肉苁蓉加水100毫升，煮烂去渣；精羊肉切片入砂锅内加水200毫升，煎数沸，待肉烂后，再加水300毫升；将粳米煮至米开汤稠时，加入肉苁蓉汁及羊肉再同煮片刻停火，盖紧盖闷5分钟即可。每日早、晚温热服。

【功　效】补肾壮阳，润肠通便。适用于阳痿、遗精、早泄、性机能减退等。

【宜　忌】大便泄泻、相火偏旺者忌服。

海参羊肉粥

【原　料】海参20克，羊肉、粳米各100克，精盐、姜、葱各适量。

【制用法】将海参水发，切片，羊肉切片，粳米淘净后放入砂锅内，加水适量。将锅置武火上烧开，移文火上煎熬至熟，再放入海参、羊肉，稍煮至熟，加入调味品即成。宜秋冬季早晚空腹饮粥食用。

【功　效】补肾益精。适用于肾虚所致的阳痿、性机能减退、小便频数等。

【宜　忌】凡阴虚火旺体质不宜服用。

萸肉羊肉粥

【原　料】山萸肉10~15克，精羊肉、粳米各60克，葱白2茎，生姜

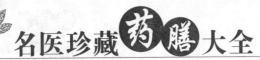

3片，精盐适量。

【制用法】将山萸肉、精羊肉分别洗净后切细，先用砂锅煎山萸肉，取汁去渣，入羊肉，粳米同煮，待煮沸后，加入精盐、葱白、生姜，煮为稀粥。早、晚各食1次。

【功　效】补肾助阳，健脾养胃，润肠通便。适用于肾阳虚衰所致的阳痿遗精、早泄、女子不孕、腰膝冷痛、小便频数、夜间多尿以及平素体质羸弱、劳倦内伤、恶寒怕冷、四肢欠温、脾胃虚寒及老人阳虚便秘等症。

【宜　忌】萸肉羊肉粥属温热性药粥，适于冬季服食，以5～7天为1疗程。大便溏薄、性机能亢进者以及夏季不宜服用。

熟地山药粥

【原　料】熟地15克，山药、小茴香、茯苓各30克，粳米100克，红糖适量。

【制用法】先将熟地、山药、小茴香、茯苓煎取汁。再与粳米煮成稀粥，调入红糖。每日1～2次，温热食。

【功　效】养心益肾，安神定志。主治阳痿。适用于胆怯不宁、失眠、阳事不举、舌脉正常。

鹿鞭粥

【原　料】鹿鞭1具，粳米100克，葱、精盐、胡椒各适量。

【制用法】锅内放砂，加热，将鹿鞭放锅内炒，炒至松泡后，研末备用。再将粳米淘净放入砂锅内煮粥，待粥煮至将熟时，放入鹿鞭末3克及调味品，稍煮1～2沸即可。每日2次，空腹温热食。

【功　效】温阳补虚。适用于阳气衰弱、腰膝疼痛、筋骨痿弱、肢体畏寒、行动无力、阳痿、早泄等症。

【宜　忌】火热症者忌用。

虫草鸭块汤

【原　料】虫草20克，肥鸭1只，料酒、味精、葱、姜、精盐、胡椒粉各适量。

第四章
常见疾病调理药膳

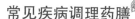

【制用法】①鸭宰杀后剖洗好，置沸水锅中氽8～10分钟，除去血腥味；虫草反复洗去泥沙备用。

②在铁锅中加入适量清水，放入料酒、葱、姜、胡椒粉、精盐，调好味；将鸭切成10小块，装入炖盅里，用竹签将鸭块插三四个小孔，每孔内插入洗净的虫草1根，再加入调味的清汤后，上笼蒸1小时即成。上桌时加入味精少许。佐餐食用。

【功　效】益精气，补虚损。适用于阳痿、早泄、遗精、腰膝酸软等症。

养元鸡子

【原　料】鸡蛋2个，附片、山药各10克，小茴香5克，青盐2克。

【制用法】①先将小茴香、山药、附片、青盐放入砂锅中，加适量的水，煎煮2小时以上。

②鸡蛋打在碗内，用滚开药液冲调即成，亦可调入少许蜂蜜。每早服1次，坚持月余即可见效。

【功　效】补肾壮阳，益精增力。适用于肾阳虚肾精亏的早衰、性欲减退、阳痿等症。

【宜　忌】青少年肾不虚者忌服。

牛肾粥

【原　料】牛肾1个，阳起石30克，粳米100克，葱白2茎，生姜3片，精盐少许。

【制用法】将牛肾去筋膜细切，布包阳起石水煎，去渣取汁。将米洗净，同牛肾同入药汁中，对水煮粥，粥将熟时，入葱白、生姜、精盐，再煮1沸即可。每日1～2次，温热服。

【功　效】益肾壮阳。适用于房劳过度、阳气亏虚、腰膝酸软冷痛、阳痿、早泄等症。

早泄

所谓早泄，是指在男方还没有和女方性交，或者刚刚开始性交即阴茎插

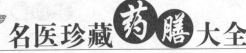

入阴道之时和刚插入之后,立即出现射精现象,致使阴茎立即软缩,性生活不能继续进行下去而导致的性功能障碍。如果在性交时,由于男方不能控制足够长的时间而射精,以致使其具有性高潮的女性得不到满足,或者不能随意地控制射精反射,也可归属于早泄范畴,但这是从性和谐角度讲的。根据发病原因,早泄可分为器质性和功能性两大类。真正由于器质性病变引起的早泄极为少见,绝大多数属于功能性早泄。

中医学认为,精液的藏泄,与心、肝、肾三脏功能失调有关。倘若心火过旺,肝内相火炽烈,二火相交、扰动精关,致使精关不固,因而发生早泄或滑精;或者情志不遂,肝郁气滞,疏泄失常,约束无能,因而造成过早泄精;或纵欲精竭,阴亏火旺,精室受灼,致使固守无权;或者少年误犯手淫,过早婚育,戕伐太过,以致肾气虚衰,封藏失固,以致精泄过早。

芡实茯苓粥

【原　料】芡实15克,茯苓10克,大米适量。

【制用法】芡实、茯苓捣碎,加水适量,煎至软烂时再加入淘净的大米,继续煮烂成粥。1日分顿食用,连吃数日。

【功　效】补脾益气。适用于小便不利、尿液混浊、阳痿、早泄等。

腐皮白果粥

【原　料】白果12克,腐皮80克,白米适量。

【制用法】白果去壳和心,与腐皮、白米置锅中加水适量,煮粥。每日1次,当早点吃。

【功　效】补肾益肺。适用于早泄、遗尿、小便频数、白带过多、肺虚咳喘等。

早泄方

【原　料】鹿衔草、山药各30克,熟地、仙灵脾各20克,巴戟、熟附片各15克,枸杞子、五味子各12克,肉桂5克,仔公鸡1只,葱20克,姜15克,绍兴酒30毫升,茯苓、鹿角胶、精盐各10克。

【制用法】①以上药(除附片、鹿角胶外)用纱布袋装好,扎口,放药罐

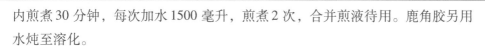

内煎煮30分钟，每次加水1500毫升，煎煮2次，合并煎液待用。鹿角胶另用水炖至溶化。

②熟附片放炖锅内，加水300毫升。煎煮1小时后，放入药液、鸡、绍酒、葱、姜、精盐于锅内，置武火上炖煮沸，再用小火炖50分钟即可。每日1次，单服。5天为1个疗程。

【功　效】补肾虚，益精血。适用于早泄。

五子酒

【原　料】枸杞子、菟丝子各80克，车前子、北五味子各20克，覆盆子40克，白酒2500毫升。

【制用法】上药制为粗末，用纱布包好，浸入白酒内，密封贮存，每日摇荡1次，15日后即成。每次服20～30毫升，每日2次。

【功　效】补肾固精，填精益髓。适用于肾虚精少、阳痿早泄、遗精、精冷等。

温肾固精酒

【原　料】肉苁蓉、锁阳各60克，桑螵蛸40克，龙骨30克，茯苓20克，白酒2500毫升。

【制用法】上药共制粗末，用纱布包好，浸入白酒内，密封贮存，每日摇荡1次，15日后即成。每次服10～20毫升，每日2次。

【功　效】温阳补肾，固精。适用于肾阳虚衰所致的阳痿、早泄、便溏、腰酸等。

熘炒黄花猪腰

【原　料】猪腰500克，黄花菜50克，姜、葱、蒜、素油、精盐、白糖、淀粉各适量。

【制用法】猪腰切开，剔去筋膜臊腺，洗净，切成腰花块；黄花菜水泡发切段；炒锅中置素油烧热，先放入葱、姜、蒜等作料煸炒，再爆炒猪腰，至其变色熟透时，加黄花菜、精盐、白糖煸炒，再入淀粉，汤汁明透起锅。顿食或分顿食用。

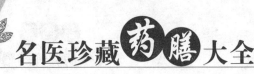

【功　效】补肾益脾，固涩精液。适用于肾虚腰痛、耳鸣、早泄、阳痿、产妇乳少等。

羊肉枸杞子韭子汤

【原　料】羊肉250克，枸杞子20克，韭子、肉苁蓉各15克，山药10克，葱段、姜片、黄酒、精盐、味精、麻油各适量。

【制用法】羊肉洗净切块，在开水中氽一下，枸杞子、韭子、肉苁蓉、山药装于纱布袋中，扎紧袋口，同放于锅中加水，旺火烧开撇去浮沫，加入葱和姜片、黄酒、精盐，小火炖至酥烂，拣出药袋，下味精，淋麻油。分2次趁热食肉喝汤。

【功　效】用于肾虚阳痿、早泄、腰膝酸软、神疲乏力等症。

巴戟天蒸龙虾

【原　料】龙虾肉100克，巴戟天、薏苡仁各15克，鸡内金、鸡血藤、核桃仁各10克，姜片、黄酒、精盐、味精、麻油各适量。

【制用法】巴戟天、薏苡仁、鸡内金、鸡血藤、核桃仁均放入锅内，煎2次，每次煎至200毫升，煎半小时，2次煎液合并，去渣留汁装入大瓷碗内，加入龙虾肉、姜片、黄酒和精盐，盖好，隔水蒸，熟透下味精，淋麻油即可食用。分2次趁热食龙虾肉，喝汤。

【功　效】用于阳痿、早泄、遗精、性功能减退等症。

枸杞炖羊肉

【原　料】羊腿肉150克，枸杞20克，清汤、葱、姜、料酒、精盐、味精各适量。

【制用法】①将羊肉整块入开水锅内煮透，放入冷水中洗净血沫，切成方块；葱切成段，姜切成片。

②铁锅烧热，下羊肉、姜片翻炒，烹入料酒炝锅，炒透后，将羊肉同姜片一起倒入大砂锅内，放入枸杞、清汤、精盐、葱，烧开，撇尽浮沫加盖，用小火炖，待羊肉炖烂，尝好口味，挑出葱、姜，放入味精即可。佐餐随量服用。

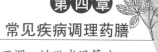

第四章 常见疾病调理药膳

【功　效】补肾强筋。可辅治早泄、肾虚、阳痿、月经不调、性欲减退等症。

杞子南枣煲鸡蛋

【原　料】枸杞子15克,南枣6个,鸡蛋2个。

【制用法】先将鸡蛋煮熟去壳,然后与杞子、南枣同煮。吃蛋饮汤,每日或隔日1次,一般3次即可见效。

【功　效】补心脾,摄精气。适用于遗精、早泄、头晕眼花、精神恍惚、心悸、健忘、失眠等症。

复元汤

【原　料】怀山药50克,肉苁蓉20克,菟丝子10克,核桃仁2个,瘦羊肉500克,羊脊骨1具,粳米100克,葱白3根,生姜、花椒、料酒、胡椒粉、八角、精盐各适量。

【制用法】①将羊脊骨剁成数节,用清水洗净;羊肉洗净后,汆去血水,再洗净,切成5厘米厚的条块;将怀山药、肉苁蓉、菟丝子、核桃仁用纱布袋装好扎紧;生姜拍破;葱切段。

②将中药及食物同时放入砂锅内,注清水适量,武火烧沸,打去浮沫;再放入花椒、八角、料酒,移文火继续煮,炖至肉熟烂,出锅装碗,加胡椒粉、精盐调味,即可食用。佐餐食。

【功　效】温补肾阳。适用于肾阳不足、肾精亏损之耳鸣眼花、腰膝无力、阳痿早泄等症。

遗　精

所谓遗精,是指在无性交活动状况下发生射精的现象。遗精是进入青春期发育后的男性常见的正常生理现象。一般而言,性功能正常的成年男子每月有1~2次或2~3次遗精属正常范围,大约80%的男性都有遗精的现象。但如果1周数次或1夜数次遗精,或一个性冲动精液就流出来,或已婚男子在正常性生活的情况下,仍然出现遗精,而且伴有头昏眼花、精神萎靡不振、失眠健忘、腰痛腿软等症状,则为病理状态,属于性功能障碍的一种表现。

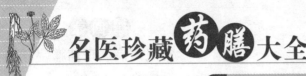

赤小豆乌梅饮

【原　　料】赤小豆20克，竹叶、乌梅各10克。

【制用法】赤小豆、竹叶洗净，置锅中，加乌梅，加清水500毫升，武火煮开5分钟，改文火煮30分钟，滤渣取汁。分次饮用。

【功　　效】清热利湿固精。适合湿热下注型遗精、阴部湿痒、口舌生疮，恶心欲吐者。

三味涩精酒

【原　　料】覆盆子、巴戟天、菟丝子各15克，白酒500毫升。

【制用法】将前3味共捣碎，浸入白酒内，密封贮存，7～10日后滤取酒液即成。每次服10毫升，每日2次。

【功　　效】补肾涩精。适用于精液异常、滑精、小便频数、腰膝冷痛等。

莲实雪耳粥

【原　　料】莲子、山药各15克，芡实12克，雪耳9克，粳米或糯米100克，白糖适量。

【制用法】莲子、芡实、山药、雪耳与米共煮为粥。加白糖调匀。可作点心或早晚餐食用。

【功　　效】养心益肾，补脾抗老。适用于多梦、遗精、慢性腹泻、夜间多尿。

【宜　　忌】大便干燥的病人不宜服食；感冒发热期间停服。

猪腰胡桃补肾汤

【原　　料】猪腰子2个，胡桃肉、山萸肉各10克。

【制用法】猪腰对剖，去筋膜、臊腺，洗净，与另2味共入锅，加适量水，置火上煲至熟烂即可。饮汤，食肉。

【功　　效】补肾强腰，固精。适用于肾虚腰酸、遗精等症。

金樱鲫鱼汤

【原　　料】金樱子30克，鲫鱼250克，香油、精盐各5克。

【制用法】鲫鱼去鳞、内脏，洗净，加金樱子及适量水煲汤，香油、精盐调味即成。

【功　效】补肾固精，利尿消肿。适用于男子肾气不固而致遗精、滑精等。

松子蜜膏

【原　料】松子仁、金樱子、枸杞子各125克，麦冬、制蜂蜜各250克，水适量。

【制用法】除蜂蜜外，将上述各药共洗净入锅，加适量水旺火烧开后改用中火煎熬，直至汁剩一半时，将汁倒碗另加水重熬。如此3次，最后弃渣将3次汁合并，再入锅煎煮至汁浓稠状时，干净纱布过滤，弃渣取汁，加入蜂蜜，并不断搅动收膏，待冷贮瓶备用。1日服食2次，每次5~10毫升，早晚温开水送服。

【功　效】补气温胃，固精涩肠，养血明目，滋补五脏，润肌肤。适合心神恍惚、饮食无味、遗精滑精者食用。

莲子百合炖瘦肉

【原　料】莲子、百合各20克，瘦猪肉50克，葱、姜、黄酒各适量。

【制用法】莲子、百合洗净；瘦猪肉洗净，切成丝状。三者同置炖盅中，加水及调料，隔水清炖30分钟。分次食用。

【功　效】滋阴降火，补心益肾。适合阴虚火旺、心肾不交型遗精及梦中遗精、阳强易举、五心烦热、心悸气短者食用。

兴阳补肾酒

【原　料】阳起石、淫羊藿各50克，米酒1000毫升。

【制用法】将阳起石、淫羊藿浸入米酒内，密封贮存，每日摇荡1次，30日即成。每晚睡前服40毫升。

【功　效】壮阳补肾。适用于肾阳虚所致的阳痿、遗精、早泄等。

猪脊髓煲莲藕

【原　料】猪脊髓500克（连脊骨），莲藕250克。

【制用法】将上2味同放锅内熬煲。当菜服食,每周2剂,一般4~8剂即可见效。

【功　效】补血益肾。适用于遗精、面色苍白、四肢乏力、腰膝酸软等症。

冰糖芡莲

【原　料】湘莲子150克,芡实、食碱各100克,冰糖300克,蜜桂花5克。

【制用法】①湘莲子入盆,加食碱50克,倒入开水800毫升,用小竹帚连续搅打去净皮,莲子入清水中漂去碱味捞出,用刀切去两头,用竹签剔去莲心,入开水中烫3次。

②锅置火上,放入莲肉、芡实,掺水烧开,撇去浮沫,加入冰糖烧开,待溶化后,撇去浮沫,盖上盖,改用文火焖1小时至酥烂,加蜜桂花即可。随意服食。

【功　效】补脾止泻,益肾固精。适用于脾虚所致的久泻、带下以及肾虚不固所致的遗精、尿频、尿浊等症。

羊肉芡实汤

【原　料】羊腿肉250克,芡实50克,黄酒、葱、姜、精盐、味精各适量。

【制用法】羊腿肉洗净,切成小块,开水浸泡1小时,捞出。将羊腿肉置于锅中,加清水500毫升,下芡实、黄酒、葱、姜、精盐与味精,用武火煮开3分钟,改文火煲30分钟。分次食用。

【功　效】补肾益气,固精。适合肾气虚损、精关不固、偏阳虚型遗精,并见滑精、头晕肢冷者。

前列腺炎

前列腺炎是男性生殖系统感染中的常见病,但很少单独发生,往往与其他器官炎症,如尿道炎、精囊炎或附睾炎同时发生,是尿道感染的一部分。本病有急性、慢性之分,急性前列腺炎多见于青壮年,病前多有过度饮酒、性生活不当令阴部损伤、感冒或急性尿道炎等原因,临床表现起病急、高烧寒战、尿频、尿急、尿痛及尿血；慢性前列腺炎继发于急性前列腺炎或慢性尿道炎，临床表现起病缓慢，有轻度尿频和排尿烧灼感，终末尿混浊，常有白色分泌物流出，常伴有性功能障碍及神经衰弱症状。中医把本病归属于淋症，由于热在下焦所致。

二山芡实酒

【原　料】山萸肉、山药、熟地、生芡实各30克，菟丝子40克，莲子肉20克，低度白酒600毫升。

【制用法】将前6味捣碎，置容器中，加入白酒，密封，浸泡5～7天后，过滤去渣，即成。日服2～3次，每次20～30毫升。

【功　效】补肾固摄。适用于肾虚白浊（慢性前列腺炎）。

车前绿豆粱米粥

【原　料】车前子60克，绿豆50克，橘皮15克，通草10克，高粱米100克。

【制用法】车前子、橘皮、通草纱布包，煮汁去渣，入绿豆和高粱米煮粥。空腹服，连服数日。

【功　效】适用于老人前列腺炎、小便淋痛等症。

牛乳蜜枣粥

【原　料】牛乳500克，红枣15枚，蜂蜜30毫升，淀粉20克。

【制用法】枣洗净煮熟捞出备用，将淀粉用清水调成糊状，把牛乳放入砂锅煮沸，放入枣及淀粉糊，稍煮拌成粥，离火放入蜂蜜拌匀即成。

【功　效】补脾胃，益虚损，生津润肠，止痛解毒。

牛膝泽兰花茶

【原　料】牛膝5克，泽兰、花茶各3克。

【制用法】将花茶放入茶壶中，将牛膝、泽兰加水500毫升煎煮至250毫升，冲入茶壶浸泡15分钟，当茶随意饮用。

【功　效】用于慢性前列腺炎。

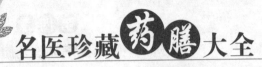

金樱佛手炖猪脬

【原　料】金樱根120克，佛手花、砂仁各6克，滑石粉30克，猪脬1个，姜丝、黄酒、精盐、味精、麻油、醋各适量。

【制用法】猪脬用精盐和醋里外搓洗干净，切块；将金樱根、佛手花、砂仁、滑石粉放入砂锅内煎2次，每次加水300毫升煎20分钟，2次煎液合并，弃渣留汁于锅中，加入猪脬块用小火炖至酥烂时，加入姜丝、黄酒和精盐，再炖片刻，下味精、麻油。分2次趁热食猪脬，喝汤。

【功　效】用于气滞型前列腺炎、下腹至阴囊胀痛麻木、小便涩滞难出者。

二紫通尿茶

【原　料】紫花地丁、紫参、车前草各15克，海金砂30克。

【制用法】上药研为粗末，置保温瓶中，以沸水500毫升泡15分钟。代茶饮用，每日1剂，连服5~7日。

【功　效】消炎利尿。适用于前列腺炎、排尿困难及尿频尿痛症者。

【宜　忌】脾胃虚寒者忌用。

前列腺肥大

前列腺肥大，又称良性前列腺增生症，是一种前列腺明显增大而影响老年男性健康的常见病。现代医学认为，前列腺肥大与内分泌系统有关，是前列腺内层尿道腺和尿道下腺上皮细胞及基质增生、腺泡囊性扩张、结缔组织及平滑肌节样增生所致。

枸杞肉丁

【原　料】猪瘦肉250克，枸杞、白糖各15克，番茄酱50克，料酒、白醋各10毫升，精盐3克，淀粉20克，鸡精、味精各2克，素油200毫升。

【制用法】①肉洗净，切丁，加料酒、精盐、湿淀粉拌匀，腌渍15分钟，拌上干淀粉。

第四章
常见疾病调理药膳
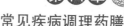

②锅内放入素油,烧7成热时,放入肉丁炸至酥捞起。

③枸杞洗净,泡发,沥干水分,磨成浆,加入番茄酱、白糖、白醋拌成卤汁,倒入热油锅内翻炒至浓稠,投入熟肉丁,加鸡精、味精炒匀即可。

【功　效】滋阴补脾,补肾益精。用于前列腺肥大患者辅助治疗。

【宜　忌】高血压、高血脂不宜多食。

牛奶蜜枣芽糖

【原　料】红枣15枚,淀粉20克,牛奶500毫升,蜂蜜适量。

【制用法】红枣去核,将淀粉调成糊状,牛奶入锅烧开,加已煮过的红枣、淀粉糊,搅拌成芽糖,加入蜂蜜拌匀。分2~3次趁热食用。

【功　效】用于前列腺肥大、便秘及老年性痴呆等症。

加味青鸭羹

【原　料】青头鸭1只,党参、黄芪各30克,升麻、柴胡各15克,精盐适量。

【制用法】先将鸭宰杀,去毛,剖腹除内脏,洗净备用;将上4味药捣碎,用纱布包好后纳入净鸭腹内,放入锅中,加适量水煮至鸭肉熟透,加精盐调味即可。饮汤,食鸭肉。空腹服食。

【功　效】补中益脾,升阳利水。适用于前列腺肥大属中气下陷者、小便困难、小腹坠胀、时欲小便而不得出、神疲懒言、胃纳不佳等症。

参芪精

【原　料】党参、黄芪各250克,白糖500克。

【制用法】将党参、黄芪泡透煎煮,每30分钟取药液1次,共煎取3次;合并药液,慢火熬至稠黏,放冷后加入白糖搅匀,晒干压碎,装瓷罐内备用。每次10克,沸水冲化服,每日2次,常服。

【功　效】适用于中气不足型前列腺肥大。

桂末粥

【原　料】肉桂末5克,白米60克。

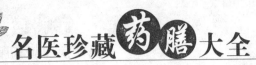

【制用法】白米煮粥,半熟时加入肉桂末熬熟。顿食,每日1剂,连用1周。

【功　效】适用于肾阳衰微型前列腺肥大。

黄芪鲤鱼饮

【原　料】生黄芪60克,鲤鱼(活)1尾。

【制用法】将活鲤鱼宰杀,去鳞、鳃及内脏,切块,与黄芪同煮至熟。饮汤,食鱼肉。

【功　效】补气利水。适用于中气不足所致的癃闭,症见排尿困难、神疲气短、纳食减少、脘腹胀闷、小腹坠胀、大便溏薄等症。此方对老年气虚、小便不通者尤宜。

【宜　忌】对外感未愈、内有实热者不宜服用。

白果通淋饮

【原　料】白果50克,茯苓、冬瓜子各20克。

【制用法】白果、冬瓜子、茯苓分别洗净,置锅中,加清水500毫升,急火煮开5分钟,改文火煮20分钟,滤渣取汁;分次饮用。

【功　效】通淋利湿。适用于前列腺肥大。

七 女性生殖系统

闭　经

年逾18周岁女性,月经尚未来潮者,称为原发性闭经,如月经周期建立后,停经3个月以上者,称为继发性闭经。青春期前、妊娠期、哺乳期、绝经后的"停经"均属正常生理现象。正常月经的建立均与大脑皮质－下丘脑－垂体－卵巢－子宫等有密切关系,其中任何一个环节发生病变,即可导致闭经。同时如内分泌甲状腺、肾上腺皮质功能障碍,或精神神经因素、消耗性疾病等,也能引起闭经。中医认为本病有虚实之分,虚者精血不足,血海空虚，无血可下，多因肝肾不足、气血虚弱、阴虚血燥而成闭经；实者邪气阻隔，脉道不通，经血不得下，多由气滞血瘀、痰湿阻滞导致闭经。

桃仁红花粥

【原　料】桃仁15克，红花10克，粳米100克，红糖适量。

【制用法】先将桃仁捣烂如泥，再与红花一并煎煮，去渣取汁，同粳米煮为稀粥，加红糖调味。每日1~2次，温热服。

【功　效】活血通经，祛瘀止痛。适用于经闭、月经不调等。

【宜　忌】用量不宜过大。平素大便稀薄者不宜用。

牛膝炖猪蹄

【原　料】川牛膝15克，猪蹄2只，黄酒50~100毫升。

【制用法】猪蹄刮净毛，剖开切成数小块，与牛膝一起放炖锅内，加黄酒，加水500毫升，文火炖至猪蹄熟烂，去牛膝。食猪蹄，喝汤。

【功　效】活血通经。适用于妇女闭经，症见闭经数月、小腹胀痛拒按、胸胁胀满等。

糯米内金粥

【原　料】鸡内金15克，生山药45克，糯米50克。

【制用法】先以文火煮鸡内金1小时，后加糯米及山药再煮。每日分2次服。

【功　效】活血通经，健胃消食。适用于气滞血瘀所致的闭经以及食积不化、脘腹胀满和小儿疳积等症。

党参牛膝酒

【原　料】党参、牛膝各60克，香附、当归各30克，肉桂、红花各18克，白酒1000毫升。

【制用法】上药共制粗末，用纱布包好，浸入白酒内，密封，每日摇荡1次，7~10日即成。每次服10毫升，每日2次。

【功　效】疏肝理气，温经活血。适用于闭经伴见小腹胀痛或冷痛、面色晦暗、腰部酸痛等。

月季花汤

【原　料】月季花3～5朵，黄酒10毫升，冰糖适量。

【制用法】将月季花洗净，放入锅中，加水150毫升，以文火煎至100毫升，去渣，加入冰糖及黄酒混匀即成。温服。每日1次。

【功　效】行气活血。适用于气滞血瘀、闭经、痛经患者食用。

【宜　忌】血热、血虚者忌用。

墨鱼香菇冬笋粥

【原　料】干墨鱼1只，水发香菇、冬笋各50克，猪瘦肉、粳米各100克，胡椒粉1克，料酒10毫升，精盐、味精各适量。

【制用法】墨鱼干去骨，用温水浸泡发胀，洗净，切成丝状；猪肉、香菇、冬笋分别切丝备用。粳米淘洗干净，下锅，加入肉丝、墨鱼、香菇、冬笋、料酒熬至熟烂，最后调入精盐、味精及胡椒粉即可。每日1剂，分2次服。

【功　效】补益精气，通调月经，收敛止血。适用于妇女闭经、白带频多。

桃花蜂蜜糯米粥

【原　料】桃花50克，蜂蜜、白糖各25克，糯米100克。

【制用法】糯米洗净下锅，加水1000毫升煮粥，粥将熟时，入桃花、蜂蜜及白糖，稍煮即成。每日1剂，分2次服。

【功　效】活血，利水，通便。适用于闭经症。

猪肉归姜汤

【原　料】猪瘦肉200克，当归、生姜各25克，精盐适量。

【制用法】猪肉洗净，切块；生姜切片，备用。砂锅内加水适量，放入猪肉块、生姜片、当归，武火烧沸，改用文火煮40～50分钟，弃姜片、当归，加入精盐，吃肉喝汤。每日1剂，连服7～10日。

【功　效】生姜温中散寒、升阳散气；当归有补血活血、调经止痛、润燥滑肠等功效；猪肉滋阴养血、补益肝肾。合而为汤，可补中益气、养血调经、温中暖下。本汤适用于血枯经闭，产后血虚、腹痛、干血痨者服用。

第四章 常见疾病调理药膳

香术苡米粥

【原　料】香附、苍术各15克，薏苡仁50克。

【制用法】香附、苍术水煎取汁。薏苡仁加清水煮粥，将熟时调入药汁，再煮一二沸即可。每天分2次服尽，服时可调入白糖适量。

【功　效】适用于形体肥胖、胸胁胀满、恶心痰多、神疲倦怠或面浮肢肿的痰湿阻滞的闭经妇女。

当归煮鸡蛋

【原　料】鸡蛋2只，当归9克。

【制用法】当归加水3碗，放入煮熟去壳又用针刺十余个小孔的鸡蛋，煮汤至1碗即成。每日服2次，吃蛋，饮汤。

【功　效】补气血，调经。适用于气血瘀滞型闭经。

红花黑豆糖煎

【原　料】红花15克，黑豆250克，红糖120克。

【制用法】上3味水煎服，去红花后，食豆饮汤。每日1剂。

【功　效】活血，祛瘀，通经。适用于气滞血瘀型闭经。

桂圆粥

【原　料】干桂圆肉9克，薏苡仁30克，红糖1匙。

【制用法】干桂圆肉与薏苡仁同煮粥，加红糖1匙即可食用，每日1剂。

【功　效】健脾，养血，调经。适用于气血虚弱型闭经。

【宜　忌】阴虚火旺者不宜服。

红花糯米粥

【原　料】红花、当归各10克，丹参15克，糯米50克，红糖适量。

【制用法】上药先煎汁去渣，与糯米、红糖共煮成粥。每日2次，空腹食用。

【功　效】养血活血调经。适用于血虚有瘀型闭经、月经不调。

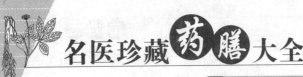

冬虫草炖鸭

【原　料】雄鸭1只（约500克），冬虫夏草10克，精盐、葱、姜各适量。

【制用法】雄鸭去毛及内脏，洗净，放砂锅内加冬虫夏草、精盐、葱、姜调料适量，加水以小火煨炖，熟烂即可食用。

【功　效】滋阴清热、调经。适用于阴虚血燥之闭经。

白芥子三七酒

【原　料】白芥子20克，三七30克，白酒1000毫升。

【制用法】白芥子、三七泡入酒中30日后即可去药饮酒，每日2次，每次20毫升。

【功　效】化痰通络，活血通经。适用于痰湿内阻之闭经。

痛　经

妇女在经期或行经前后，发生下腹及腰骶部疼痛，常伴有头痛、恶心、呕吐、乳胀等症状，称为痛经。痛经可分原发性和继发性两种。原发性痛经亦称功能性痛经，是指生殖器官无明显器质性病变的月经疼痛，多见于未婚或未孕的妇女；继发性痛经常由生殖系统器质性病变，如子宫内膜异位症、盆腔炎、子宫黏膜下肌瘤等引起。

中医学将痛经又分为5种类型，针对不同病因辨证施治：

（1）气滞血瘀，偏于气滞：经前乳胀、胸胁胀痛、呃逆、小腹胀痛、烦躁易怒、经色紫黑量少、舌质暗、少苔、脉弦。

治宜疏肝理气，佐以活血。

（2）气滞血瘀，偏于血瘀：经量少、腹痛、经期痛重于胀、痛如刀割、拒按、服止痛片不能止痛、下血块则痛减、血块色紫黑、舌质暗有瘀斑、脉沉迟。

治宜行气活血，化瘀止痛。

（3）寒湿凝滞：经前或经期小腹发冷、按之痛重、经量少、色黑有块、四肢发凉、便溏、舌边紫、苔白腻、脉沉紧。

治宜温经化湿，理气化瘀。

（4）血热瘀结（多见于炎症引起的痛经）：经前或经期腹痛下坠、腹部刺痛、痛比胀为重、身热或腹部发热、尿黄、经色紫红、质稠有臭味、舌质红、苔白腻、脉滑数。

治宜清热凉血。

（5）气血虚弱：经期或经后，小腹隐痛、按之则痛减、面色苍白、语音低微、身倦乏力、心跳气短、食欲减退、月经量少、色淡质稀、舌淡、苔薄白、脉细弱。

治宜补气养血调经。

桂浆粥

【原　　料】肉桂 2～3 克，粳米 50～100 克，红糖适量。

【制用法】将肉桂煎取浓汁，去渣；粳米加水适量，煮沸后，调入桂汁及红糖，同煮为粥。或用肉桂末 1～2 克调入粥内同煮。每日 2 次。一般以 3～5 天为一疗程。

【功　　效】温中补阳，散寒止痛。适用于虚寒性痛经以及脾阳不振、脘腹冷痛、饮食减少、消化不良、大便稀薄等。

姜艾薏苡仁粥

【原　　料】干姜、艾叶各 10 克，薏苡仁 30 克。

【制用法】先将干姜、艾叶煎水取汁，然后加入洗净的薏苡仁煮粥。每日 2 次，温热食。

【功　　效】温经化瘀，散寒除湿。适用于寒湿凝滞型痛经，症见经前或行经期小腹冷痛、得热痛减、经行量少、色暗有块、恶寒肢冷、大便溏泻、苔白腻、脉沉紧。

山楂去痛粥

【原　　料】山楂 30 克，鸡血藤、益母草各 12 克，当归 9 克，川芎 5 克，粳米 100 克，红糖适量。

【制用法】先将上 5 味药入砂锅煎取浓汁，去渣，加入粳米、红糖同煮为粥。经前1周开始服用。每日2次，温服，服至月经来潮。

【功　效】活血化瘀，调经止痛。适用于痛经，症见经血有块、经期延后。

乌豆益母草汤

【原　料】乌豆（黑豆）50克，益母草30克，红糖30~50克，米酒2汤匙。

【制用法】益母草洗净，切成寸段，入瓦煲加水500~800毫升，煎沸30分钟以上，去渣留汤。乌豆淘洗干净，倒入益母草汁中，继续煎煮至乌豆熟烂时，调入红糖和米酒即可。食乌豆，饮汤。

【功　效】活血，祛瘀，调经。适用于闭经症。

调经草汤

【原　料】肥瘦猪肉、调经草各60克，葱、姜、八角、茴香各5克，豆油、精盐、白糖、料酒各适量。

【制用法】①将猪肉、调经草洗净，猪肉切2厘米见方块，将调经草及葱、姜、八角、茴香装入纱布袋备用。

②炒锅内加熟豆油10克，油热后投入猪肉块，翻炒至水气散出时，加清水1000毫升，放入精盐、白糖、料酒及纱布袋；汤开后改用文火再煮90分钟即可。佐餐食用。

【功　效】补气行气，调经止痛。可辅治气滞血瘀型痛经。

鲜益母草粥

【原　料】益母草60克（干品30克），粳米50克，红糖适量。

【制用法】先将益母草煎汁去渣，然后与粳米、红糖共煮成稀粥。经前3~5天开始服用。每日1~2次温热服。

【功　效】活血化瘀，理气通经。适用于气血瘀滞型痛经、月经不调、产后恶露不止等症。

二花调红茶

【原　料】玫瑰花、月季花各9克，红花3克。

【制用法】上3味制粗末，以沸水冲泡焖10分钟即可。每日1剂，不拘时

第四章 常见疾病调理药膳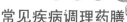

温服,连服数日,以在行经前几日服用为宜。

【功　效】活血调经,理气止痛。适用于气滞血瘀所致的痛经、量少、腹胀痛、经色暗或夹块、闭经等。

人参炖鹌鹑

【原　料】人参20克,鹌鹑4只,猪瘦肉120克,火腿片5克,生姜10克,味精2克,料酒10毫升,精盐4克,胡椒粉适量。

【制用法】①人参润透,切薄片;鹌鹑宰杀后,去毛、肠杂及爪;猪瘦肉洗净,切块;姜切片。

②人参、鹌鹑、瘦肉、火腿片、生姜、料酒同放炖锅内,加入上汤,置武火上烧沸,再用文火炖2小时,加入精盐、胡椒粉,略煮沸,加入味精即成。

【功　效】补气养血,调经止痛。适用于气血两虚致月经不调、痛经等症的辅助治疗。

【宜　忌】不宜与藜芦、五灵脂同食。

血藤炖河蟹

【原　料】鸡血藤30克,河蟹250克。

【制用法】鸡血藤、河蟹加清水适量,置瓦罐中,文火炖沸后,调入米酒适量,炖至河蟹熟。趁热饮服,每日1剂,连续5～7日。

【功　效】活血化瘀,通经止痛。适用于经前或经行小腹胀痛、按压痛甚或伴胸胁乳胀者。

养血止痛粥

【原　料】黄芪、当归、白芍各15克,泽兰10克,粳米100克,红糖适量。

【制用法】黄芪、当归、白芍、泽兰煎15分钟,去渣取汁,放入粳米煮粥,将熟烂时加入适量红糖即可。早、晚温热食用,于月经前连服7天。

【功　效】补气血,健脾胃,止疼痛。主治妇女痛经。黄芪、当归能补气养血,白芍、粳米、红糖酸甘敛阴,缓急止痛,泽兰活血祛瘀止痛,可于经期作辅助食疗。

乌鸡汤

【原　　料】雄乌骨鸡500克，陈皮、良姜各3克，胡椒6克，草果2枚，葱、醋各适量。

【制用法】将鸡切块，与上述各味同煮，文火炖烂。每日2次，吃肉，喝汤。

【功　　效】温中健胃，补益气血。适用于妇女痛经之属于气血双亏、偏于虚寒者。

吴茱萸粥

【原　　料】吴茱萸2克，粳米50克，生姜2片，葱白2根。

【制用法】将吴茱萸研为细末；用粳米先煮粥，待米熟后下吴茱萸末及生姜、葱白，同煮为粥。每日2次，早晚温热服。

【功　　效】补脾暖胃，温中散寒，止痛止吐。适用于虚寒型痛经及脘腹冷痛、呕逆吐酸。

【宜　　忌】用量不宜过大，宜从小剂量开始。一切热证、实证及阴虚火旺的病人忌服。

玫瑰桂圆粥

【原　　料】玫瑰花3朵，桂圆30克，枸杞子、白糖各15克，大米60克。

【制用法】①枸杞子洗净，去果柄、杂质；桂圆去壳，去核；大米淘洗干净；玫瑰花去蒂，洗净，撕成瓣状。

②大米、枸杞子、桂圆、玫瑰花同放炖锅内，加入清水适量，置武火上烧沸，再用文火煮至粥稠，加入白糖搅匀即成。

【功　　效】补肝肾，活血止痛，调经养血。适合肝肾虚损、心悸失眠、月经不调、痛经、崩漏者食用。

调经酒

【原　　料】当归、吴茱萸、川芎各24克，炒白芍、白茯苓、陈皮、延胡索、丹皮各18克，香附（醋炒）、熟地各36克，小茴香（盐炒）、砂仁各12克，白酒2500毫升。

【制用法】上药捣碎，装入绢布袋里，与白酒同置入容器中，密封后放进锅内隔水煮 2 小时，静置 24 小时便可服用。早、晚各 1 次，每次饮服 20 毫升。

【功　效】活血调经，开郁行气。适用于月经不调，出现腹内疼痛或小腹内有结块，伴有胀、满、痛等症。

【宜　忌】有血热表现者（如行经提前、色深红、质黏稠、面红口干、尿黄便结等）忌用。

玉簪花粥

【原　料】玉簪花 12 克，红花 6 克，粳米 50 克，红糖适量。

【制用法】玉簪花、红花煎取浓汁去渣，粳米加水适量，煮沸后调入药汁及红糖，同煮为粥。经前 3～5 天开始服用，每日 1～2 次，温热服。

【功　效】活血行瘀，养血育阴。适用于气血瘀阻之痛经、月经不调。

【宜　忌】气血虚证者忌用。

月经不调

月经不调是妇女的常见病症，指的是月经的周期、经期、经量、经色、经质异常者。月经不调包括的范围广，是一组妇科病的总称。

中医认为，本病主要是由于郁怒忧思、过食辛辣寒凉食物、经期感受寒湿或忽视卫生，以及多病久病等内外因素，导致气血不调、脏腑功能失职、冲任两脉损伤而成。

对常见的月经不调，临床上可分为血热型、血寒型、气虚型、血虚型、气滞血瘀型 5 个证型：

（1）血热型：症见月经超前、量多、色紫红、质黏、有块，心烦口渴、舌苔黄、脉数有力。

治宜清热凉血调经。

（2）血寒型：症见经行后期、量少、色暗红、有血块、小腹冷痛、舌苔白、脉沉紧。

治宜温经散寒调经。

（3）气虚型：症见经行超前、量多、色淡、质稀、神疲乏力、气短懒言、舌淡、脉细缓。

治宜补气摄血调经。

（4）血虚型：症见经行后期、量少、色淡、质稀、无血块、面色萎黄、头昏、目花、心悸、舌淡红、苔薄、脉细弱。

治宜益气养血调经。

（5）气滞血瘀型：症见经行后期、量少、色暗、有小块、腹胀痛、精神抑郁、胸闷不舒、舌质紫黯、苔薄、脉细弱。

治宜行气活血调经。

当归补血粥

【原　料】黄芪30克，当归10克，粳米或糯米100克，红糖适量。

【制用法】黄芪切片，与当归共煎，取汁去渣，再与洗净的粳米同入砂锅，加水适量，共煮为粥，加红糖调味。分2次，温热服。

【功　效】益气补血。适用于气血不足月经先期、量多色淡、质地清稀、神疲倦怠、面色不华、气短心悸、小腹有空坠感、舌质淡、苔薄而润、脉沉虚无力。

阿胶牛肉汤

【原　料】阿胶15克，牛肉100克，米酒20毫升，生姜10克。

【制用法】牛肉去筋，切片，与生姜、米酒一起放入砂锅内，加水适量，用文火煮30分钟，加入阿胶及调料，溶解即可。每日1剂，吃肉喝汤。

【功　效】滋阴养血，温中健脾。适用于月经不调、经期延后、头昏眼花、心悸少寐、面色萎黄者，或胎动不安者。

凉拌马兰头

【原　料】新鲜马兰头200克，卤香干2块，味精、白糖、精盐、麻油各适量。

【制用法】将马兰头拣洗干净，放入沸水锅焯1分钟，取出过凉后，将其切成碎末。再将卤香干切成碎末后拌入马兰头末中，加入糖、盐、味精，淋上麻油，拌匀即可。佐餐当菜，随意服食。

【功　效】清热凉血。适用血热型月经不调。

党参黄芪羊肉汤

【原　料】黄芪、党参、当归各25克，羊肉500克，生姜50克。

【制用法】生姜、羊肉洗净切块；药物用布包好，同放砂锅内加水适量，武火煮沸后，文火炖2小时，去药包，调味服食。月经后，每日1次，连服3~5日。

【功　效】补气益血。适用于血虚型月经延后、量少色淡、小腹疼痛、面色苍白等。

卷柏芹菜鸡蛋汤

【原　料】鲜卷柏（干品15克）30克，鲜芹菜30克，鸡蛋2个。

【制用法】①先将鸡蛋煮熟，去壳，放入瓦锅中，再放入洗净的卷柏和洗净切段的芹菜，加适量水置火上煮熟后，去渣。

②食蛋饮汤，每日1剂，连服2~3剂。

【功　效】调经止血。主治妇女月经过多、崩漏等症。本方四季可用。

艾叶黄花炖母鸡

【原　料】老母鸡1只，艾叶15克，黄花20克，葱、姜、精盐各适量。

【制用法】将老母鸡洗净切块，再与艾叶、黄花一同放入砂锅内煮，待老母鸡炖至烂熟时，加入葱、姜、盐等调料即可。分2次食用。月经前连服2~3剂。

【功　效】适用于治疗月经量多、色淡红或正常或血块、面色苍白、小腹坠痛、动则出汗等症。

龙眼煮桑葚

【原　料】龙眼肉、冰糖各20克，桑葚50克。

【制用法】①龙眼肉去杂质，洗净；桑葚洗净，去果柄、杂质；冰糖打碎成屑。

②龙眼肉、冰糖、桑葚同放炖锅内，加入清水250毫升，置武火上烧沸，

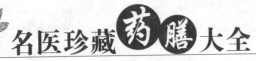

再用文火煮8分钟即成。

【功　效】滋阴补血，调经安神。适用于肝肾阴血亏虚、眩晕耳鸣、目暗昏花、心悸失眠、月经不调者食用。

青鱼虫草馄饨

【原　料】青鱼肉250克，南瓜600克，虫草10克，面粉250克，猪棒骨、鸡汤、胡椒粉、绍酒、精盐、葱、姜汁各适量。

【制用法】①将青鱼肉用刀背砸成鱼泥，加鸡汤、胡椒粉、绍酒、精盐、葱、姜汁少许，用筷子向顺时针方向用力搅至黏稠。

②南瓜切成丝，加精盐，挤出水，与鱼泥拌匀成馅。

③用面粉做馄饨皮，包成馄饨。猪棒骨洗净，砸开，与虫草共入锅内炖1小时，去骨，下馄饨煮熟。随意服。

【功　效】补气养血。适用于久病体虚、月经不调、痛经等。

黑米阿胶粥

【原　料】阿胶30克，黑糯米100克，红糖适量。

【制用法】先将黑糯米煮粥，待粥将熟时，放入捣碎的阿胶，边煮边搅匀，稍煮2~3沸，加入红糖即可。每日分2次，3日为1疗程，间断服用。

【功　效】滋阴补虚，养血止血，安胎，益肺。适用于血虚月经不调、咯血、衄血、大便出血等。

【宜　忌】连续服用可有胸满气闷之感觉，故宜间断服用，脾胃虚弱者不宜多食。

红花酒

【原　料】藏红花100克，白酒250毫升。

【制用法】将藏红花放入白酒内，密封浸泡10天即成。每次饮1小杯，每日2次。视酒量大小，微醉为度。

【功　效】活血化瘀，散郁开结。适用于经来量少、紫黑有块、小腹胀痛、拒按、血块排出后疼痛减轻等。

第四章 常见疾病调理药膳

乌鸡茯苓汤

【原　料】乌鸡1只，茯苓9克，红枣10枚。

【制用法】乌鸡洗净，把茯苓、红枣放入鸡腹内，用线缝合，放入砂锅内煮熟烂，去药渣。食鸡肉，饮汤。每日1剂，分2次服完。月经前服，连服3剂。

【功　效】补气益气调经。适用气虚型月经不调。

月季花蒲黄酒

【原　料】月季花30克（鲜品60克），蒲黄12克，米酒300毫升。

【制用法】将月季花、蒲黄、米酒放入砂锅内，加入250毫升水，文火煎沸30分钟，滤取药液即成。每日1剂，2次分服，于月经来潮前连服3日。

【功　效】疏肝解郁，芳香醒脾，调经。适用于肝郁、或肝气犯脾、以致脾运失常所致的月经先后不定期。

两地槐花粥

【原　料】生地、地骨皮、槐花各30克，粳米60克。

【制用法】将生地、地骨皮、槐花洗净煎水去渣取汁，与粳米共煮为粥。每日1次，可连服3～5日。

【功　效】清热固经。用于月经过多、经色深红或紫红、质地黏稠有块、腰腹胀痛、心烦口渴、尿黄、舌质红、苔黄、脉滑数。

洋参煲乌鸡

【原　料】西洋参10克，乌鸡1只，料酒15毫升，精盐5克，味精2克，生姜、葱各10克，胡椒粉3克。

【制用法】①西洋参润透，切薄片，乌鸡宰杀后，去毛、肠杂及爪，姜拍松，葱切段。

②将西洋参、乌鸡、姜、葱、料酒同放炖盅内，加清水适量，置武火上烧沸，再用文火炖至肉熟烂，加入精盐、味精、胡椒粉即成。

【功　效】滋阴生血，补气调经。适用于气血两虚致月经不调者食用。

【宜　忌】不宜与兔肉、大蒜、鲤鱼同食。

名医珍藏药膳大全

归芎益母茶

【原　料】当归60克，川芎10克，益母草45克。

【制用法】将上药洗净，煎煮取汁。代茶服用，每日1剂，可多次煎泡代茶。

【功　效】调经活血止痛。适用于月经不调、经量减少、经行腹痛、经期错后或产后腹痛者。

艾姜粥

【原　料】干艾叶15克（鲜品30克），生姜10克，粳米50克，红糖适量。

【制用法】生姜、艾叶煎取浓汁去渣，与粳米、红糖加水煮为稠粥。月经过后3日服，月经来前3日停。每日2次，早晚温服。

【功　效】温经止血，散寒止痛。适用于妇女虚寒型痛经、月经不调、小腹冷痛等。

【宜　忌】凡阴虚血热者不宜用。

芝麻红糖饮

【原　料】黑芝麻、红糖各50克，米酒20毫升。

【制用法】黑芝麻洗净去沙，炒熟，趁热冲入米酒，然后加糖研碎拌匀即可。每日1剂，连服7日。

【功　效】温中健脾，养血调经。适用于脾胃虚寒、月经延期患者，及产后虚寒、血虚患者。

子宫脱垂

子宫脱垂是指子宫从正常位置沿阴道下降，子宫颈外口抵达坐骨棘水平以下，严重时子宫全部脱出阴道口外的一种疾病。中医称本病为阴挺，亦称为"阴脱"、"产肠不收"。认为本病的病因是气虚下陷与肾虚不固致胞络损伤，不能提摄子宫，病位在胞宫、肾、冲任，根据其临床表现，可分为气虚、

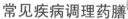
第四章 常见疾病调理药膳

肾虚两种类型。在治疗上，以"虚者补之，陷者举之，脱者固之"的原则，以益气升提、补肾固脱治疗，配合食疗药膳对本病有着良好的作用。

升麻芝麻炖大肠

【原　料】升麻15克，黑芝麻100克，猪大肠一段（长约30厘米），精盐、味精、酱油各适量。

【制用法】升麻洗净后用纱布袋装好封口；黑芝麻擂成粉末状备用；把猪大肠翻转，以精盐擦洗至干净后，再翻转恢复原状。将升麻、芝麻粉纳入猪大肠内，加水适量炖至肠肉熟烂，去升麻，加精盐、味精、酱油调味食用。吃大肠，饮汤。

【功　效】补肝益肾，升提中气。适用于子宫脱垂、脱肛症。

首乌煨鸡

【原　料】制首乌30克，母鸡1只，精盐、生姜、料酒各适量。

【制用法】取制首乌研成细末备用；将母鸡宰杀，去毛及内脏，洗净；用纱布包制首乌末，塞入鸡腹内，文火于砂锅中煨熟，取出布袋，加精盐、生姜、料酒略煮即可。每日2次，吃肉喝汤。

【功　效】补肝养血，滋肾益精。适用于血虚、肝肾阴虚所引起的头昏眼花、脱肛、痔疮、子宫脱垂等。

月季花红酒

【原　料】月季花30克，红酒500毫升。

【制用法】将月季花放入红酒中，隔水炖沸，候温，贮瓶备用。每次服30～50毫升，每日2次，空腹服用。

【功　效】活血调经，消肿解毒。适用于产后子宫脱垂。

姜汁黄鳝饭

【原　料】黄鳝150克，姜汁20毫升，大米500克，花生油、葱、姜、蒜、精盐、味精各适量。

【制用法】①黄鳝洗净，切段，用姜汁、花生油拌匀，加入葱、姜、蒜、精盐、味精，盛盘备用。

②大米淘洗干净，入锅加水适量，置火上煮至水分将干时，把黄鳝平铺于饭面，小火焖15~20分钟即成。每日1剂，分3顿食用，7日为1疗程。

【功　效】补虚壮阳，温里散寒，益气健脾。适用于子宫下移或脱出阴道外，常因劳累加剧致小腹下坠、四肢无力、不温、少气懒言、面色无华、带下量多、色白质稀等症。

黄芪枸杞炖乳鸽

【原　料】乳鸽1只，炙黄芪、枸杞子各30克。

【制用法】将乳鸽洗净，切块；将炙黄芪、枸杞子用纱布包好，同乳鸽放炖盅内，加水适量隔水炖熟，去药包。饮汤，吃鸽肉。隔天1次，连服10~15次。

【功　效】适用于肾虚型子宫脱垂。

鲫鱼黄芪汤

【原　料】鲫鱼1条（约150克），黄芪20克，炒枳壳6克。

【制用法】鲫鱼去腮、鳞及内脏；煎黄芪、枳壳30分钟后下鲫鱼，鱼熟后去药渣，稍加调料即可食鱼饮汤。酌量服用，每服3~4周为1疗程。

【功　效】补气健脾，升提阳气。适用于气虚之子宫下垂。

升麻煲龟肉

【原　料】升麻12克，乌龟肉150克。

【制用法】龟肉洗净切块；升麻洗净后用纱布包好，一齐放入瓦煲内，加水800毫升，加热煲至龟肉熟，去药包即可。食龟肉，喝汤。

【功　效】补益气血，升举阳气。适用于子宫脱垂症。

加味金樱子粥

【原　料】金樱子15克，枳壳、棉花根各30克，粳米或糯米100克。

【制用法】金樱子、枳壳、棉花根水煎取浓汁，去渣，同粳米或糯米煮粥。每日2次，温服，10日为1疗程。

第四章 常见疾病调理药膳

【功　效】收涩，固精理气，止泻。适用于滑精、遗精、遗尿、小便频数、脾虚泄泻、妇女带下病、子宫脱垂症。

【宜　忌】感冒期间以及发热病人不宜食。

双花山楂饮

【原　料】银花、菊花、山楂各50克，蜂蜜500克。

【制用法】①银花洗净用水泡发后，放入锅内；山楂拍破，菊花拣净，一同放入锅内加水300毫升左右，用文火烧沸再煮30分钟，滗出药汁。

②蜂蜜倒入干净锅内，用文火保持微沸，烧至色微黄、粘手成丝即可。

③炼制蜂蜜缓倒入滗出的药汁内，拌匀，待蜂蜜全部溶化后，用一层纱布过滤去渣，冷却即成。当茶饮，每日3次，每次50～100毫升。

【功　效】清热解毒，化瘀消积，润燥疏风。适用于子宫下脱、摩擦出现红肿溃烂、黄水淋漓、带下量多、色黄如脓有臭气、发热口渴、尿黄等症。

枳壳糖浆

【原　料】炒枳壳60克，升麻15克，黄芪30克，红糖100克。

【制用法】将以上3味药加水800克，煎取500克加入红糖即可。每次服20克，每日3次。

【功　效】补气，升举脾胃清阳之气。适用于治疗产后子宫脱垂。

党参小米粥

【原　料】党参30克，升麻10克，小米50克。

【制用法】先煎党参、升麻去渣，后入小米煮为粥。空腹食，每日2次。

【功　效】益气升提。适用于子宫下垂、气短乏力。

五物牛肉汤

【原　料】党参、枸杞子、山药各12克，炒杜仲9克，山萸肉6克，牛肉250克，精盐适量。

【制用法】牛肉洗净切小块，其他用纱布包好扎紧口，共放砂锅内，加水适量，先用大火煮沸后改小火慢炖，至牛肉烂熟时，加精盐调味，稍煮即可

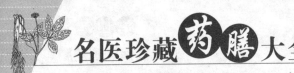

食牛肉喝汤。酌量服食,连服5~7日为1疗程。

【功　效】补肾健脾,固脱。适用于肾阳虚之子宫下垂者。

人参炖母鸡

【原　料】母鸡1只、火腿、人参、水发玉兰片各10克,水发香菇15克,调料适量。

【制用法】母鸡去毛及内脏,洗净切块,与人参、火腿、玉兰片、香菇同放入锅内。加水适量共炖,至鸡肉烂熟时加调料,食鸡肉等饮汤,分次服食,连服5~7次。

【功　效】补肾健脾,益气升提。适用于肾阳虚之子宫下垂。

黄芪甲鱼汤

【原　料】黄芪60克,甲鱼1000克,精盐、黄酒、生姜各适量。

【制用法】黄芪洗净,滤干;甲鱼活杀,洗净,每只甲鱼切成四大块,与黄芪同放入砂锅内,加冷水浸没,用旺火烧开,加精盐1匙、黄酒2匙、生姜3片,改用小火慢炖2小时。吃鱼喝汤,每月2次,每次1小碗。黄芪味甜,咀嚼后再弃渣。分2~3天吃完。过夜必须烧开,以防变质。

【功　效】滋补肝肾,补益元气。适用于肝肾不足、气虚体弱、子宫脱垂等。

崩　漏

崩漏是指经血非时暴下不止,或淋漓不尽,前者称崩中,后者称漏下,统称崩漏。临床主要表现为月经期和月经量发生严重紊乱,月经不按周期而妄行;出血或量多如注,或淋漓不断,甚至屡月未有尽时。

中医认为本病的发生主要是冲任损伤,不能约制经血,故经血从胞宫非时妄行。临床可分血热、肾虚、脾虚、血瘀4个证型。

桃仁牛血汤

【原　料】桃仁10克,已凝固的新鲜牛血250克,素油5毫升,精盐3克,葱5克。

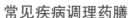

【制用法】桃仁打碎，牛血切成块状，加清水适量，中火煮汤。加油、精盐、葱调味即可。

【功　效】破瘀行血，理血通经。用于妇女月经不调、经行不畅、经闭、痛经、产后瘀滞腹痛、恶露不尽等。西医用于功能性子宫出血、子宫内膜异位症、分娩后疼痛、分娩后出血等病症的辅助治疗。

【宜　忌】桃仁有小毒，用量不宜过多；孕妇忌食用。

老母鸡艾叶汤

【原　料】老母鸡1只，艾叶15克，白酒30毫升，精盐3克。

【制用法】鸡宰杀，去毛及肠杂，洗净；艾叶洗净；鸡与艾叶同装入瓷罐内，加水500毫升，加白酒、精盐，上蒸笼武火蒸熟即可。

【功　效】益气补虚，止血。适用于崩漏的辅助治疗。

【宜　忌】不宜与兔肉、大蒜、鲤鱼同食。

乌贼骨炖鸡

【原　料】乌贼骨30克，鸡肉100克，精盐3克，味精2克，大茴香适量。

【制用法】将乌贼骨打碎，鸡肉切成小块放入瓷罐内，加大茴香，加清水500毫升，武火烧沸，改文火炖至肉熟烂，加精盐、味精即可食肉喝汤。

【功　效】止血，止带，敛疮。适用于盆腔炎、崩漏等症的辅助治疗。

【宜　忌】不宜与兔肉、大蒜、鲤鱼同食。

槐花酒

【原　料】槐花120克，黄酒适量。

【制用法】将槐花焙焦，研为细末，每服15克，以黄酒30毫升送服，每日1次。

【功　效】清热凉血，止血调经。适用于崩漏下血不止。因愤怒过度或阴虚内热所致的出血量多、色深红色或紫红色。

当归地黄羊肉汤

【原　料】生地、当归各30克，羊肉250克，精盐适量。

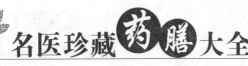

【制用法】将羊肉洗净,切块,与生地、当归同放入锅中,加适量水,置火上共炖至肉熟后,加盐调味即可。饮汤,食肉。

【功　效】理血补虚。适用于经血过多、功能性子宫出血者。

昙花粥

【原　料】昙花3~5朵,粳米100克,冰糖15克。

【制用法】将昙花用水煎取汁,加入粳米煮粥,待粥将熟时放入冰糖,稍煮即可。每天早、晚温热服食。

【功　效】清热润燥,活血止血。适用于治疗功能性子宫出血。

三七粉粥

【原　料】三七粉3克,大枣5枚,粳米100克,冰糖适量。

【制用法】先将三七打碎研末,粳米淘洗净,大枣去核洗净,然后一同放入砂锅内,加水适量煮粥,待粥将熟时,加入冰糖汁即成。每日2次服食。

【功　效】补血止血,化瘀清热。适用于崩漏下血及其他出血症。

川芎红花酒

【原　料】川芎50克,红花15克,白酒500毫升。

【制用法】将川芎制为粗末,与红花一同浸入白酒内,密封,每日摇荡1次,7日后即成。每次服30~50毫升,每日3次。

【功　效】活血化瘀止崩。适用于血瘀型崩漏,症见月经周期紊乱、量多或少、淋漓不断、色紫黯、有血块、小腹疼痛拒按、血块排出后痛减、舌质紫黯或有瘀斑、脉弦或涩。

红米生地粥

【原　料】生地黄50克,红米100克,冰糖适量。

【制用法】取生地黄洗净后煎取药汁,与红米加水共煮,煮沸后加入冰糖,煮成稀粥。每日早、晚空腹温热食。

【功　效】清热生津,凉血止血。适用于血热崩漏、鼻衄及消化道出血,还可用于热病后期、阴液耗伤、低热不退、劳热骨蒸或高热心烦、口干作渴。

【宜　忌】此粥不宜长期食用。服用期间，忌吃葱白、韭白、薤白及萝卜。

芙蓉莲蓬茶

【原　料】芙蓉花、莲蓬壳各15克。
【制用法】上2味共煎汤取汁。代茶饮用，每日1剂。
【功　效】凉血清热，化瘀止血。适用于血热崩漏患者。

带　下

身体健康的女性阴道内有少量白色无臭味的分泌物，以滑润阴道壁黏膜，月经前后、排卵期及妊娠期量较多，而并无其他不适症状者，为生理性白带。但如果分泌物异常增多，或杂有其他色泽者，或黏稠如胶液，或稀薄如水状、秽臭，并伴有瘙痒、灼热痛等局部刺激症状，以及腰酸腿软、小腹胀痛时，即可确诊为带下病。白带异常是生殖器官疾病的一种信号，如患有滴虫性阴道炎、真菌性阴道炎、子宫颈的炎症、息肉或癌变、子宫内膜炎、淋病等疾病时，白带可出现异常现象。

茯苓车前子粥

【原　料】茯苓粉、车前子各30克，粳米60克，白糖适量。
【制用法】先煎车前子（纱布包煎），煎半小时取汁去渣，再加粳米、茯苓粉共煮粥，粥成时加白糖适量。每日空腹服2次。
【功　效】利水渗湿，清热健脾。适用于带下症者。
【宜　忌】孕妇不宜用。

鸡冠花白果粥

【原　料】鸡冠花30克，白果肉9克，大米50克。
【制用法】将鸡冠花、白果肉、大米洗净，同放入锅内，加清水适量，中火煮为粥。

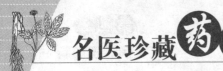

【功　效】止血，止带，收敛。适用于妇女由湿热引起的白带过多、月经量过多、盆腔炎等病症的辅助治疗。

【宜　忌】白带色赤者用红鸡冠花，白带色黄兼白色者选用白鸡冠花。

水陆二仙酒

【原　料】金樱子、芡实各120克，米酒2500毫升。

【制用法】将金樱子、芡实洗净，晒干，捣碎，用纱布袋包好，放入酒坛内，加入米酒，密封坛口，隔水炖沸1小时，候冷，置阴凉处贮存，每日摇荡1次，7日后即成。每次服50毫升，每日2次。

【功　效】益气补元。适用于白浊带下。

【宜　忌】阴虚火旺、湿热内蕴者忌服。

完带粥

【原　料】炒白术、炒山药各30克，人参6克，白芍15克，车前子、苍术各9克，甘草3克，陈皮、荆芥、柴胡各1.5克，粳米100克，白糖适量。

【制用法】将上方10味药放入砂锅，煎汁，去渣，再加入洗净的粳米，共煮成粥，调入白糖即成。每日分2次，温热食。

【功　效】健脾燥湿，疏肝理气。适用于脾虚带下、腰酸神疲、饮食懒进者。

车前草炖猪小肚

【原　料】鲜车前草60~90克（干品20~30克），猪小肚200克，精盐适量。

【制用法】猪小肚切成小块，车前草洗净，加水同放入锅中，加精盐，用文火炖半小时即可。饮汤吃肚。

【功　效】车前草清热利湿，治带下，猪肚补脾利湿。本品适合用于治疗黄带、赤带、带臭等湿热带下症。

山药黄柏粥

【原　料】鲜山药100克（或干山药30克），芡实、车前子各15克，黄柏、白果仁各10克，粳米100克，红糖适量。

【制用法】先将山药、黄柏、芡实、车前子煎煮，去渣取汁，加入粳米、白果仁煮成粥，调入红糖即成。每日2次，空腹热服。

【功　效】健脾固冲，清热利湿。适用于带下色黄、其气腥秽者。

龟胶酒

【原　料】龟板胶10克，黄酒50毫升。

【制用法】用酒将龟板煮化即成。每日1次，每日清晨空腹服1剂，连服5～7日为1疗程。

【功　效】滋阴补血，止血止带。适用于妇女赤白带下淋漓不止。

【宜　忌】脾胃虚寒、腹胀便溏者忌服。

扁豆山药茶

【原　料】白扁豆、山药各20克，白糖适量。

【制用法】先将白扁豆炒至黄色，捣碎，山药切片；同煎汤，取汁，加糖令溶。代茶频饮。

【功　效】健脾燥湿。适用于脾虚之带下（白带）。

地骨皮酒

【原　料】地骨皮90克，萆薢、杜仲各50克，好酒1000毫升。

【制用法】分别将萆薢、杜仲炙后，将上3味药捣细，用好酒于净器中浸之，密封，隔水煮1时许，取出待冷，收贮备用。不拘时饮之，常令微醉。

【功　效】利尿祛湿，补肝益肾。适用于妇女带下、风湿腰痛、小便频数、混浊等症。

龟苓汤

【原　料】乌龟1只，猪瘦肉100克，鲜土茯苓500克。

【制用法】将鲜土茯苓刮皮，清水洗净，切片状；乌龟用沸水烫死，去壳及内脏后切成小块；猪瘦肉洗净。把全部用料一齐放入砂锅内，加清水适量。武火煮沸后，文火煮3小时，调味即可。随量饮用。

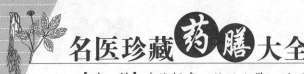

【功　效】清热解毒，祛湿止带。适用于湿毒之带下。

金樱子粥

【原　料】金樱子15克，粳米或糯米100克。

【制用法】先煎金樱子，取浓汁去渣，同粳米或糯米煮粥。每日分2次温服，2～3天为1疗程。

【功　效】补肾固精。适用于妇女带下、子宫脱垂。

【宜　忌】感冒期间以及发热的病人不宜食用。

妇科炎症

阴道炎是指女性的阴道受到病原体的侵入后，而使阴道黏膜产生炎症，所分泌的白带量、色、质出现异常者，属临床常见病、多发病之一。以白带增多、外阴瘙痒为主要临床表现，一般经妇科或普通实验室检查，在阴道分泌物中找到病原体即可确诊，约20%的患者可能需要重复检查或分泌物培养方能确诊。

根据发病年龄和感染的病原体不同，可分为滴虫性阴道炎、真菌性阴道炎（念珠菌阴道炎）、老年性阴道炎、幼女性阴道炎及细菌性阴道炎。

宫颈炎是指妇女子宫颈发生的炎症性病变，可分为急慢性两种。急性子宫颈炎较为少见，但不及时治疗，就可能转变成慢性子宫颈炎。主要症状是患者子宫颈部红肿、疼痛、宫颈糜烂、宫颈肥大、子宫颈息肉、宫颈腺体囊肿、子宫颈管炎等。

盆腔炎是指女性盆腔内脏器与组织（包括子宫、输卵管、盆腔腹膜、盆腔结缔组织）的某一部分或几部分同时发生的炎性病变。这些炎性病变包括子宫内膜炎、输卵管炎、卵巢炎及附件炎等。

槐花冬瓜仁粥

【原　料】槐花9克，薏米30克，冬瓜仁20克，粳米60克。

【制用法】先把槐花、冬瓜仁加水煎汤，去渣后再放入薏米、粳米同煮成粥。每日作早餐或夜宵。

【功　效】利湿去菌。适用于滴虫性阴道炎。

黄精鸡膏

【原　料】黄精50克，老雄鸡1只，冰糖100~150克。

【制用法】将老雄鸡去毛及内脏，切块，与黄精、冰糖用5倍的水煮开后，以文火炖煮7~8小时，最后滤出透明液体，放置3~4小时，即成鸡膏。随意食，2~3天服完。

【功　效】滋阴养血，补肝益肾。适用于老年性阴道炎，症见阴道分泌物增多、外阴瘙痒、白带色黄或黄赤、伴头晕腰酸等。

土茯苓煎

【原　料】土茯苓30克，鸡血藤、忍冬藤、薏苡仁各20克，丹参15克，车前草、益母草各10克，甘草6克。

【制用法】每日1剂，水煎服。

【功　效】清热利湿，解毒化瘀。主治子宫颈炎。

白果鸡蛋

【原　料】新鲜鸡蛋1个，白果2枚。

【制用法】在鸡蛋的一端开一小孔，将白果仁纳入蛋内，以纸粘封小孔，隔水蒸熟食用。每日2次。

【功　效】适用于虚寒型宫颈炎，伴有白带量多、腰部酸痛下坠、四肢欠温、神疲乏力等症。

白果腐竹粳米粥

【原　料】白果12克，腐竹50克，粳米100克。

【制用法】将白果去壳，腐竹用温水发透，撕成碎片，与白果、粳米同放锅内，加水适量煮为稠粥。每日1次。

【功　效】适用于虚寒型宫颈炎。

【宜　忌】白果有小毒，不宜多食。

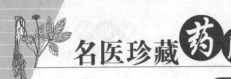

茯苓车前子粥

【原　料】茯苓粉、车前子各30克,粳米60克,白糖适量。

【制用法】将车前子(纱布包)加水300毫升,水煎半小时取出,加粳米、茯苓粉共煮粥,粥熟加白糖调味。每日服2次。

【功　效】健脾利湿,补肾固涩。适用于湿热下注型宫颈炎,症见带下色黄质地黏稠、有气味、阴部作痒或灼热刺痛、小便黄赤。

银花冬瓜仁蜜汤

【原　料】冬瓜子仁、金银花各20克,黄连2克,蜂蜜50克。

【制用法】先煎金银花,去渣取汁,用药汁煎冬瓜子仁,15分钟后入黄连、蜂蜜,再煎15分钟即可。每日1剂,连服1周。

【功　效】清热解毒。适合湿热瘀毒型盆腔炎。

荔枝核蜜饮

【原　料】荔枝核30克,蜂蜜20克。

【制用法】荔枝核敲碎后放入砂锅,加水浸泡片刻,煎煮30分钟,去渣取汁,趁温热调入蜂蜜,拌和均匀即可。早晚2次分服。

【功　效】理气,利湿,止痛。适合各类慢性盆腔炎。

槐花薏米冬瓜皮粥

【原　料】槐花9克,薏米30克,冬瓜皮20克,粳米60克。

【制用法】先把槐花、冬瓜皮加水煎汤,去渣后再放入薏米、粳米同煮成粥。每日1剂,连服7~8次为1疗程。

【功　效】适用于急性盆腔炎的辅助治疗。

车前草马齿苋饮

【原　料】马齿苋60克,车前草15克。

【制用法】将马齿苋、车前草洗净,一并加水煎汤。代茶饮,每日1剂,连服 5~7 日。

【功　效】适用于急性盆腔炎的辅助治疗。

妊娠恶阻

孕妇在妊娠 40 天左右可出现择食、食欲不振、胃纳减退、厌恶油腻、轻度恶心呕吐、头晕、倦怠及晨间起床后空腹状态下发生呕吐等早孕反应，这种反应，大部分属妊娠的生理性反应，一般不影响身体健康，且不需特别治疗，只要注意调节饮食，适当休息即可，在妊娠 3 个月后可自然消失。

但有少数孕妇反应较重，时间可持续到妊娠晚期，呕吐不限于早晨及饭后，而是终日有恶心的感觉，出现反复呕吐，甚至无法进食食物与水。

由于呕吐严重，可发生重度脱水、酸中毒，甚至危及生命。此种反应，中医称为"妊娠恶阻"，西医称为"妊娠剧吐"。

妊娠剧吐多见于第一胎孕妇，除呕吐逐渐加重外，还会出现失眠、全身乏力、嘴唇爆裂、舌干苔厚、皮肤失去弹性、呼吸呈醋酮味等症状。

中医辨证认为，本病的发生，主要是因为冲脉之气上逆，胃失和降所致。临床常见的有脾胃虚弱和肝胃不和两种证型。

沙参粥

【原　料】北沙参 30 克，粳米 100 克，冰糖适量。

【制用法】先煎沙参，去渣取汁，加入粳米共煮，至米熟后加入冰糖，再稍煮片刻即可。每日 1 剂，早、晚温服。

【功　效】适用于治疗恶心、呕吐黏涎、不思饮食等症。

砂仁蒸鲫鱼

【原　料】鲜鲫鱼 250 克，砂仁 5 克，酱油、精盐、淀粉各适量。

【制用法】砂仁研成粉末；鲜鲫鱼去鳞、肠杂；将酱油、精盐、砂仁末搅匀，放入鲫鱼腹中，用淀粉封住刀口，放在盘上盖严，上笼蒸熟。佐膳。

【功　效】利湿止呕。适用于妊娠呕吐。

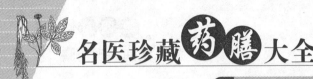

陈皮姜汁粟米粥

【原　料】陈皮、鲜嫩生姜各10克，粟米50克。

【制用法】①鲜嫩生姜洗干净，放入温开水中浸泡10分钟，捞出，连皮切碎，剁成生姜泥糊，用洁净纱布包裹，绞压取汁，盛入小杯中，备用。

②陈皮洗干净，阴干，切成细丝，与淘洗干净的粟米同放入砂锅，加水适量，大火煮沸后，改用小火煨煮1小时，待粟米酥烂即成。早晚两次分服，每次温服时加10滴生姜汁，拌和均匀后，嚼食咽下。

【功　效】疏肝理气，和胃止呕。适合肝胃不和型妊娠恶阻。

白术鲫鱼粥

【原　料】白术10克，鲫鱼30~60克，粳米30克。

【制用法】鲫鱼去鳞及内脏；白术洗净先煎汁100毫升。将鱼与粳米煮粥，粥成入药汁和匀，根据患者口味入精盐或白糖。每日1次，连服3~5日。

【功　效】健脾和胃，降逆止呕。适用于脾胃虚弱型恶阻，症见孕后2~3月，脘腹胀闷、呕恶不食或食入即吐、浑身无力、倦怠嗜睡、苔白、脉缓滑。

干姜人参半夏汤

【原　料】干姜、半夏各10克，人参6克（或党参30克），生姜汁5毫升。

【制用法】上几味同煎汤，调入生姜汁即可。每天1次，连服数天。

【功　效】温中降逆。适用于脾虚湿阻型妊娠呕吐。

韭菜生姜汁

【原　料】韭菜、鲜生姜各200克，白糖适量。

【制用法】韭菜、鲜生姜洗净，切碎，捣烂取汁，加入白糖调匀服食。

【功　效】理气降逆，温中止呕。用于孕妇不思饮食、恶心呕吐的辅助治疗。

芦根粳米粥

【原　料】鲜芦根150克，竹茹20克，粳米100克，生姜2片。

【制用法】芦根洗净切成段后与竹茹共煎,去渣取汁,入米煮粥,一沸后加生姜片共煮,粥熟去生姜。每日1剂。

【功　效】降胃热,止呕吐。适合肝火犯胃型妊娠恶阻。

生姜伏龙肝鸡肉汤

【原　料】生姜、伏龙肝各60克,童仔鸡1只。

【制用法】生姜带皮切片,与伏龙肝共煎,取上清液煮鸡。吃肉,喝汤。

【功　效】补脾和胃,降逆止呕。适用于妊娠剧吐。

芦笋黄芪瘦肉汤

【原　料】黄芪15克,鲜芦笋150克,瘦猪肉100克。

【制用法】以上3味放入锅中,加水适量煎至肉熟,拌入作料即可。食肉饮汤。

【功　效】养阴清热,益气和中,除烦止呕。适用于气阴两虚之妊娠恶阻。

苏姜陈皮茶

【原　料】苏梗6克,陈皮3克,生姜2片,红茶1克。

【制用法】前3味剪碎与红茶共以沸水焖泡10分钟,或加水煎10分钟即可。每日1剂,可冲泡2~3次。代茶,不拘时温服。

【功　效】理气和胃,降逆安胎。适用于妊娠恶阻、恶心呕吐、头晕厌食、食入即吐等。

生姜乌梅饮

【原　料】乌梅肉、生姜各10克,红糖适量。

【制用法】乌梅肉、生姜、红糖加水2000毫升煎汤。每次服100毫升,每日2次。

【功　效】和胃止呕生津止渴。适用于肝胃不和之妊娠呕吐。

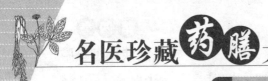

砂仁粥

【原　料】砂仁5克，粳米100克。

【制用法】先将粳米淘净煮粥，待粥煮熟后，调入砂仁细末，再煮1～2沸即可。早晚餐温热食。或少量多次服用。

【功　效】调中气，暖脾胃，助消化。适用于脾虚气逆、妊娠呕吐涎沫、脘腹胀满、食欲不振等症。

妊娠水肿

妊娠水肿多发生于妊娠的第6～7月间，尤其在夏天更多见。水肿部位在足踝部表现较明显，白天重于夜晚，早上起床后消失。一般情况下无需治疗。若水肿达到膝盖以上者为中度水肿，水肿涉及到下腹部者为重症水肿，涉及全身者则为危急型水肿，此时应去医院就医。

妊娠水肿妇女常伴有心悸气短、口淡无味、食欲不振、身倦懒言、腹胀而喘和四肢发冷等症状。中医认为，妊娠水肿是由于脾肾阳气不足及水湿内停所致，主张采用冬瓜、玉米须、赤小豆、鲜鲤鱼等利水之物作原料，搭配做成各种菜肴汤羹，以利消肿。

赤豆鲤鱼大蒜汤

【原　料】赤豆200克，鲤鱼400克，大蒜1头，陈皮10克。

【制用法】鱼开膛去内脏、鳞，洗净；大蒜剥皮，加入余2味和水共煮熟。吃鱼饮汤，每日分3次服用。

【功　效】健脾祛湿，利水消肿。适用于轻度妊娠水肿。

鲤鱼大腹皮汤

【原　料】鲤鱼约500克，白术15克，大腹皮、陈皮各10克，生姜皮3克。

【制用法】鲤鱼洗净，药物用布包好，同放在锅内，加水1000毫升，文火炖至烂熟，去药渣，用葱、蒜、无盐酱油调味，食鱼肉，饮汤。分2次早晚服，连服3～4剂。

【功　效】健脾理气，利水消肿。适用于气滞湿阻之妊娠水肿。

芡实茯苓粥

【原　料】茯苓10克，芡实15克。

【制用法】将茯苓洗净后捣碎，加水适量，煎至软烂时，再加入淘净的大米适量，继续煮烂成粥。1日分顿食用，连食数日。

【功　效】补肾，利水，消肿。适用于肾虚之妊娠水肿。

白术茯苓粥

【原　料】白术12克，茯苓15克，陈皮3克，生姜皮1克，砂仁3克，粳米100克。

【制用法】上5味药煎汁去渣，加入粳米同煮为稀粥。每日分2次，早晚温热服。

【功　效】健脾行水。适用于脾虚所致妊娠面目、四肢浮肿，或遍及全身浮肿、小便短少等症。

黄芪三皮饮

【原　料】黄芪、冬瓜皮、茯苓皮各30克，生姜皮10克，大枣5枚。

【制用法】用水500毫升煮上5味到300毫升，再加白糖适量，分2次服或顿服。

【功　效】补气健脾，利湿消肿。适用于脾虚之妊娠水肿。

山药核桃粥

【原　料】山药30克，核桃肉15克，红枣5~7枚，粳米50克。

【制用法】山药研末，核桃肉打碎，与大枣、粳米共放锅内搅匀后用小火煮粥食用，每日1剂，肿消为止。

【功　效】补益肝肾，健脾利水。适用于肾虚之妊娠水肿。

花生红枣大蒜汤

【原　料】大蒜30克，花生60克，红枣10枚。

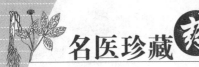

【制用法】花生洗净后去衣；红枣洗净去核。将大蒜洗净后切成薄片，放入油锅里煸炒几下，倒入花生、红枣，加水1000毫升一起煮，待花生烂熟后，即可食之。每日1剂，分2~3次服用，7日为1疗程。

【功　效】益气和胃，健脾消肿。适用于轻、中度妊娠水肿。

五皮粥

【原　料】白茯苓皮、大腹皮、冬瓜皮各15克，橘皮、生姜皮各10克，粳米100克。

【制用法】将上5味药煎水，取汁去渣，加入淘净的粳米，煮成稀粥。每日2次，温热服。

【功　效】健脾补气，利水消肿。适用于妊娠水肿、老年性浮肿、肥胖症、小便不利、腹泻等症。

【宜　忌】外感发热时不宜服。

三味消肿汤

【原　料】熟附子12克，冬瓜皮60克，玉米须30克。

【制用法】将上3味加水1000毫升，煎煮取汁300毫升，每日1剂，分2次服用，连服5日。

【功　效】温肾化气，行水消肿。适用于肾虚之妊娠水肿。

产后恶露不绝

胎儿娩出后，胎宫内遗留的余血浊液，叫恶露。正常恶露，一般在产后3周左右干净，超过此段时间，仍淋漓不止者，称恶露不净，或称"恶露不绝"、"恶露不止"。

中医认为，本病多属冲任不调、气血逆行失常所致。其病因多由气虚下陷、冲任不固、不能摄血或血分有热、热扰冲任、迫血下行或瘀血内阻、血不归经引起。根据临床的症状表现可分为气虚、血热、血瘀等3种类型。食疗药膳时应分清病因对症选方。

（1）气虚：产后恶露过期不止、淋漓不断、量多、色淡红、质稀薄、无

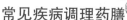

第四章 常见疾病调理药膳

臭味、小腹重坠、神倦懒言、面色㿠白、舌质淡红体胖嫩苔白润、脉缓弱等。

（2）血热：恶露过期不止、量多色紫红、质黏稠、有臭味、面色潮红、咽干口燥、舌质红、脉虚细而数伴胁肋痛、口烦心苦。

（3）血瘀：产后恶露淋漓涩滞不爽、量少、色紫黑有块、小腹疼痛拒按、舌尖紫暗或边有瘀点、脉弦涩或沉而有力。

党参黄芪炖乌鸡

【原　料】乌鸡1只，党参30克，黄芪15克，精盐3克。

【制用法】党参、黄芪洗净；乌鸡宰杀，去毛，洗净，切成块。将党参、黄芪、乌鸡块、精盐同放入炖盅内，加水适量，隔水文火炖3小时即可食用。每周1～2剂，分次服用。

【功　效】补气补血。适用于气血虚弱型恶露不绝。

【宜　忌】不宜与兔肉、大蒜、鲤鱼、藜芦同食。

人参莲子粥

【原　料】白参3克，莲子、糯米各50克，红枣10枚。

【制用法】人参洗净晒干，研成极细末，备用。将莲子、红枣放入砂锅，加水适量，中火煨煮至莲肉酥烂，放入淘洗干净的糯米，煮沸，改用小火煨煮至黏稠粥，粥将成时调入人参细末，拌和均匀，即可。早晚2次分服，吃糯米粥，嚼食莲子、红枣。

【功　效】补气益血。适用于气虚型产后恶露不绝。

益母草红糖蛋

【原　料】益母草30克，鸡蛋2个，红糖50克。

【制用法】将益母草装入纱布袋中，扎口，置砂锅中，加清水适量，旺火煎煮20分钟，打入鸡蛋，加红糖，改文火再煨40分钟。喝汤，吃蛋，每日1～2剂。

【功　效】活血化瘀，养血补气。适用于气血两虚型及瘀血内阻型产后恶露不绝患者服用。

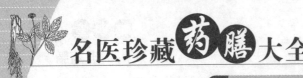

苏藕鸭蛋汤

【原　料】鸭蛋1个，苏木6克，藕节30克。

【制用法】将后2味煎汤去渣，加入去壳熟鸭蛋共煮片刻，吃蛋喝汤。每天1次，连服3~5次。

【功　效】本汤适用于治疗产后气虚之恶露不绝。

芪归益母鸡

【原　料】炙黄芪、当归、红枣、益母草各30克，仔母鸡1只，黄酒100毫升，精盐、生姜各适量。

【制用法】①先将黄芪、当归、红枣、益母草洗净，装入纱布袋内，扎紧口。

②宰杀仔母鸡，洗净，置沸水中烫2分钟，切块。再将药袋放入大砂锅内，加清水适量，武火煮20分钟，放入鸡块，继续用武火煮20分钟，去沫。加黄酒、精盐、生姜，改用文火再煨40分钟，起锅后去掉药袋不用。

③喝汤，吃鸡肉，佐餐食用。每日3次。

【功　效】益气补血，化瘀止痛。适用于治疗产后气血两虚所致恶露不绝。

厚朴陈皮蛋黄汤

【原　料】厚朴12克，陈皮、郁金、苏梗各10克，生姜2克，红枣、红糖各30克，鸡蛋2个。

【制用法】①鸡蛋洗净，在外壳上打一个洞，让鸡蛋清流出去，留蛋黄，备用；将厚朴、陈皮、郁金、苏梗、生姜、红枣全部装入纱布袋内，扎口。

②将药袋置大瓦罐内，加清水适量，旺火煎20分钟；将鸡蛋黄打入药汁中，加入红糖，改文火再煎30分钟即可。吃蛋黄，喝汤，每日1剂，1次服完。

【功　效】活血化瘀，疏肝理气，补脾益血。适用于肝气郁结的瘀血内阻型产后恶露不绝的患者食用。

第四章 常见疾病调理药膳

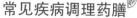
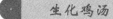

生化鸡汤

【原　料】当归、桃仁各9克,川芎3克,炮姜、炙甘草各5克,母鸡1只。

【制用法】母鸡宰杀后去毛及内脏,洗净切块;当归、川芎、桃仁、炮姜、炙甘草用纱布包好。两者共放砂锅内,加水适量,大火煮沸后改小火炖至鸡肉烂熟,去药包加入调料,即可食鸡肉饮汤,每剂分2次服完。

【功　效】活血祛瘀,养血生新。适用于血瘀之产后恶露不净。

菖蒲泽兰酒

【原　料】菖蒲50克,泽兰20克,黄酒100毫升。

【制用法】将菖蒲、泽兰与黄酒同煎至50毫升,去渣,分3次温服。

【功　效】活血祛瘀,芳香辟秽。适用于血瘀之产后恶露不净。

猪肉旱莲茅根汤

【原　料】猪瘦肉50克,旱莲草、白茅根各30克,精盐适量。

【制用法】猪肉洗净切薄片。先煎旱莲草、白茅根,取药汁2次,约750毫升,去药渣,放入瘦肉,小火煎煮至400毫升,调少许精盐即可。吃肉喝汤,每日1剂,分2次温服,连用6~7日。

【功　效】清热凉血,滋阴止血。适用于血热之产后恶露不绝。

归芪红糖蛋

【原　料】当归15克,黄芪、红糖各30克,鸡蛋2个。

【制用法】鸡蛋外壳洗净;鸡蛋、当归、黄芪置瓦罐内,加清水适量,旺火煮沸,撇去浮沫,加红糖,改文火煮20分钟;将鸡蛋壳敲碎,使药液进入蛋内,再用文火煨40分钟即可。喝汤,吃蛋,每日1次。

【功　效】益气补血,活血化瘀。适用于气血两虚型产后恶露不绝患者服用。

参芪胶艾粥

【原　料】黄芪、党参各15克，鹿角胶、艾叶各6～10克，升麻3克，当归、砂糖各10克，粳米100克。

【制用法】党参、黄芪、艾叶、升麻、当归入砂锅煎取浓汁，去渣，然后加入粳米、鹿角胶、砂糖煮粥。每日分2次，温服，病愈即停。

【功　效】祛瘀止血。适用于妇女产后恶露淋漓、涩滞不爽、量少、色紫暗有块、小腹疼痛拒按等症。

【宜　忌】气血虚少引起的恶露不绝者忌用。

参芪白术粥

【原　料】党参20克，黄芪15克，白术12克，粳米60克。

【制用法】先煎党参、黄芪、白术，去渣取汁，纳入粳米，小火煮至粥熟，每日1剂，连用6～7日。

【功　效】补气健脾，升阳固摄。适用于气虚之产后恶露不净。

产后缺乳

一般情况下，分娩后2～3天，产妇即有乳汁分泌，此时量少为正常现象。但如果2～3天后乳房虽涨，而乳汁却很少或乳房不涨而乳汁点滴全无，出现这种症状即为产后缺乳。产后缺乳可因精神抑郁、睡眠不足、营养不良、哺乳方法不当等所致。

中医学认为，产后缺乳可分为虚实两种，虚者气血虚弱，或脾胃虚弱，或分娩时失血过多，致使气血不足，影响乳汁分泌；实者肝郁气滞，气机不畅、脉道阻滞，致使乳汁运行受阻。

(1) 气血虚弱：产后乳汁分泌少、面色苍白、纳少、气短乏力、便溏、乳房柔软而无胀痛、舌淡少苔、脉虚细。

治宜补气养血，佐以通乳。

(2) 肝郁气滞血瘀：产后乳汁不行，乳房胀满、疼痛或有肿块，食少、胸闷、呃逆、便干、舌红、苔薄黄、脉弦滑。

治宜疏肝活血通络。

第四章
常见疾病调理药膳

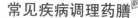

参芪木通炖猪蹄

【原　料】人参、桔梗各10克，黄芪、当归各20克，麦冬、木通各15克，猪蹄1个，精盐4克。

【制用法】将猪蹄去毛，洗净，切块。加人参、黄芪、当归、麦冬、木通、桔梗，入砂锅武火煮沸，改文火煎煮至猪蹄肉熟烂，加精盐调味，食肉饮汤。

【功　效】补气活血，通乳汁。适用于产后乳少或无乳、乳汁清稀、乳房柔软者食用。

【宜　忌】不宜与茶、萝卜、鲤鱼、鲫鱼同食。

甲鱼猪蹄汤

【原　料】甲鱼1只，猪蹄1~2只，红枣5枚，生姜50克，陈皮5克。

【制用法】上5味加适量水煮汤。每日1次，分早晚2次服。隔日1剂。

【功　效】补气益血，通乳。适合产后乳少、面色苍白、神疲纳呆。

木通灯芯草煮花生

【原　料】花生仁60克，木通12克，灯芯草8克，桑皮6克。

【制用法】①木通、灯芯草、桑皮洗净，放入砂锅，加清水适量，武火烧沸，文火煎煮取药汁。

②花生仁洗净，用药汁浸泡1小时，文火煮熟即可食花生饮汤。每日2次分食。

【功　效】补血，通乳。适用于体质虚弱、产后失血过多而致缺乳者食用。

【宜　忌】不宜与毛蟹、黄瓜、铁剂同食。

当归苁蓉猪血羹

【原　料】当归身、肉苁蓉各10克，冬葵菜、猪血各100克，葱白10克，精盐3克，麻油或花生油3毫升。

【制用法】①将当归身、肉苁蓉、冬葵菜洗净，加清水适量，文火煎煮，取汁去渣待用。

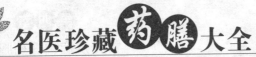

②猪血煮熟，切条，放入锅内，加药汁、葱白、精盐、麻油或花生油，搅匀，趁热空腹食用。

【功　效】补血养血，润燥通便。用于产后血虚或津枯肠燥之大便秘结、产后乳汁不下等症的辅助治疗。

猪肉莲藕汤

【原　料】猪瘦肉250克，莲藕500克，赤小豆50克，料酒、姜丝、葱末、精盐、味精、香油、香菜末各适量。

【制用法】①猪肉洗净，切块；莲藕去节、去皮，切段；赤小豆洗净，备用。

②锅内加水适量，放入猪肉、莲藕、赤小豆、料酒、姜丝、葱末，武火烧沸，改用文火煮1小时，调入精盐、味精、香油，撒上香菜末即可。每天1剂，分2～3次服完，连服15～20日。

【功　效】猪瘦肉滋阴养血、润燥增液；熟莲藕补益脾气、养血补肝；赤小豆健脾养血、催乳。合而为汤，可补血催乳。本汤适用于治疗产后血虚所致的乳汁不足，症见产后失血过多、面色苍白、眩晕心悸、乳汁缺少、肢体麻木等。

鲫鱼羹

【原　料】鲫鱼250克，白豆蔻末3克，生姜5片，精盐3克，味精2克。

【制用法】鲫鱼剖腹去肠杂，洗净，白豆蔻末放入鱼腹中，加开水适量，加生姜，加精盐，煮熟至汤白如奶，加味精即可饮汤吃鱼。

【功　效】健脾温胃，止呕消肿。用于食少脾胃虚寒之呕吐、呃逆、产后体虚、乳汁少、水肿尿少等症。

【宜　忌】不可与鸡肉、羊肉、狗肉、鹿肉同食；不宜与厚朴、天冬、麦冬、异胭肼同食；不宜与鹿肉、芥菜、猪肝、猪肉、砂糖同食；产后体弱、乳汁少以土鲫鱼为佳。

通草鲫鱼汤

【原　料】鲜鲫鱼1尾，黑豆芽30克，通草3克。

【制用法】鱼去鳞及内脏，洗净，放锅内，加适量水上火炖煮15分钟后，加入豆芽、通草，待鱼熟汤成后，去豆芽、通草即可。食鱼，饮汤。可佐餐食之。每日2次，7～10日为1疗程。

【功　效】主治妇女产后乳汁不下之症，以及因胃气不足、消化力弱致使水湿潴留而引起的水肿病。

鸡茸蹄筋

【原　料】蹄筋350克，鸡脯肉50克，鸡蛋清3只，料酒、精盐、葱末、生粉各适量。

【制用法】①蹄筋切成段，加水烧开片刻后，捞起备用；鸡脯肉去筋放在肉皮上敲成细茸，放入碗中用水化开，加料酒、精盐、生粉和蛋清等调成薄浆。

②锅内放清油，烧熟后放入蹄筋和调味品，待入味后，将鸡茸浆徐徐倒入，浇上葱、油即成。佐餐服食。

【功　效】温中益气，大补五脏，强筋健骨，疏通乳络。适用于久病体虚、筋骨酸痛、腰酸足软、产后亏损、乳汁缺少等症。

鱼头木瓜汤

【原　料】鳙鱼头1个，番木瓜250克，生姜3片，葱段、精盐、料酒、米醋、味精、胡椒粉、香油、香菜末各适量。

【制用法】鳙鱼头去腮，洗净；番木瓜（选半熟者为佳）去皮及核，洗净，切片备用。锅内加水适量，放入鳙鱼头、木瓜片、姜片、葱段、料酒、米醋，武火烧沸，改用文火煎30分钟，调入精盐、味精、胡椒粉、香油，撒上香菜末即可。每日1～2剂，连服7～10日。

【功　效】鳙鱼头有补益脾气、暖胃增乳之效；木瓜有健脾醒胃、清暑消渴、疏肝化气、润燥催乳等功效。合而为汤，可补益脾气、暖胃催乳。

本汤适用于治疗产后体虚之乳汁不足，症见产后虚羸、饮食减少、消化不良、懒动少言、乳汁过少、乳质清稀等。

肥肉木瓜姜醋方

【原　料】肥猪肉250克，番木瓜2只，生姜100克，醋500克，红糖适量。

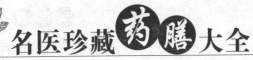

【制用法】先将番木瓜去核切块,与猪肉、姜、醋一同加水适量,煮熟后,加入红糖,稍煮即可。上量分数次服完。

【功　效】催乳。适用于产后乳汁不下者食用。

鲤鱼归芪汤

【原　料】鲤鱼1尾(约500克),当归15克,黄芪50克,白糖适量。

【制用法】鲤鱼宰剖后,去鳞及内脏洗净,入砂锅内,加清水适量,下当归、黄芪、白糖,放火上炖煮,待鱼肉熟烂即可。食鱼,喝汤。

【功　效】补脾健胃,下气通乳,消肿补血。适用于产后乳汁少、贫血、食欲不振等症。

催乳鲤鱼汤

【原　料】鲤鱼1尾,猪蹄1只,通草10克,葱白适量。

【制用法】①鲤鱼去鳞、鳃及内脏,洗净粗切;猪蹄去毛,洗净,剖开备用。

②鲤鱼、猪蹄、通草和葱白一起放入锅内,加水适量,上火煮至肉熟汤浓即可。饮汤,食肉。日服2次,每次喝汤1小碗,服后2~3日即可见效。

【功　效】通窍催乳。适用于产后乳汁不下或乳少。

参苓瓜蒌粥

【原　料】党参、云茯苓各15克,瓜蒌皮18克,粳米50克。

【制用法】前3味洗净放入砂锅内,加水1000毫升,煎煮至500毫升,去药渣再加入粳米,煮至米烂粥稠时,停火即可食用。

【功　效】健脾益气,化痰通乳。适用于产后痰阻气滞之缺乳。

猪蹄通乳羹

【原　料】猪蹄2只,通草、葱白各10克,生粉20克,生姜6克,精盐适量。

【制用法】①猪蹄去毛,洗净,剖开;生姜和葱白同切成碎末备用。

②把猪蹄和通草同放入砂锅中,加水适量,先用武火烧开,后改用文火

煨至肉汤稠，捞出通草不用。

③把生姜、葱末放入稠汤中，稍煮片刻，再调入生粉并加精盐，略煮5分钟即可。饮汤，食肉。上为1日量，可分作2～3次温热服用，连用5日。

【功　效】补血通乳。适用于妇女产后体虚乳少或无乳。

产后体虚

产后体虚乃由于妇女平素体虚或孕后营养不良、产时出血过多、产后过早操劳以及哺乳等因素所致。本症患者除注意合理饮食、增加营养之外，尚应保持情志舒畅，避免过度刺激。中医学认为，本症的治疗原则以调理机体、补养为主。本症有气虚、血虚、阴虚、阳虚以及脾胃虚弱、肝肾不足之别，应根据病症的不同辨证施治。

参芪淮山母鸡

【原　料】老母鸡1只，党参、怀山药、大枣各50克，黄芪100克，黄酒适量。

【制用法】将宰杀后的母鸡去毛及肠肚，加黄酒腌浸，其他4味放在鸡周围，隔水蒸熟。分数次服食。

【功　效】益气补血。适用于产后体虚。

乳鸽枸杞汤

【原　料】乳鸽1只，枸杞3克，精盐适量。

【制用法】将乳鸽去毛及肚内杂物，洗净，放入锅内加水与枸杞共炖，熟时下盐少许调味。吃肉，饮汤，每日2次。

【功　效】益气，补血，理虚。适用于产后体虚及气血虚、体倦乏力、表虚自汗等症。

归芪红枣鸡

【原　料】黄芪、当归各20克，红枣10枚，仔母鸡1只，料酒、味精、精盐各适量。

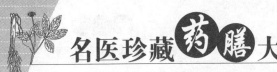

【制用法】母鸡宰杀后去毛、内脏，洗净，在沸水中烫3分钟；将洗净的黄芪、当归、红枣塞入鸡腹内，加料酒、清水适量，小火煮至熟烂，去除药渣，调入精盐、味精即可。食肉喝汤，分娩后1月内均可以佐此餐。

【功　效】补气补血，活血健脾。适用于产后体虚。

大枣益母草汤

【原　料】大枣、红糖各50克，益母草30克。

【制用法】大枣、益母草洗净，加水，大火烧沸，加红糖改小火煎煮，至溢出药味即可。每晚临睡前温服，分娩后30天内连续饮用。

【功　效】补气养血，活血去瘀。用于产后体虚。

当归红糖蛋

【原　料】当归10克，红糖50克，鸡蛋2个。

【制用法】当归洗净后加水700毫升，煎熬至500毫升，打入鸡蛋，加红糖，蛋熟即可。食蛋喝汤，每天作早餐食用。

【功　效】补血活血，促进子宫恢复。用于产后体虚。

糖渍鲜龙眼

【原　料】鲜龙眼500克，白糖50克。

【制用法】鲜龙眼去皮、核，放瓷碗中，加入白糖反复蒸、晾数次，致使色泽变黑，最后拌入少许白糖即可。每日1次，每次服10～15克。

【功　效】补气血，益心脾。适用于治疗产后体虚、瘦弱、失眠、心悸、健忘等症。

牛奶羊肉汤

【原　料】羊肉500克，牛奶200毫升，山药100克，生姜15克，精盐3克。

【制用法】羊肉洗净，切块，加生姜，文火炖3小时，取羊肉汤1碗，加山药片，煮烂，再加入牛奶及精盐，煮沸后食羊肉，饮汤。

【功　效】补虚益气，温中暖下。适用于产后体虚、肢凉、出冷汗等症的辅助治疗。

【宜　忌】不宜与荞麦、豆酱、醋、南瓜同食。

荔枝大枣粥

【原　料】荔枝、大枣各7枚，糯米50克，红糖适量。

【制用法】荔枝、大枣洗净，去核，与糯米同煮为粥。粥成加入红糖略煮沸即可食用。

【功　效】补脾胃，益血生津。用于产后体虚贫血、消化不良、面黄气促、脾虚泄泻等病症的辅助治疗。

【宜　忌】不宜与胡萝卜、黄瓜同食；荔枝不宜多食，多食易致高血糖；不宜与肝脏和维生素K同食。

产后腹痛

产后分娩后出现的下腹疼痛或脘腹疼痛，称为产后腹痛。一般情况下，经产妇症状较为初产妇为重，3~4天后疼痛可逐渐消失。如果疼痛严重，则需治疗。临床所见，本病患者或腹部疼痛剧烈，拒按，有结块，恶露不下等，此为瘀血阻在子宫所致；或腹痛并伴有冷感，得热则痛感减轻，恶露量少、色紫、有块等，此为寒气入宫、气血阻塞所致。根据中医"不通则痛"的原则，可以认为本病的原因在于气血运行不畅，治疗原则以调畅气血为主，虚者益气补气，实者活血散寒。

生姜膏

【原　料】鲜姜500克，黄酒250毫升，红糖20克。

【制用法】鲜姜和黄酒同煮，剩1/3时去姜再熬，放入红糖，熬成膏，开水冲服。病重者分2次服，轻者酌用。

【功　效】温散寒邪。适用于寒凝血瘀型产后腹痛、拒按、得热痛减、伴四肢不温、痛甚欲呕、恶露不下或量少、恶露色紫黯黏稠等。

桃仁四物汤加减

【原　料】炮姜、川芎各3克，全当归、桃仁各9克。

【制用法】上几味水煎服。每日1剂，分2次服。

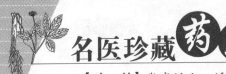

【功　效】散寒活血。适用于寒凝血瘀型产后腹痛。

鱼腥草酒

【原　料】鱼腥草20克，黄酒100毫升。

【制用法】鱼腥草、黄酒共入砂锅内，文火炖沸5分钟，去渣，1次服下。

【功　效】祛瘀血，散热毒。适用于产后血瘀所致的小腹刺痛、按之则恶露极少、面色紫黯等。

益母草生姜汤

【原　料】生姜30克，益母草50克，大枣20克，红糖15克。

【制用法】上几味水煎服。每天1～2次，连服数天。

【功　效】补血益气，通络止痛。适用于气血虚型产后腹痛、喜按、恶露量少色淡、伴头晕耳鸣、面色无华、腰部坠胀等。

姜楂汤

【原　料】生姜3克，焦山楂、红糖各30克。

【制用法】上3味水煎服。每日1剂，分2次服。

【功　效】温通散寒止痛。适用于寒凝血瘀型产后腹痛。

羊肉当归黄芪姜汤

【原　料】瘦羊肉500克，生姜30克，当归25克，黄芪40克，精盐适量。

【制用法】羊肉洗净切块，与上几味药同炖至羊肉烂熟，调入精盐即可食用。佐餐食用。

【功　效】补血益气。适用于血虚型产后腹痛。

桂皮红糖煎

【原　料】桂皮6克，红糖12克。

【制用法】将上2味水煎服。每日服3次，连续服5日。

【功　效】补血益气，祛寒止痛。适用于血虚型产后腹痛。

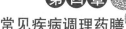

山楂小米汤

【原　料】山楂 100 个（去核打碎），小米 500 克，红糖 150 克。

【制用法】先将小米水煎，取浓汁，以米汁煎山楂，熟后加红糖服食，每日 1 剂。

【功　效】活血祛瘀，止痛。适用于产后瘀血阻滞之腹痛。

当归熟地寄生酒

【原　料】熟地黄、当归尾、桑寄生各 50 克，黄酒 500 毫升。

【制用法】将上药捣细碎，以黄酒 500 毫升煎煮数百沸，去渣备用。每日 3 次，每次温饮 20 毫升。

【功　效】补血，止血。适用于产后血崩、腹痛。

八 儿科疾病

咳喘

咳喘是指急慢性支气管炎、气管炎和喘息性支气管炎、支气管哮喘的统称。前者属于中医"咳嗽"范畴，后者属中医"哮喘"范畴。

咳喘是小儿呼吸道疾病中最常见的一种病症，以春秋二季多发，常反复发作。每因气候骤变、寒温失调、接触异物、内伤饮食而发。

糖渍橘皮

【原　料】鲜橘皮、白砂糖各 100~150 克。

【制用法】①收取新鲜优质的橘子皮 100~150 克，洗净后切成丝状。

②把橘皮丝同白砂糖 50~75 克，一并放入铝锅内，加水浸没，然后加热煎煮。

③等到煮沸后，改用小火煮至余液将干时，将橘皮盛出，放在搪瓷盘内，晾凉。

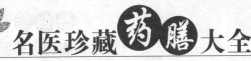

④最后再撒上白砂糖50~75克，拌匀即可。

⑤如无鲜橘皮，也可用干橘皮用温水泡软后，同上法制作成糖渍橘皮。可在饭前或饭后随意嚼食3~5克，连吃2~3天。

【功　效】开胃理气，止咳化痰。适用于小儿气管炎咳嗽多痰，或厌食、消化不良、腹胀嗳气。

【宜　忌】霉烂变质的橘皮不宜选用。

柠檬大肠汤

【原　料】柠檬叶30克，陈皮、七叶一枝花各6克，猪大肠、精盐、味精、酱油各适量。

【制用法】鲜柠檬叶、陈皮、七叶一枝花剁碎，放入洗净的猪大肠内，扎住两端，加清水适量，炖2小时取出，除去药渣，加入调味品，吃肉喝汤。每2~3日服1剂。

【功　效】润肺，止痢，止咳平喘，清热解毒。适用于小儿哮喘的辅助治疗。

萝卜丝瓜汤

【原　料】萝卜汁12克，生姜、薄荷各3克，丝瓜1条。

【制用法】生姜、丝瓜洗净，切碎，加清水适量，煮沸，加入萝卜汁、薄荷，略沸即可服用。

【功　效】凉血，止咳宣散风寒。用于急性喉炎、声音嘶哑、感冒早期的辅助治疗。

【宜　忌】不宜与胡萝卜、参类同食。

黑豆鳗鱼

【原　料】鳗鱼1条，黑豆50克，葱、姜、酒、精盐各适量。

【制用法】鳗鱼去鳃，剖腹去内脏，洗净切成数段，加入作料炖熟即成。

【功　效】补虚益肾，活血通络。适用于小儿肾气未盛而致的咳嗽、腰膝无力等病症。西医用于小儿久咳不愈、支气管炎、哮喘、营养不良等病的辅助治疗。

第四章 常见疾病调理药膳

【宜　忌】不宜与龙胆草、蓖麻子、厚朴、四环素类、红霉素、甲硝唑、西咪替丁、左旋多巴、甲状腺素等药物同用。

川贝梨

【原　料】川贝母1~2克，雪梨1只，冰糖3~5克。

【制用法】①先把川贝母5~10克研成极细粉末，备用。

②取雪梨1只，削去外皮后，切下一块，然后小心挖出梨核。

③每次取川贝母粉1~2克，碎冰糖3~5克，放入梨心内。

④把削下的一块梨片，覆盖在原来位置上，用小竹签或火柴棒（去掉火柴头）2~3根，插在梨上封口固定。

⑤最后把梨放在小碗内，注意切口朝上隔水放入小锅内，加水适量，把梨炖熟即可。每日晚上吃1个，把梨、川贝、冰糖全部吃下，连用3~5日。

【功　效】化痰止咳。适用于小儿多种原因所致的咳嗽。

【宜　忌】川贝梨以干咳少痰或咳痰黄稠者效果好，风寒咳嗽以及湿痰咳嗽、痰多色白者服用，效果稍逊。

款冬花糖茶

【原　料】款冬花10克，冰糖15克。

【制用法】①款冬花与冰糖一同放入茶壶内，用滚开水冲泡15分钟后即可饮用。

②或把款冬花放入搪瓷杯内，加水煮沸后，再放入冰糖，待冰糖溶化后即可。以上为1日量，分2~3次，每次温热饮用1杯，连服5~7日。

【功　效】润肺，化痰，止咳。适用于小儿急性气管炎、支气管哮喘、咳嗽少痰，或干咳无痰，或咳嗽喘息。

【宜　忌】肺结核咳嗽者勿用。

清肺粥

【原　料】桑白皮、地骨皮各30克，炙甘草3克，粳米50克。

【制用法】①先将桑白皮、地骨皮、炙甘草三者一同放入砂锅内，加水适量，煎汤取汁，去渣。

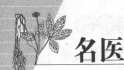

②把粳米淘洗后，放入搪瓷锅内，加水适量，煮成稀粥。

③待煮沸后加入上述药汤，继续加热，煮成稀薄粥即可。以上为1日量，煮成稀薄粥后，分作2次服食，连用3～5日。

【功　效】清肺热，止喘咳。适用于小儿急性支气管炎及大叶性肺炎、咳嗽、气喘、吐黄色脓性痰者。

【宜　忌】在治疗期间，不宜吃辛辣油腻食物，不宜吃姜、葱。

果仁瓜子饮

【原　料】白果6个，冬瓜子30克，杏仁10克，冰糖适量。

【制用法】白果、冬瓜子、杏仁以水煮熟后，去渣，加入冰糖调匀饮用，1日3次，每次1小杯。

【功　效】清肺，化痰，平喘。适用于肺热咳嗽、喉中痰鸣、发热汗出等。

生姜核桃杏仁汤

【原　料】核桃仁25克，杏仁、生姜各10克，蜂蜜适量。

【制用法】生姜洗净切片，将核桃仁和杏仁捣碎，放入锅内，加水1碗，以武火煮沸后加蜂蜜，再改文火焖10分钟即可。饮服。每日1剂，分2次服完，连服数月。

【功　效】补肾润肺，止咳定喘。可辅治久患哮喘、体质虚弱、气短喘促等症。

疳　积

疳积是小儿常见的一组比较复杂的证候群。它可包括现代医学中的消化不良、营养不良、某些维生素缺乏症、肠寄生虫症等多种疾病。

中医学认为，疳积即积滞和疳证。积滞也叫食滞和食积，指饮食失节，停滞不化，造成脾运化失常；疳证是积滞日久，耗伤正气，虚象毕露。故积滞是病的早期，是疳证的前奏，以实为主；疳证是病的后期，是积滞发展的结果，以虚为主。

第四章
常见疾病调理药膳

参芪鹌鹑汤

【原　料】党参、黄芪各15克，鹌鹑1只，食用油、精盐各适量。

【制用法】鹌鹑去毛及内脏，将党参、黄芪放入鹌鹑肚内，加水、食用油、精盐适量，隔水炖2小时，除去党参、黄芪即成。佐餐食，1日内食完。

【功　效】健脾益气。适用于小儿疳积、瘦弱、面色少血等。

小儿疳积汤

【原　料】猪肝100克，鲜珍珠草30克（干15克），疳积草30克（干15克），青皮、冰糖各3克。

【制用法】①猪肝洗净，切片；珍珠草、疳积草、青皮洗净后共装入布袋，口扎紧。

②将猪肝、药袋共同入锅，加水适量，旺火煮沸后再改文火煨至肝熟软，捞出药袋，加入冰糖，继稍煮片刻至冰糖溶化即成。食肉，饮汤，每日1次，连服7日为1疗程。

【功　效】清肝热，益脾养血，渗湿利水，消积滞。适用于气血虚疳积者食用。

金鸡白糖饼

【原　料】生鸡内金90克，白面250克，白糖适量。

【制用法】①鸡内金烘干，研成极细末。

②鸡内金末、白面、白糖混合，做成极薄小饼，烙至黄熟，如饼干样。当饼干给小儿食之。

【功　效】健脾消疳积。脾虚腹胀大、面黄食少者可食用。

开胃鱼丸

【原　料】鱼肉500克，山楂糕100克，蛋清、精盐、味精、火腿丁、白菜心、香菇丁各适量。

【制用法】鱼肉剁细，加蛋清、精盐、味精调成馅，山楂糕切成丁。将鱼馅挤成丸子，每个丸子中间包上1个山楂糕丁，入水汆熟捞出，放在平盘内，浇上白玉卤，用香菇丁、白菜心、火腿丁点缀一下即成。

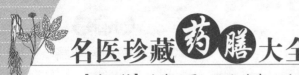

【功　效】健脾开胃，化积消食。适用于肉积满闷、饭后不适等。

玉糯芡实粥

【原　料】糯米40克，芡实15克，清水400毫升，玉米粉、红糖各适量。

【制用法】糯米与芡实洗净，加清水用武火烧开，加入玉米粉和红糖，转用文火慢熬成粥。分2～3次空腹服。

【功　效】适用于痹症型小儿疳积，症见体弱面白，四肢不温，高热感冒，畏寒多汗。

参芪白术炖乳鸽

【原　料】人参、北芪各15克，白术9克，乳鸽1只。

【制用法】乳鸽宰杀后清洗干净，人参、北芪、白术布包好，同放炖盘内，加水适量，隔水炖至烂熟，饮汤吃鸽肉。3日炖1次，连服4～5日。

【功　效】本汤适用于治疗气血双亏引起的小儿疳积。

山药麦芽内金粥

【原　料】山药60克，麦芽30克，鸡内金15克，大米100克。

【制用法】鸡内金焙干研末；山药洗净，去皮，切小粒。大米淘洗干净，加山药、麦芽、鸡内金末，加清水适量，中火煮粥食用。每日1～2次。

【功　效】补脾养胃，生津益肺。用于小儿体弱、不思饮食、消化不良的辅助治疗。

内金煮黄鳝

【原　料】黄鳝1条（约250克），鸡内金10克。

【制用法】将黄鳝去肠切段，同鸡内金加水共煮。每日1次，酱油调食。

【功　效】补虚损，强筋骨，健胃消积。适用于小儿疳积虚损。

小麦粳米粥

【原　料】小麦30克，粳米100克，大枣5枚。

【制用法】小麦洗净后，用水煮熟，捞去小麦取汁。将淘洗干净的粳米、大枣加入小麦汁同煮为粥。

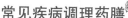

【功　效】健脾补胃,养心神,止虚汗。用于小儿消化不良的辅助治疗。

【宜　忌】汗多可选用浮小麦,睡眠欠佳可用淮小麦;大枣不宜与黄瓜、萝卜、动物肝脏、维生素K同食。

三仁除虫汤

【原　料】南瓜子仁、核桃仁、花生仁各50克,冰糖适量。

【制用法】上述三者分别洗净,加水600毫升,用武火烧开后,加入冰糖,改用文火煮20分钟。分1~2次,吃南瓜子仁、核桃、花生,喝汤,连服5~7日。

【功　效】适用于虫积型小儿疳积:平素体弱、营养不良、面色萎黄、蛔虫腹痛。

鸡肚双芽粥

【原　料】鸡内金10克,牛肚100克,谷芽、麦芽各30克,大米50克,精盐、味精各适量。

【制用法】先将鸡内金、双芽同装纱布袋待用;将牛肚用沸水焯透,刮洗干净,切成小丁。将大米、布袋、牛肚丁一起放入锅内,加水,煮至烂熟,加调料服食。空腹温热服食。

【功　效】健脾开胃,消积导滞。适用于小儿疳积及消化不良。

丁香姜汁奶

【原　料】丁香2粒,姜汁20毫升,牛奶250毫升,白糖适量。

【制用法】将前3味放铝锅内煮沸,除去丁香,加入白糖即可。每日服1次,连服10日。

【功　效】益气养血,健脾开胃。适用于小儿气血双亏型疳积:面色苍白、形体羸瘦、四肢不温、发稀干枯、睡眠露睛、哭声无力、腹部凹陷、精神萎靡、食欲不振、完谷不化、大便溏泻、舌质淡、脉弱无力。

鸡金藕头饼

【原　料】鸡内金24克,藕头40克,砂仁、豆蔻各20克,白面粉1000

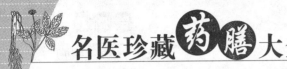

克,白糖300克。

【制用法】①把鸡内金、藕头、砂仁和豆蔻同研成细粉。

②加入面粉及白糖,一并拌和均匀后,加水适量,揉和搅拌成糊状。

③将药面糊在平锅或铁锅内,摊成大饭碗口大小薄饼,烙熟至微黄为度,勿烧焦。每日嚼食鸡金藕头饼2~4只。

【功　效】健脾开胃,化积消食,增进食欲。适用于小儿疳积或平素胃口不好、身体较差的患儿。

羌活鱼羹

【原　料】鲜羌活、鲤鱼各250克,花椒、生姜、精盐各适量。

【制用法】先将羌活、鲤鱼洗净,置锅内加水煮成汤,再用花椒、生姜、精盐调味即可。佐餐食用。

【功　效】益气补虚,开胃进食。适用于身体虚弱、营养不良者,尤其适合于小儿疳积、食少消瘦等症者服用。

麦芽山楂饮

【原　料】炒麦芽10克,炒山楂片3克,红糖适量。

【制用法】取炒麦芽、炒山楂片加水1碗,共煎15分钟,取汁,加入红糖调味即可。饭前、饭后饮用均可。

【功　效】消食化滞,健脾开胃。用于伤食(乳)泄泻、厌食、腹胀等症。炒麦芽善消面食,除积滞;山楂解肉食油腻,行积滞。二药合用,既消食又开胃,且味酸甜美,小儿乐于饮用。

腹　泻

小儿腹泻主要指婴幼儿腹泻,常见的有两种,一是消化不良,多由于饮食不当,喂养不合理,暴饮暴食或食高蛋白、高脂肪、粗糙不易消化的食物,食物过多、过杂,或生冷食物吃得过多等,致使胃肠功能紊乱而发生腹泻;二是胃肠道感染所致,如食物、喂奶用具被细菌或病毒污染引起胃肠道炎症,从而导致腹泻。饮食疗法主要治疗消化不良所引起的腹泻。

栗子膏

【原　料】栗子7~10枚，白糖适量。

【制用法】栗子去壳，捣烂，加水适量煮成糊膏，再加白糖调味即成。每日分2次服用。

【功　效】养胃健脾，补肾气。适用于小儿体弱、消化不良、腹泻等。

大枣木香汤

【原　料】大枣20枚，木香6克。

【制用法】大枣去核，置锅中。加适量水，用文火先煮1小时，加入木香后再煮片刻，去渣即成。温服。每日2次。

【功　效】健脾和胃，燥湿止泻。适用于小儿腹泻。

糯米固肠汤

【原　料】糯米30克，山药15克，胡椒粉、白糖各适量。

【制用法】将糯米略炒与山药一起下锅，加适量水，置火上煮粥，待熟后加胡椒及白糖适量调味即可。饮服。每日2次。

【功　效】健脾暖胃，温中止泻。适用于小儿脾胃虚寒泄泻。

鸡肝药米饼

【原　料】鸡肝1枚，山药20克，炒苡米100克，桔梗10克，米醋适量。

【制用法】山药、苡米、桔梗研成细末。把新鲜鸡肝洗净，用竹刀切片，拌上三药研成的细末，调匀，加醋适量。将药碗置米饭锅内蒸，待米饭熟时，取鸡肝即可。每天1剂，分早、晚2次服完。

【功　效】健脾益胃，利湿止泻。适用于治疗脾虚型小儿腹泻。

芡实糕

【原　料】鲜芡实1000克，大米粉250克，白糖适量。

【制用法】①选用新鲜芡实1000克，放入锅内加水煮熟后，去壳晾干，研粉。如无鲜品，可用干芡实500克，研粉。

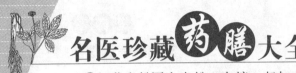

②把芡实粉同大米粉、白糖一起加水拌和均匀，揉成面团，然后如常法做成芡实糕，蒸熟即可。

【服　法】每日早晚当点心，温热食用2～3块，连用5～7日。

【功　效】补脾，益肾，固涩。适用于小儿慢性脾虚腹泻、肾虚遗尿。

【宜　忌】感冒发热期间暂停食用。

萝卜酸梅汤

【原　料】白萝卜250克，酸梅2枚。

【制用法】萝卜洗净，切成薄片，和酸梅一起放入砂锅，加水3碗，煮沸，文火煮至一碗水，加调料即可。喝汤。

【功　效】宽中，行气，化积。适用于消化不良的小儿腹泻。

莲实粥

【原　料】莲子、芡实各5～20粒，糯米200克。

【制用法】莲子、芡实煮烂以纱布过滤去渣，加入糯米煮成稀粥。

【功　效】补脾养胃，适用于小儿腹泻恢复时期。

芡实山药糊

【原　料】芡实、山药、糯米粉、白糖各500克。

【制用法】先把芡实、山药一同晒干后，放入碾槽内碾为细粉，与糯米粉及白糖一并拌和均匀，备用。用时取混合粉适量，加入冷水调成稀糊状，然后加热烧熟即成芡实山药糊。每日早晚温热空腹食用，每次用混合粉50～100克，连用7～10日为1疗程。

【功　效】健脾止泻。用于小儿脾虚久泻、消化不良、大便溏薄、体虚羸弱者。

山药莲肉粥

【原　料】山药15克，莲肉、麦芽各5克，大米30克，白糖适量。

【制用法】山药、莲肉、大米洗净后同煮为粥，对入麦芽煎汁、白糖，稍煮即可。每日2～3次，温服。

第四章 常见疾病调理药膳

【功　效】健脾祛湿，和胃止泻。适用于小儿胃肠功能紊乱、泄泻症。

乌梅汤

【原　料】乌梅10个，红糖适量。

【制用法】乌梅加水500毫升煎汤，酌加红糖，以之代茶。每天服数次。连服7～10日。

【功　效】本汤适用于治疗小儿久泻久痢、气虚阴伤、烦渴口干等症。

糯米车前叶粥

【原　料】鲜车前叶10克，糯米50克。

【制用法】车前叶洗净，切碎，煮汁后去渣，然后加入糯米煮成粥。每日2～3次，6～7日为1疗程。

【功　效】清热利尿。适用于小儿急性腹泻及小便不通等症。

胡椒糖

【原　料】白胡椒2克，葡萄糖粉18克。

【制用法】把白胡椒先放入捣筒内捣碎，继续捣成极细粉末，同葡萄糖一并拌和均匀即可。1岁以下小儿每次0.3～0.5克；3岁以下0.5～1.5克，一般不超过2克。每日3次，连服2～3天为1疗程。

【功　效】温中止泻。适用于小儿消化不良性腹泻。

【宜　忌】患小儿肠炎、菌痢者，不宜选用。

车前米仁茶

【原　料】炒车前子、炒米仁各9克，红茶0.5～1克，白糖或葡萄糖少许。

【制用法】一法：前3味共研细末，以白开水调服。二法：前3味加水1汤碗，煎至半碗汁，去渣滤汁，加入少许葡萄糖或白糖调味即可。也可将3味研末，以沸水冲泡15分钟，加入少许葡萄糖或白糖即成。粉剂：每日2次，每次用上末3克，用白开水调服，3岁以下儿童用量减半。汤剂：每日1剂，不拘时温服，3岁以下者酌减。

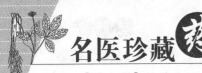

【功　效】健脾化湿，止泻。适用于小儿泄泻、水泻。

人参扁豆粥

【原　料】白扁豆5克，人参2克，粳米50克。

【制用法】先煮扁豆，将熟时入米同煮成粥，同时单煎人参取汁，粥熟时将人参汁对入，调匀即可。每日2次，空腹服用。

【功　效】健脾止泄，益精补肺。适用于久泻不止、脾胃虚弱或小儿吐泻交作。

山药固肠粥

【原　料】山药15克，糯米50克，砂糖、胡椒末各适量。

【制用法】先将糯米略炒，与山药共煮粥，粥将熟时，加胡椒末、砂糖稍煮即可。两餐之间服食，不宜空腹食。

【功　效】健脾暖胃，温中止泻。适用于小儿脾胃虚寒泄泻。

鸡蛋黄油

【原　料】鸡蛋黄3个。

【制用法】取鸡蛋黄放铁勺或铝勺中，加热熬出蛋黄油即可。每次服2~5毫升，每日早、晚各1次，4~5日为1个疗程。

【功　效】解热毒，补阴血。适用于婴儿腹泻、消化不良、百日咳。

厌　食

小儿厌食症是指排除其他疾病而以较长时间的食欲减退或厌食为主症的一种儿科常见病。

中医学认为此症多因过食肥甘、生冷、杂物损伤脾胃，或病后中气未复，或平素脾胃虚弱化致。

根据其症状特点，分为郁结性壅滞、痰湿内阻和脾胃气虚3个类型。

（1）郁结壅滞型：症见胃纳不佳、腹胀不舒、口臭吞酸、呕吐腐败食物残渣、腹痛拒按、大便秽臭或干燥。

第四章 常见疾病调理药膳

宜选用消食导滞的食疗方剂。

（2）痰湿内阻型：症见食欲减退、面色苍白、口吐痰涎、大便溏泻、体倦力乏。

宜选用健脾燥湿的食疗方剂。

（3）脾胃气虚型：症见食欲减退、神疲乏力、面色苍白、寐时多汗、大便溏泻。

宜选用益气健脾的食疗方剂。

鲫鱼生姜汤

【原　料】鲫鱼1条，生姜30克，橘皮10克，胡椒1克，精盐、葱末各适量。

【制用法】鲫鱼去鳞、鳃、内脏，洗净。将姜洗净切片，与各药用纱布包好，填入鱼肚内，加水适量，小火炖熟，加精盐、葱末少许调味。空腹喝汤吃鱼，分2次服，每日1剂，连服数天。

【功　效】健脾益胃。适用于小儿脾虚胃弱厌食。

白萝卜炖猪排骨

【原　料】白萝卜500克，猪排骨250克，精盐、葱各适量。

【制用法】排骨剁成3厘米大小的块；白萝卜切成片。先将排骨炖至肉脱骨，再加入萝卜、葱炖熟，撇去汤面浮油，加入精盐适量即可。佐餐食用。

【功　效】消食健胃，理气化痰。用于脾失健运挟食、挟痰厌食症。白萝卜宽中下气、消食化痰；排骨补虚弱、强筋骨。与萝卜炖服，气香味鲜，是患厌食症小儿的辅助食疗菜肴。

姜韭牛奶汁

【原　料】鲜韭菜50～150克，生姜20～30克，鲜牛奶250克。

【制用法】将鲜韭菜、生姜捣碎，绞取汁液，加入鲜牛奶中，加热煮沸即可。频频温服或佐餐食用。

【功　效】温中下气，和胃止呕。用于小儿脾胃虚寒、恶心呕吐、不思纳食、噎嗝反胃者。牛奶滋养补虚、益胃润燥，与韭菜、生姜配伍，共奏温养胃气、降逆止呕之功效。

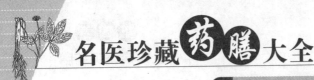

砂仁粥

【原　料】砂仁2克，大米50克。

【制用法】先把砂仁捣碎为细末，再将大米淘洗后，放入小锅内，加水适量，如常法煮粥，待粥将熟时，调入砂仁末，稍煮即可。每日可作早晚餐温热服食。

【功　效】健脾胃，助消化。适用于小儿食欲不振、消化不良者。

【宜　忌】砂仁放入锅内，不宜久煮。

鸡内金粥

【原　料】鸡内金6克，干橘皮10克，砂仁1.5克，粳米30克，白糖适量。

【制用法】先将鸡内金、干橘皮、砂仁共研成细末，待用。将粳米淘净，放入锅内，入上三味药末，加水搅匀，置武火上煮沸，再用文火熬熟，然后入白糖即成。每日2～3次，空腹食用。

【功　效】消积健脾。适用于小儿饮食不节致脾胃受损、不思饮食、肚腹胀大、面黄肌瘦、大便黏滞等。

参枣米饭

【原　料】党参15克，大枣25克，糯米250克，白糖50克。

【制用法】①先把党参同大枣一并放入搪瓷锅内，加水适量，浸泡30分钟后，再煎沸半小时，然后捞去党参，留下大枣及汤备用。

②把糯米淘洗后，放入大瓷碗内，加水适量，放入锅内，然后隔水蒸熟。

③把糯米饭取出后，倒扣在大盘中，把大枣嵌在上面。

④最后把参枣汤放在搪瓷锅内，同时加入白糖煎熬成黏汁，再倒在枣饭上即可。每日早晚当作点心，空腹温热随意服食。

【功　效】补元气，健脾胃。适用于小儿脾胃气虚、疲倦无力、食欲不振、大便溏薄等。

【宜　忌】凡身体壮实、发热、腹胀、便秘的儿童勿食。

山药鸭肫粥

【原　料】怀山药15克，鲜鸭肫1个，粳米50克。

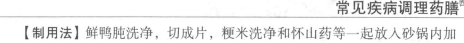

【制用法】鲜鸭肫洗净，切成片，粳米洗净和怀山药等一起放入砂锅内加水煮沸，文火煮成粥，每日吃1次，连服5~7日。

【功　效】补益脾胃，适用于小儿厌食。

大山楂丸

【原　料】山楂1000克，炒神曲、炒麦芽各150克，蔗糖、蜂蜜各600克。

【制用法】将三药粉碎为细末，过筛，混匀。蔗糖加水270毫升，再与蜂蜜混合，文火炼至比重约为1∶38时，过滤。将糖液与药粉和匀，制为大蜜丸，干燥。必要时口服，每次10~18克，每日1~3次。

【功　效】消食开胃。适用于饮食积滞、腹胀腹痛、四肢无力、面色不荣、呕吐臭秽者。

八仙糕

【原　料】芡实、山药、茯苓、白术、莲子、薏苡仁、白扁豆各150克，党参50克，糯米粉1000克，麻油100克，白糖250克。

【制用法】①选上乘芡实、山药、茯苓、白术、莲子、薏苡仁、白扁豆、党参，如数称足，晒干后共研为细粉，过筛。

②把上粉同糯米粉、白糖及麻油一并拌和均匀，然后加水适量，如常法揉成面团，压入木模，做成小饼块。

③把小饼块放入蒸笼内，蒸熟后晒干，备用。每日早晚空腹食用，每次1~3块或用开水调服或嚼服，连服半月。

【功　效】健脾益胃。适用于小儿脾胃虚弱所致的厌食、泄泻、消化不良、腹胀便溏、面色萎黄、形体瘦弱等。

【宜　忌】对小儿因伤食所致的腹胀、泄泻（伤食泄）、消化不良以及因急性肠炎、菌痢所致的腹泻不宜选用。

麦芽糕

【原　料】麦芽120克，橘皮、炒白术各30克，神曲60克，米粉150克，白糖适量。

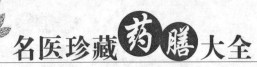

【制用法】①把麦芽淘洗后晒干；新鲜橘皮晒干后取30克。

②将麦芽、橘皮、炒白术、神曲一并放入碾槽内研为细粉状。

③把米粉、白糖同药粉和匀，加入清水调和，如常法做成小糕饼约10~15块。每日随意食麦芽糕2~3块，连服5~7日。

【功　效】消食和中，健脾开胃。适用于小儿不思饮食或消化不良、脘腹胀满等。

麦芽山楂粥

【原　料】麦芽、神曲、山楂各10克，橘皮、白术各6克，粳米50克，砂糖适量。

【制用法】先将上药入砂锅煎取浓汁，去渣，加入粳米、砂糖煮粥。两餐间当点心服食。

【功　效】健脾开胃，消食和中。适用于小儿不思饮食或消化不良、乳食不消、脘腹胀满、腹痛腹泻等。

参苓粥

【原　料】人参3克，白茯苓（去黑皮）5克，粳米50克，生姜1片，精盐少许。

【制用法】将人参、白茯苓、生姜水煎，去渣取汁，再将粳米放入药汁内煮作粥，临熟时加入少许精盐，搅和匀。空腹食用。

【功　效】健脾益气。适用于脾胃气虚、不思饮食、日渐消瘦者。

扁豆苡米粥

【原　料】扁豆20克，怀山药15克，薏米10克。

【制用法】将扁豆、怀山药、薏米等洗净一齐放入砂锅，加水煮沸，文火煮成粥。每日服1次，连服5~7日。

【功　效】和中健脾，消暑化湿。适用于小儿厌食。

香砂糖

【原　料】香橼10克，砂仁5克，白砂糖200克。

【制用法】把香橼同砂仁一起放入碾槽内，研成细粉末；把白糖放入铝锅中，加水适量，以小火慢慢煎熬至稠厚时，加入香橼、砂仁粉，一边搅拌调和均匀，一边继续以小火煎熬，熬到挑起糖成丝状时，离火趁热倒入已涂过菜油的搪瓷盘中，稍冷后按压平整，再切成小糖块即可。每日2～3次，每次1～2块，当糖果食用。

【功　效】开胃，健脾，行气。适用于小儿食欲不振或食后腹胀等。

遗　尿

遗尿俗称"尿床"，是小儿睡中小便自遗，醒后方知的一种疾病。发病多为体弱病患儿。轻者数天1次，重者一夜2～3次或更多。一般年龄超过3岁，夜寐时仍有小便自遗者，称为遗尿症。3岁以下的婴幼儿由于生理发育不健全，排便自控能力尚未成熟；或学龄儿童因白天贪玩疲劳过度、睡前多饮等原因，偶尔发生尿床，均不属病态。

根据原因，中医学认为多因肾阳不足、脾肺气虚和肝经郁热导致。

益智粥

【原　料】益智仁、白茯苓、大米各50克。

【制用法】先把益智仁和白茯苓烘干后，一并放入槽内研为细末；将大米淘净后煮成稀薄粥，待粥将熟时，每次调入药粉3～5克，稍煮即可；也可用米汤调药粉3～5克稍煮。每日早、晚2次，每次趁热服食，连用5～7日。

【功　效】益脾，暖肾，固气。适用于小儿遗尿，也可用于小儿流涎。

止遗粉

【原　料】怀山药、桑螵蛸各100克，鸡内金、白糖各20克。

【制用法】将怀山药、桑螵蛸、鸡内金均洗净，去除杂质，焙干共研成粉末，加入白糖混合，贮瓶备用。每日早、晚各1次，每次8克。

【功　效】健胃，补肾，缩尿，止遗。适用于小儿尿频、尿床、遗尿症者食用。

黑豆炖狗肉

【原　料】狗肉250克，黑豆25克，精盐3克，生姜10克，酱油20毫升，八角茴香2粒。

【制用法】将狗肉洗净切块，与黑豆加清水适量，武火同煮沸，加精盐、生姜、酱油、八角茴香，改用文火炖至肉熟烂。

【功　效】补肾阳，止遗尿。用于小儿遗尿症的辅助治疗。

【宜　忌】不宜与龙胆草、蓖麻子、厚朴、左旋多巴、四环素、红霉素、甲硝唑、西咪替丁、甲状腺素药物同用。

龙芡猪脬汤

【原　料】龙眼肉、芡实各30克，山药、莲肉各15克，猪脬1个，姜丝、精盐各适量。

【制用法】前4味洗净沥干；猪脬用盐内外搓洗净，切成小块。上述原料同放于砂锅中，注入清水用武火烧开，加入姜丝和精盐，转用文火炖至猪脬酥烂。分1～2次趁热食渣喝汤。

【功　效】适用于脾肺气虚型小儿遗尿。

桑螵蛸粥

【原　料】桑螵蛸5个，山萸肉、菟丝子、覆盆子、益智仁各5克，糯米50克，白糖少许。

【制用法】将上药共煎取汁去渣，再加入糯米煮粥，然后调入白糖少许，稍煮片刻，待粥稠即可。每日早晚餐温热服。

【功　效】补肾助阳，固精缩尿。适用于小儿遗尿、尿频。对成人遗精也有效。

【宜　忌】阴虚内热者忌服。

玉竹茶

【原　料】玉竹50克。

【制用法】将上药洗净，水煎。代茶饮用。

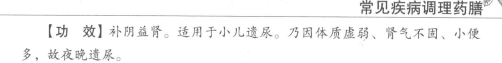

【功　效】补阴益肾。适用于小儿遗尿。乃因体质虚弱、肾气不固、小便多，故夜晚遗尿。

槐花小肚

【原　料】猪小肚（猪膀胱）1个，槐花15克，车前子25克。

【制用法】猪小肚洗净切成条，槐花、车前子放入纱布袋中，与猪小肚条一起放入砂锅加水煮沸，改文火炖1小时，去药袋加调料即成。喝汤吃小肚。

【功　效】清热利尿。适用于小儿遗尿、梦中遗尿等。

猪小肚白果粥

【原　料】猪小肚（猪膀胱）1只，白果15克，粳米50克，白糖适量。

【制用法】先将猪小肚切开清洗干净，把白果放入猪小肚内，放入锅中，与淘净的粳米慢火久煮成粥，加白糖调味。每日早晚服，食粥吃白果，连服3~5日。

【功　效】固肾气，止遗尿。适用于小儿遗尿。

水陆二味粥

【原　料】芡实米50克，金樱子20克，白糖适量。

【制用法】先将金樱子煮汁100毫升，加入芡实米煮粥，放入白糖调味。每日2次，温服。

【功　效】固肾缩尿。适用于小儿肾虚遗尿。

芡桃粥

【原　料】芡实粉30克，核桃肉15克，红枣5枚，白糖适量。

【制用法】芡实粉用凉开水打成糊状，放入沸水中搅拌，再加入打碎的核桃肉、红枣肉，煮熟成粥，加适量糖食用。

【功　效】温肾缩尿。适用于小儿虚寒遗尿，大便清长、四肢畏寒者。

降龙八宝粥

【原　料】芡实、乌梅、益智仁、覆盆子、山药、鸡内金、白茯苓、麦芽

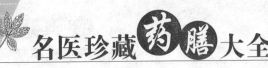

糖各30克，粳米适量。

【制用法】芡实、乌梅、益智仁、覆盆子、山药、鸡内金、白茯苓烘干，放入碾槽内研粉，调均匀备用；粳米淘洗干净加水煮成粥。盛1小碗刚熟的粥，放入药粉4~6克，加麦芽糖适量，搅拌均匀趁热服用。每日早晚各1小碗，连食1周。

【功　效】固精缩尿。适用于各种小儿遗尿症。

加味鸡肠散

【原　料】鸡肠子1具，肉桂6克，龙骨、茯苓、牡蛎各10克，桑螵蛸30克。

【制用法】鸡肠洗净，烧存性，或焙干研成细末；将其余中药烘干，共研成细末，与鸡肠末混合均匀即可。每次服6克，早、晚各1次，白开水冲服。

【功　效】温下元，固小便。适用于较大儿童的遗尿症。

白果羊肉粥

【原　料】白果10克，羊肾1个，羊肉、粳米各50克，葱白3克。

【制用法】羊肾洗净，去臊腺脂膜，切成细丁；葱白洗净切成细节；羊肉洗净；白果、粳米淘净。上料一同放入锅内，加水适量熬粥，待肉熟米烂成粥时即成。吃羊肾、羊肉、白果，喝粥，每日2次，温热食。

【功　效】补肾止遗。适用于小儿遗尿。

【宜　忌】阴虚火旺者忌食。

癫痫

小儿癫痫包括全身性发作、部分性癫痫、精神运动型癫痫、植物神经性发作等类型。是由于大脑神经细胞突然、暂时、反复发生异常放电所引起功能紊乱的综合征候群。一般有意识障碍和肌肉抽搐。常突然扑倒、不省人事、口吐涎沫、四肢抽搐或作猪、羊叫等。

该病在中医学中属"痫症"、"癫痫"范畴，俗称"羊角风"。

第四章
常见疾病调理药膳

山药青黛粉

【原　料】山药2克，青黛0.3克，硼砂1克。

【制用法】将山药、青黛、硼砂共研细粉末，拌匀，每次服1～3克，每日3次。半年不犯病者每日服2次；1年不犯病者每日服1次。

【功　效】清热解毒，凉血，定惊。适用于小儿癫痫的辅助治疗。

枸杞蒸羊脑

【原　料】羊脑1具，枸杞30克，清水300毫升，姜丝、黄酒、精盐、味精、麻油各适量。

【制用法】羊脑挑去筋膜血丝，洗净切成两半；枸杞洗净沥干，同羊脑一起放入大瓷碗中，加入姜丝、黄酒、精盐和清水，盖好，隔水蒸熟，下味精，淋麻油，拌匀调味。分1～2次趁热服。

【功　效】适用于癫痫、血虚头痛、眩晕。

虫草炖猪脑

【原　料】猪脑1具，虫草3克，清水200毫升，姜丝、精盐、味精、麻油各适量。

【制用法】猪脑除净筋膜，洗净，放入砂锅内，加入姜丝、虫草和清水，文火炖熟，下精盐、味精，淋麻油调味。分2次空腹服。

【功　效】适用于癫痫。

橄榄膏

【原　料】鲜橄榄500克。

【制用法】将橄榄去核，捣碎，放入砂锅加水煮沸，改文火煮5小时，去渣，再以文火熬至膏状即成，早晚各服一汤匙，温开水冲服。

【功　效】清热凉肝，止惊镇静。适用于癫痫。

白芨鸡心血

【原　料】雄鸡心9只，白芨30克，黄酒60克。

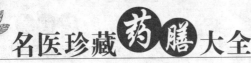

【制用法】选9只雄鸡宰杀后取心,挤压出心血放入碗内,备用;将白芨研为细末,倾入鸡血碗内,同捣如泥,服时用黄酒冲服。分2次服用,分2天服完,服药时间不拘,但须在未发作时服用。

【功　效】解毒安神定痫。适用于羊角风患者。

【宜　忌】忌辛辣、烟、酒等刺激物。

红茶明矾丸

【原　料】红茶、明矾各500克,糯米100克。

【制用法】先将糯米加水少许煎煮,待米开花后取用其汁,备用;红茶及明矾捣碎,研为细末,用糯米汁调匀,捏成丸如黄豆大。发病前服49粒,用浓茶水送下。

【功　效】凉肝胆,除烦躁。可治癫痫。

猪蹄猪心汤

【原　料】猪蹄2个,猪心1个,鲜地榆30克,作料适量。

【制用法】将猪蹄、猪心、鲜地榆洗净入锅,加水适量,大火煮沸15分钟,改小火炖至肉烂汤浓,拣去地榆,加作料调味即可。吃肉,饮汤。每日1次。每剂分3日吃完,连吃3~5剂。

【功　效】凉血止血,镇静补心。可辅治小儿癫痫。

羊脑枸杞

【原　料】羊脑1个,枸杞子30克。

【制用法】羊脑洗净和枸杞子一起放入砂锅加水煮沸,改文火炖煮1小时,加调料即成,分次食用。

【功　效】补肾益精,养血祛风。适用于癫痫。

佝偻病

佝偻病是婴幼儿时期常见的一种慢性营养缺乏症。主要由于体内缺乏维生素D,导致钙磷代谢失调,钙盐不能沉着于骨所引起的。

第四章 常见疾病调理药膳

其症状为多汗、夜惊、烦躁、尿黄，体征可见面色萎黄、发稀枕秃、前囟增大、乒乓头。它属于中医学"五迟"、"五软"、"鸡胸"、"龟背"、"解颅"等范畴。认为是脾肾二脏不足：肾为先天之本，肾主骨，骨生髓；脾为后天造化之源，主运化，主肌腠。骨质不坚，肌肉松软而为病。

宜选用补肾益脾的药膳方剂。

香菇蒸排骨

【原　料】香菇20克，猪排骨250克，红枣5枚，枸杞10克，姜丝、精盐、味精、麻油各适量。

【制用法】香菇切片，猪排骨切块，红枣去核，与枸杞同放于大瓷碗中，加入姜丝、精盐，上锅隔水蒸至酥烂，下味精，淋麻油调味。分1~2次趁热服。

【功　效】适用于小儿发育不良型佝偻病。

人参核桃饮

【原　料】人参3克，核桃仁3个。

【制用法】将人参切片；每个核桃仁瓣成两块，放入锅内，加水适量。将锅置武火上烧沸后用文火熬煮1小时即成。当茶饮，每日1剂。

【功　效】补肾益气。适用于佝偻病，症见面色少华、多汗易惊、夜寐不宁、烦躁多啼、肌肉松弛、食欲不振等症。

牛乳大枣糊

【原　料】牛乳250毫升，大枣10枚，山药100克，蜂蜜20毫升。

【制用法】将大枣去核；山药研细末；将牛乳、大枣煮沸，下山药末同煮成糊，对入蜂蜜。分1~2次服食。

【功　效】健脾益气，养心安神。适用于佝偻病，症见肌肉松弛、囟门闭合不全、发稀枕秃、夜眠不安、易惊、多汗无力、少食等症。

狗脊骨杞菜汤

【原　料】狗脊骨500克，枸杞菜150克，精盐、味精各适量。

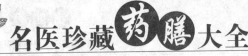

【制用法】狗脊骨洗净，切块，放于砂锅中，加清水800毫升，武火烧开撇去浮沫，用文火炖至骨酥汁浓，将洗净的枸杞菜放入，烧开，下精盐、味精，调味。分2次趁热食菜喝汤。

【功　效】适用于小儿佝偻病。

双甲丸

【原　料】蛤壳、炮山甲片、炮鳖甲片各30克，蜂蜜适量。

【制用法】蛤壳、炮山甲片、炮鳖甲片研成细末，炼蜜为小丸，以米汤送服。1岁小儿1克，3岁小儿2克，6岁小儿5克，每日2次。

【功　效】补钙利骨。适用于小儿佝偻病。

蛋壳粉粥

【原　料】鸡蛋壳30克，大米50克，麦芽、谷芽各10克，白糖适量。

【制用法】将鸡蛋壳洗净，研成极细粉末；大米、谷芽、麦芽淘洗净入锅，加水适量，先用武火煮沸，后用文火煮粥将熟时，放入蛋壳粉、白糖，再煮3～5分钟即可。每日分2～3次服。

【功　效】补五脏，壮骨力。适用于小儿佝偻病、婴儿手足搐搦症，症见肌肉松弛、神疲消瘦、头颅骨软、囟门迟闭而大、汗多易惊等。

龙骨荷包蛋

【原　料】生龙骨30克，鸡蛋3个。

【制用法】生龙骨久煎取汁，打入鸡蛋，做成荷包蛋。第二次再将生龙骨30克，与第一次用过的生龙骨同煎，取药汁煮荷包蛋。每日1剂。吃蛋饮汤。

【功　效】滋阴敛汗，壮骨安神。适用于佝偻病，症见多汗易惊、夜寐不宁、神疲消瘦、手足心热或低热、咽痛等。

银耳蚕蛹

【原　料】蚕蛹20克，银耳10克，鸡蛋1个，鸡汤1碗，火腿末、香菜、葱、精盐、味精各适量。

【制用法】将蚕蛹去皮加葱、精盐、味精捣成泥，拌入泡发洗净的银耳中，撒上火腿末和香菜，倒入鸡蛋清，上屉蒸熟，浇上鸡汤即成，食用。

【功　效】补气血，壮筋骨。适用于佝偻病、缺铁性贫血。

核桃栗子羹

【原　料】核桃肉500克，栗子50克，白糖适量。

【制用法】先将栗子炒熟去壳，将熟栗子与核桃肉一同捣烂如泥，再加白糖拌匀即成。不拘时服，宜常食。

【功　效】补肾强身壮骨。适用于佝偻病。

流　涎

流涎症俗称流口水，祖国医学称为"滞颐"。流口水不是一种病，而是婴儿常见的一种现象。多见于溃疡性口内炎、汞中毒或出牙，另外婴幼儿精神幼稚者或患有帕金森氏症者唾液常流向外方，此并非唾液分泌过多，实因闭口不全所致。阵发性多涎可能为癫痫阵发的另一种表现。流口水虽非一种病症，但长期多量唾液外流，会诱发局部湿疹，给患儿增添一定痛苦，应积极采取必要的治疗措施。

大枣陈皮竹叶汤

【原　料】大枣5枚，陈皮、竹叶各5克。

【制用法】将大枣、陈皮、竹叶水煎服。每日1剂，分2次饮服，连服3～5剂。

【功　效】健脾益气，止涎。适用于小儿流涎。

白术糖

【原　料】生白术60克，绵白糖100克。

【制用法】先将生白术晒干后，研为细粉，过筛；再把白术粉同绵白糖和匀，加水适量，调拌成糊状，放入碗内，隔水蒸或置饭锅上蒸熟即可。每日服10～15克，分作2～3次，温热时嚼服，连服7～10日。

【功　效】健脾摄涎。适用于小儿流涎。

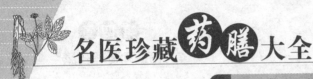

摄涎饼

【原　料】炒白术、益智仁各20~30克，鲜生姜、白糖各50克，面粉适量。

【制用法】①先把炒白术和益智仁一同放入碾槽内，研成细末；把鲜生姜洗净后捣烂绞汁；再把药末同面粉、白糖和匀，加入姜汁和清水，和匀做成小饼约15~20块。

②把小饼放入锅内，如常法烙熟，备用。每日早晚2次，每次1块，嚼食，连用7~10日。

【功　效】健脾摄涎。适用于小儿口角流涎。

【宜　忌】对于小儿口腔溃疡、小儿口疮所致的流涎忌用。

党参白术汤

【原　料】党参9克，白术、五味子、芡实各5克，山药、白果、陈皮、麦冬各4克，茯苓8克，乌梅10克。

【制用法】每日1剂，水煎2次，分2~3次服下。

【功　效】清热理脾，化湿摄涎。主治小儿流涎。

姜糖神曲茶

【原　料】生姜2片，神曲半块，食糖适量。

【制用法】上3味同放罐内，加水稍煮即成。代茶随量饮。

【功　效】健脾温中，止涎。适用于小儿流涎。

灯芯草粥

【原　料】灯芯草6克，石膏10克，山栀子3克，粳米30克。

【制用法】先煎石膏、山栀子、灯芯草，久煎取汁去渣，加入粳米共煮成粥。每日2次服食。

【功　效】清热理脾。适用于小儿流涎、口舌生疮、烦躁不宁等。

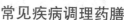

第四章 常见疾病调理药膳

杭菊花汁

【原　　料】杭菊花10克，蜂蜜适量。
【制用法】将杭菊花煎汁，加蜂蜜适量。每日分2次口服，连服5～7日。
【功　　效】清热平肝，适用于小儿多涎。

百日咳

百日咳又名"顿咳"，是小儿时期常见的一种急性呼吸道传染病，由百日咳嗜血杆菌所引起。四季都可发生，冬春季尤多。以5岁以下小儿为多见，年龄愈小，病情多愈重。若无并发症，预后一般良好。发病最初两三周传染性最强，主要通过咳嗽时飞沫传染。临床主要表现为初期喷嚏、流涕，或微热，2～3日后咳嗽渐剧。继而发展为阵发性痉咳，日轻夜重，咳后有特殊的吸气性吼声，即鸡鸣样回声；同时伴有涕泪俱作，弯腰曲背，胸腹疼痛，头额汗出，舌系带溃疡，眼睑水肿等症状。实验室检查可查到百日咳杆菌。

五味汤

【原　　料】生梨、生藕、荸荠各100克，生姜50克，紫苏25克。
【制用法】先将梨、藕、荸荠、生姜切碎，捣烂绞汁，再将药渣和紫苏加适量水共煎10分钟后取汁，然后将两汁合并煎沸。滤净装入保温瓶内待服。2～6岁每日1剂，分4～6次服，以半饱时服为宜，2岁以下酌减。
【功　　效】宣肺止咳，养阴润肺。适用于百日咳。
【宜　　忌】病人服上药须避风寒，注意保暖。忌食不易消化及油腻食物。

麻黄蒸梨

【原　　料】麻黄5克，大梨1只。
【制用法】先把麻黄捣为粗末；将生梨洗净后，剖开，挖去梨核；把麻黄放入梨心内，再将梨子合严，插上小竹签，然后放入碗内，隔水蒸熟后即可。每日2次，每次1只，去麻黄吃梨服汁，连用3～5日。

289

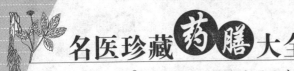

【功　效】止咳。适用于小儿百日咳的初期和痉咳期病人,也可用于小儿支气管炎咳嗽。

胡萝卜红枣汤

【原　料】胡萝卜120克(切碎),红枣12枚(去核)。

【制用法】胡萝卜、红枣加水600毫升,煮至200毫升。随意食渣喝汤。

【功　效】适用于百日咳恢复期;消化不良、贫血。

川贝冰糖米汤饮

【原　料】米汤500毫升,川贝母15克,冰糖50克。

【制用法】将米汤、川贝母、冰糖隔水炖15分钟即成。每日早、晚各1次。5岁以下儿童酌减用量。

【功　效】润肺,祛痰,止咳。适用于百日咳。

人参百合粥

【原　料】人参3克,百合15克,粳米30克。

【制用法】先煎人参与百合,后下粳米同煮为粥。连服3日,每日1~2次。

【功　效】补气养阴。适用于百日咳恢复期,症见咳嗽次数和咳嗽时间逐渐变短、咳声无力、痰稀而少、气短声低、唇色淡白等。

百部粥

【原　料】百部10克,大米30克,蜂蜜适量。

【制用法】先煎百部,取汁去渣,入大米同煮成粥。每日2次,温热服。食前调入蜂蜜。

【功　效】止咳化痰。适用于百日咳,有特效。

枇杷叶粥

【原　料】枇杷叶10~15克,粳米100克,冰糖适量。

【制用法】枇杷叶用纱布包好放入砂锅内,加水200毫升,煎至100毫升,去渣入粳米、冰糖,再加水600毫升,煮成稀薄粥。每日早、晚温热服之。

【功　效】清肺化痰,止咳降逆。适用于百日咳痉咳期:痰多、呕吐。

【宜　忌】风寒感冒引起的咳嗽者忌用。

罗汉果柿饼茶

【原　料】罗汉果1个,柿饼4个。

【制用法】罗汉果、柿饼洗净切碎,加水煎汤,代茶饮用,每日1剂,连服1周。

【功　效】清热润肺,化痰止咳。适用于百日咳痉咳期。

小儿暑热

小儿暑热是小儿在夏季的一种特有的发热性疾病,以半岁至2周岁幼儿为多见,亦有见于青少年者。

其发病原因是婴幼儿不能适应夏季炎热气候,气温调节中枢不健全,加之气温高,汗腺分泌减少,致使体温平衡失调所致。

中医学称为"暑热病",认为是由于幼儿脏腑娇嫩,机体调节未臻完善,兼之先天禀赋不足或病后虚弱,不能耐受夏季酷暑的熏蒸,暑邪乘虚侵袭而发病。

本病以持续发热(热型不定)为主症,体温常在37~40℃之间,大多下午偏高、口渴、多饮多尿、尿清长、少汗或无汗,故作"天干地漏"。

有的还可见皮肤干燥,高热时有惊厥或嗜睡,食欲减退,烦躁不安,身体消瘦等症状。到秋凉后,一过白露,体温就随之逐渐下降。

宜选用清暑益气、养阴生津的药膳方剂。

荷叶粥

【原　料】新鲜荷叶1张,粳米100克,砂糖适量。

【制用法】荷叶洗净煎汤,去渣后用荷叶汤同粳米煮粥,粥熟后加砂糖,调匀即成。供早、晚餐温热服,或作点心服食。

【功　效】解暑热,散瘀,降血压,降血脂。适用于夏季感受暑热、头昏脑涨、胸闷烦渴、小便短赤,还可用于高血压病、高血脂症、肥胖症。

淮山太子参粥

【原　料】淮山30克，太子参10克，莲子15克，粳米50克，白糖适量。

【制用法】上述材料加水煮粥，加入白糖调匀即可。每天2次。

【功　效】清暑益气。对发热、口渴引饮、干燥灼热、精神烦躁有疗效。

加减竹叶粥

【原　料】鲜竹叶30克，淡竹茹、山楂肉各10克，广陈皮5克，粳米100克，砂糖适量。

【制用法】鲜竹叶、山楂肉、广陈皮洗净，同淡竹茹共煎取汁，去渣，再入粳米煮成稀粥，最后调入砂糖。温热服食，每日2次。

【功　效】清泄少阳。主治伏暑，症见寒热似疟、口渴心烦、脘痞、身热午后较重、苔黄腻、脉弦数。

【宜　忌】脾胃虚寒者不宜多食。

莲子山药粥

【原　料】莲子15克，山药30克，太子参10克，粳米50克，白糖适量。

【制用法】太子参水煎去渣，再放入洗净的莲子、山药、粳米煮为稀粥，加糖调食。每日1剂，2次分服，连服5~7日。

【功　效】益气养阴，健脾补肺。适用于小儿夏季暑热之不思饮食等。

石膏薏苡仁粥

【原　料】生石膏30克，生薏苡仁45克，砂仁5克，粳米100克，砂糖适量。

【制用法】石膏加水煎汁去渣，然后放入洗净的薏苡仁、粳米同煮为稀粥，后入砂仁。粥熟可调入少量砂糖。每日2次服食。

【功　效】清气化湿。适用于暑湿困阻中焦，症见高热、烦渴、汗多溺短、身重如裹、胃脘痞满、脉洪大。

【宜　忌】内伤发热、脾胃虚弱、非实热证者均忌用。

第四章
常见疾病调理药膳

小儿暑热茶

【原　料】香薷、六一散各3克，青茶1.5克，扁豆衣、西瓜翠皮各5克。

【制用法】前3味研成粗末，与后2味共用沸水冲泡10分钟；或上5味加水500毫升煎沸5~10分钟即可。每日一剂，不拘时频饮。

【功　效】清暑解热，生津益气。适用于小儿夏季热。

青蒿绿豆粥

【原　料】青蒿5克，西瓜翠衣60克，鲜荷叶10克，绿豆30克，赤茯苓12克。

【制用法】将青蒿（或用鲜品绞汁）、西瓜翠衣、赤茯苓共煎取汁去渣。将绿豆淘净后，与荷叶同煮为粥。待粥成时，将上3味药汁对入，稍煮即成。随意服用。

【功　效】清暑泄热。主治伏暑，症见寒热似疟、口渴心烦、脘痞、身热午后较重、苔黄腻、脉弦数。

【宜　忌】里有虚寒、大便溏泄者不宜多食。

藿佩粥

【原　料】佩兰、藿香各15克（鲜品30克），粳米100克。

【制用法】将藿香、佩兰洗净煎煮取汁；洗净的粳米煮粥，待粥将熟时，加入藿佩汁再煮1~2沸即可。供夏季中餐或晚餐服食。

【功　效】解暑祛湿，开胃止呕。适用于夏季感受暑热、发寒热、头脑昏痛、胸脘痞闷、呕吐泄泻、精神不振、食欲减退等症。

竹沥粥

【原　料】竹沥100克，粳米50克。

【制用法】用粳米煮粥，待粥将熟时，对入竹沥汁，稍煮1~2沸即可。供早晚餐或上、下午作点心服食。

【功　效】清热，化痰，开窍。适用于中暑、高热烦渴、喉间痰鸣、肺热咳嗽、气喘胸闷，以及老年肺炎和慢性支气管炎咳吐脓痰等。

【宜　忌】脾虚便溏及寒痰咳喘者忌用。

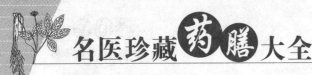

九 外科疾病

风湿性关节炎

　　风湿性关节炎是一种常见疾病，以关节疼痛（以双膝关节和双肘关节为主）、酸楚、麻木、重着、活动障碍等为主要临床症状，常因气候变化、寒冷刺激、劳累过度等为诱因而发作。发作时患部疼痛剧烈，有灼热感或自觉烧灼而扪之不热。本病迁延日久，可致关节变形甚至弯腰驼背，渐至足不能行，手不能抬，日常生活不能自理，严重者危及心脏，可引起风湿性心脏瓣膜病，应引起高度重视。本病的发病原因尚未明确，但一般认为，可能与甲型溶血性链球菌感染后引起机体的变态反应有关。

　　中医学认为，风湿性关节炎是由于机体内在正气虚、阳气不足、卫气不能固表以及外在风、寒、湿三邪相杂作用于人体，侵犯关节所致。临床症状为肢体关节、肌肉、筋骨发生疼痛、酸麻、沉重、屈伸不利，受凉及阴雨天加重，甚至关节红肿、发热等。

川乌粥

【原　料】生川乌头3克，姜汁2毫升，粳米50克，蜂蜜适量。

【制用法】将川乌头碾细粉末备用。粳米淘洗干净，加清水适量，武火煮沸，加入川乌头粉末，改用文火慢煎2小时，加入生姜汁及蜂蜜，搅拌均匀，煮10分钟即可食用。

【功　效】祛风湿，利关节，温经止痛。适用于风寒湿痹、四肢及腰膝疼痛，或四肢不遂、痛重难举。

【宜　忌】川乌头有大毒，用量不可过大，不宜久服。煮粥时间要保证1~2小时，以免导致中毒；肢体关节疼痛，局部红肿热痛属于风湿热痹者不宜食用；孕妇忌用。

生地加皮酒

【原　料】生地、牛蒡根、黑豆、大麻仁各60克，薏苡仁、牛膝各50

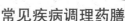

克，羚羊角屑、海桐皮各20克，防风、独活、五加皮各30克，肉桂10克，酒2000毫升。

【制用法】牛蒡根、肉桂分别去皮，黑豆炒熟，然后将上药共捣细碎，用布袋包好，置于净器中，用酒2000毫升浸泡，密封，7日后即成。每于饭前随量饮服。

【功　效】祛风湿，清热止痛，舒筋。适用于关节疼痛、筋脉拘紧、关节不利、步履艰难等。

山楂菊花茶

【原　料】生山楂片20克，菊花3克，草决明15克。

【制用法】生山楂片、菊花、草决明同入保温瓶，沸水泡半小时。频频当茶饮用，连服1个月。

【功　效】活血祛瘀，祛风通痹。适用于风湿性关节炎、关节疼痛经久不愈、痛处固定、且感心悸、胸闷不舒、头目眩晕、唇甲青紫、舌淡红有瘀点、苔腻、脉虚弱无力等。

独活乌豆汤

【原　料】独活12克，乌豆60克，米酒适量。

【制用法】乌豆泡软，与独活同置砂锅中，加水2000毫升，文火煎煮至500毫升，去渣取汁，对入米酒，每日分2次温服。

【功　效】祛风除湿，通络止痛。适用于风湿性关节炎、腰膝疼痛等。

雪莲炖鸡汤

【原　料】雪莲30克，母鸡1只，葱、姜、精盐各适量。

【制用法】雪莲用纱布袋装好，鸡去毛、去内脏，切成寸块，与药包一同放入砂锅，加水煮沸，去浮沫，加入葱、姜、精盐，文火炖至鸡烂熟即成，食肉喝汤。

【功　效】补气血，活经络，调经止血。适用于风湿性关节炎、月经不调等。

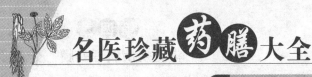

姜汁川乌粥

【原　料】制川乌头3～5克，粳米50克，姜汁约10滴，蜂蜜适量。

【制用法】川乌头捣碎，碾为极细粉末。先煮粳米粥，煮沸后加入川乌末改为小火慢煎，待熟后加入生姜汁及蜂蜜，搅匀，稍煮1～2沸即可。每日分作两次趁热服用。

【功　效】祛散寒湿，通利关节，湿经止痛。适用于风寒湿痹、关节风痛、四肢及腰膝酸疼、风湿性关节炎等。

【宜　忌】关节红肿热痛者忌服，发热期间及孕妇忌服；不可与半夏、瓜蒌、贝母、白芨、白蔹等中药同时服用。

苦丁茶

【原　料】枸骨叶（苦丁叶），茶叶各500克，面粉适量。

【制用法】上2味药晒干，共研粗末，和匀，加入适量面粉糊作黏合剂，用模具制压成方块状，每块重约4克，烘干即可，瓷罐密贮备用。又法：将枸骨叶与茶叶各等份，共研粗末，用滤泡纸袋分装，每袋4克。每日2次，每次1块或1袋，以沸水冲泡10分钟，温服。

【功　效】祛风活血，舒筋止痛，养阴清热，生津止渴。适用于风湿痹痛、跌打损伤、肺虚咳嗽、咽干等。

木瓜牛膝酒

【原　料】木瓜35克，牛膝25克，白酒600毫升。

【制用法】木瓜、牛膝同放入白酒中，加盖密封，浸泡15天后即可饮用。每日2次，每次饮服10～15毫升。

【功　效】舒筋活络，祛风除湿。适用于关节僵硬、活动不便、身骨酸痛等。

千年健酒

【原　料】千年健10克，白酒500毫升。

【制用法】将上药加工捣碎，浸入白酒中，加盖封固，置阴凉处，每日摇动1次，7天后过滤澄清即成。每日2次，每次15～20毫升。

第四章 常见疾病调理药膳

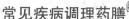

【功　效】祛风湿，壮筋骨。适用于风湿痹痛、筋骨无力等症。此酒最宜老人饮之。

牛膝酒

【原　料】怀牛膝、秦艽、天门冬各37.5克，独活45克，肉桂、五加皮各30克，细辛、石楠叶、薏苡仁、附子、巴戟天、杜仲各15克，白酒5000毫升。

【制用法】将上药加工成粗末，装入绢布袋里，与白酒同置入容器中，密封浸泡7～14天即成。每日3次，每次饮服15～30毫升。

【功　效】祛风湿，壮腰膝。适用于关节疼痛遇寒加重，兼见肢节屈伸挛急、麻木不仁、步履无力等。

桑枝酒

【原　料】桑枝、黑大豆、薏苡仁、十大功劳、银花、五加皮、木瓜、黄柏、蚕沙、松仁各30克，白酒3000毫升。

【制用法】将上药捣碎，装入细纱布袋里，扎紧口，放入小坛内，倒入白酒，密封浸泡10天以上，弃去药袋即可服用。每日3次，每次饮服30～50毫升。

【功　效】祛风除湿，清热通络。适用于湿热痹痛，症见肢体关节麻痛、痛处焮红灼热、肿胀疼痛剧烈、筋脉剧痛、筋脉拘急，兼有口渴、心烦、舌红苔黄、脉滑等症。

威灵仙酒

【原　料】威灵仙200克，黄酒600毫升。

【制用法】制威灵仙捣碎，置于酒中浸泡，加盖密封，置阴凉处，经常摇动，25～30天后开封过滤即成。每日2次，每次饮服15毫升。

【功　效】祛风湿，通经络，止痛消炎。适用于慢性风湿性关节炎等症。

核桃酪

【原　料】核桃仁150克，大米60克，大枣45克，白糖240克。

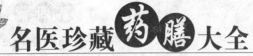

【制用法】核桃仁用开水稍泡片刻，剥去外皮，用刀切碎，同淘净的大米用500毫升清水泡上。大枣洗净，上蒸笼蒸熟，取出去掉皮核，也和核桃仁泡在一起。将以上3味磨成细浆，用纱布过滤去渣。锅洗净上火，注入清水500毫升，把核桃浆倒入锅内搅动，在即将烧开时加入白糖，待煮熟后即成。早晚作点心食用。

【功　效】活血止痹。适用于风湿性关节炎。

苡米防风茶

【原　料】薏苡仁30克，防风10克。

【制用法】将上2药入水同煎，去渣，取汁。代茶饮用，或每日1~2次，连饮1周。

【功　效】祛风除湿，通经宣痹。适用于风湿侵及经络而引起的肢节沉重作痛，甚至微肿发热。

跌打损伤

跌打损伤是指由无意的碰、磕、挤、压、擦、砸或锐器伤害所造成的皮肤肌肉损伤，对于伤势严重者，如内外出血，或疑有骨折者，应及时止血，包扎固定，并迅速送往医院救治。同时，患者还可以根据自己的伤情选用下述药膳。

续筋接骨酒

【原　料】透骨草、大黄、当归、白芍、土狗、红花各10克，丹皮5克，生地15克，土虱30克，自然铜末3克，好酒350毫升。

【制用法】土狗捣碎；再将上药中除自然铜末外，共制为粗末，以好酒350毫升煎至175毫升，取汁，候温备用。将药酒分成3份，每日用1份药酒送服铜末1克。

【功　效】接骨续筋，止痛。适用于跌伤。

【宜　忌】孕妇忌服。

第四章 常见疾病调理药膳

破血散瘀酒

【原　料】羌活、防风、肉桂各3克，苏木5克，连翘、当归尾、柴胡各6克，水蛭9克（炒烟尽），麝香少许，白酒1000毫升。

【制用法】上药（除水蛭、麝香2味）用200毫升水煎至100毫升，去渣，对入白酒中，再把水蛭、麝香研如泥，调入酒内搅匀即可饮用。每日早、晚各1次，每次空腹饮15~30毫升。

【功　效】破血散瘀，理气止痛。适用于跌打损伤、瘀血疼痛。

桃仁粥

【原　料】桃仁10克，粳米50克。

【制用法】桃仁捣烂如泥，加水研汁去渣，以汁煮粳米为粥。空腹温食，每日2次。

【功　效】祛瘀止痛，活血通经。用于跌打损伤、瘀血肿痛、胸胁刺痛。

化瘀止痛酒

【原　料】生地黄汁250毫升，丹皮、肉桂、桃仁各30克，白酒500毫升。

【制用法】肉桂去粗皮，桃仁去皮尖后炒。将丹皮、肉桂、桃仁共捣为细末，并与生地黄汁、酒同煎数十沸，候温，去渣备用。每日3次，每次饮服适量。

【功　效】通经化瘀，止痛。适用于伤损瘀血等症。

消肿止血酒

【原　料】延胡索、刘寄奴、骨碎补各80克，白酒1350毫升。

【制用法】将上药共制粗末，浸入白酒内，密封，每日摇荡1次，15日后即成，每服15毫升，每日2次。

【功　效】消肿定痛，止血续筋。适用于跌打损伤、瘀血肿痛。

舒筋定痛酒

【原　料】制乳香、制没药各15克，当归、血竭、红花、延胡索各10克，白酒1000毫升。

【制用法】乳香、没药均炮制后入药。上药粉碎成粗末，纱布袋装，扎口，白酒浸泡。7日后取出药袋，压榨取液。将榨得的药液与药酒混合，静置，过滤即得。每日2~3次，每次30毫升，宜饭后服；外用，涂擦患处。

【功　效】舒筋活血，散瘀止痛。适用于跌打损伤、血瘀肿痛。

【宜　忌】孕妇、肝功能异常及乙醇（即酒精）过敏者忌用。高血压、心脏病患者慎用。皮肤破损者不宜外用，该药酒不宜空腹饮用。

红花酒

【原　料】红花30克，白酒500毫升。

【制用法】红花浸泡于白酒中，7日后服用。每日2~3次，每次服20~30毫升。

【功　效】活血通经，消肿止痛。适用于各种瘀阻疼痛。

少林八仙酒

【原　料】丁香30克，当归、川芎、红花各90克，三七15克，凤仙花、苏木各45克，乌梢蛇1条，白酒1700毫升。

【制用法】上药切碎，与白酒同置入容器中，密封浸泡60日以上，浸泡期间宜常振摇。早、晚各服1次，每次饮服15毫升。

【功　效】活血祛瘀，通络止痛。适用于跌打损伤、瘀血疼痛、红肿不消。

跌打药方酒

【原　料】参三七、红花、生地黄、川芎、当归身、乌药、落得打、乳香、五加皮、防风、川牛膝、干姜、牡丹皮、肉桂、延胡索、姜黄、海桐皮各15克，好酒2500毫升。

【制用法】上药适当粉碎，盛于绢袋，与白酒置入容器中封固，隔水加热，煮1.5小时，取出放凉，再浸泡数日即可饮用。每日2次，适量饮用。

【功　效】行气活血，消肿止痛。适用于跌打损伤、气滞血瘀、筋骨疼痛、活动受限等症。

桃仁生地酒

【原　料】桃仁30克，生地黄汁、白酒各500毫升。

【制用法】桃仁去皮、尖，捣烂如泥，备用。生地黄汁、白酒共入砂锅内，煮沸后下入桃仁泥，再煮沸2～3分钟，滤取酒液即成。每次服20～30毫升，每日数次，不拘时，温服。

【功　效】疏通脉络，活血祛瘀。适用于跌打损伤筋脉。

骨　折

骨折是一种常见病、多发病。因骨折的类型、部位、程度不同，其临床表现各有不同。较大的复杂性骨折，可引起全身的不同表现；单纯性骨折，可表现为局部的疼痛、肿胀、功能障碍，骨折的错位，可致局部畸形，骨擦音、异常活动等特征。经X线正、侧、斜或特殊位拍片，可予以诊断。

桃仁续断粥

【原　料】乳香15克，续断、桃仁、苏木各10克，粳米100克。

【制用法】桃仁、乳香、续断、苏木放入砂锅，加清水适量，武火煮沸，改文火煎取药汁。将粳米淘洗干净，加药汁，加清水适量，中火煮粥。水煎每日2次分食。

【功　效】补肝肾，舒筋活络，消肿生肌，止血止痛。用于骨折早期辅助治疗。

【宜　忌】月经过多及孕妇忌用。

三七当归鸽子汤

【原　料】三七、当归各10克，鸽子1只。

【制用法】鸽子宰杀，去毛及内脏，与三七、当归同放锅内，加水适量煮至鸽肉熟烂。吃肉喝汤，每日1剂，连用7～10日。

【功　效】活血化瘀，消肿止痛。适用于骨折早期（伤后1～2周）、骨折部位肿胀、疼痛明显、皮肤呈青紫瘀斑。

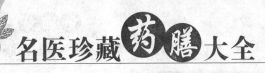

月季花汤

【原　料】开败的月季花3~5朵,冰糖30克。

【制用法】月季花洗净,加水2杯,小火煎至1杯,加冰糖。候温顿服。每天1~2次,连服3~4周。

【功　效】活血化瘀。适用于骨折初期患者服用。

红花赤芍桃仁粥

【原　料】红花15克,赤芍10克,桃仁20克,粳米100克。

【制用法】桃仁浸泡发透去皮;将红花、赤芍水煎,去渣取汁,入桃仁、粳米煮粥服食。每日1剂,连用5~7日。

【功　效】活血化瘀,消肿止痛。适用于骨折早期、骨折部位肿胀、疼痛明显、皮肤呈青紫瘀斑。

枳壳没药粥

【原　料】枳壳、没药、乌药各10克,当归、赤芍、乳香、木通各15克,羊肉200克,精盐4克。

【制用法】将枳壳、没药、乌药、当归、赤芍、乳香、木通水煎取药汁。羊肉切块,加药汁、精盐,中火炖至肉熟烂即可分食。每日2次食用。

【功　效】理气宽中,行滞消胀,活血止痛。用于骨折早期的辅助治疗。

骨碎补酒

【原　料】骨碎补60克,黄酒500毫升。

【制用法】骨碎补浸入黄酒中,密封贮存,7日后即成。每次服30毫升,每日2次。

【功　效】补骨,治折伤。适用于骨折、跌打损伤等。药渣晒干,研末外敷患处,可接骨续断。

骨碎补五加皮粥

【原　料】骨碎补、土鳖虫、五加皮各10克,赤芍15克,粳米100克,

第四章
常见疾病调理药膳

精盐3克。

【制用法】①将骨碎补、五加皮、赤芍、土鳖虫洗净，放入砂锅，加清水适量，武火煮沸，改文火煎取浓药汁。

②将粳米淘洗干净，加药汁，加清水适量，中火煮粥。米熟粥成加精盐调味即可。

【功　效】补肝肾，强骨，续伤止痛，破瘀血。适用于骨折中期的辅助治疗。

当归川断排骨汤

【原　料】当归10克，补骨脂15克，川断12克，新鲜猪排骨或牛排骨250克。

【制用法】排骨剁块，与3味中药同放锅中加水适量，煮至肉熟烂。吃肉喝汤，每天1次，可连用1~2周。

【功　效】活血化瘀，消肿止痛。适用于骨折中期、骨伤部位肿胀逐渐消失、疼痛明显减轻、瘀血肿块尚未完全散尽、骨伤尚未愈合。

枸杞生姜排骨汤

【原　料】猪排骨1000克，枸杞子、生姜片各20克，小茴香、花椒各3克，八角茴香5克，精盐10克。

【制用法】猪排骨剁块，与生姜片、枸杞子及其他调料同放锅内，加水适量，炖至排骨熟烂，加精盐调味。分数次食排骨并饮汤，连服数月。

【功　效】补气血，续筋骨。适用于骨折中期的食疗。

当归猪胫汤

【原　料】当归20克，猪胫骨（粗者）500克，精盐适量。

【制用法】当归切片，猪胫骨砸成小块，连同附着的少许筋肉，一起放入锅内，加水适量，置火上煮汤，水沸1小时（高压锅15分钟）后，加精盐调味即成。取汤温服。每日1次或隔日1次，可连用1~2个月。

【功　效】补阴血，益肝肾，强筋骨，壮腰脊。适用于骨折恢复期病人的营养食疗。

【宜　忌】猪胫骨以新鲜为宜；有腐变者忌用。

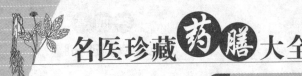

鸡肉三七汤

【原　料】鸡肉300克，三七3克，黄酒、姜片、精盐各适量。

【制用法】鸡肉切块；三七用干净纱布包好，备用。砂锅内加水适量，放入鸡肉、三七袋、黄酒、姜片，武火烧沸，改用文火煮约1小时，拣出三七袋，调入精盐即可。每日1剂，连服7~10日。

【功　效】鸡肉有温中益气、补精添髓、强腰健骨等功效；三七有止血止瘀、消肿止痛等功效。合而为汤，可强筋健骨、化瘀止痛。本汤适用于治疗骨折、跌打损伤等。

黑米莲肉杞子粥

【原　料】黑米100克，红枣10枚，湘莲肉20粒，枸杞子、芡实各15克。

【制用法】黑米、红枣、湘莲肉、枸杞子分别洗净，同置锅中，加清水1000毫升，急火煮开3分钟，改文火煮30分钟，成粥，趁热分次食用，连服2日。

【功　效】益气养血，健脾开胃。适用于骨折后期兼脾胃不佳者。

壮筋补血酒

【原　料】当归、枸杞子各45克，三七、杜仲、熟地黄、虎骨、木瓜、五加皮各30克，续断23克，沉香7.5克，黄芪22克，白人参、何首乌、羌活、独活各15克，西红花4.5克，冰糖250克，高粱酒2500毫升。

【制用法】将上药捣碎，与高粱酒同置入容器中，密封浸泡15日以上，加入冰糖溶化后即可服用。中午、晚上各1次，每次饮服30毫升。

【功　效】养血舒筋，补肾壮骨，祛风利湿。适用于骨折、脱位整复后筋骨虚弱无力者。

参芪羊肉羹

【原　料】党参、黄芪、当归各25克，枸杞子10克，羊肉500克，葱、姜、精盐、料酒、味精各适量。

【制用法】羊肉洗净，放铁锅内，另将当归、黄芪、党参装入纱布袋中，扎口，放锅中，葱、姜、精盐、料酒、枸杞子也加入锅内，再加适量水，用武火煮沸，改用文火慢炖，至羊肉炖熟味精调味即成，去药包服食。佐餐，日服2次，连服15日。

【功　效】适于骨折后期，骨折初步接续，但犹未坚固，患肢功能有一定障碍，体弱无力，肌肉痿弱。

威灵仙木瓜粥

【原　料】威灵仙、木瓜、天花粉、骨碎补、白芍、续断各10克，粳米100克，精盐3克。

【制用法】①将威灵仙、木瓜、天花粉、骨碎补、白芍、续断洗净放入砂锅，加清水适量，武火煮沸，改文火煎取浓药汁。

②将粳米淘洗干净，加药汁，加清水适量，中火煮粥。米熟粥成加盐调味即可。

【功　效】通络止痛，平肝舒筋，消肿排脓。用于骨折后期的辅助治疗。

桂红当归酒

【原　料】肉桂60克，当归、红花各30克，50%酒精400毫升。

【制用法】上药共制粗末，浸入酒精内，密封，每日摇1次，7日后即成。每日7~10次蘸取酒液涂搽患处。

【功　效】活血化瘀，消肿止痛。适用于闭合性骨折、闭合性创伤。

疖、痈疮肿

三豆白糖羹

【原　料】绿豆、赤小豆、黑豆各100克，银花、野菊花各20克，白糖适量。

【制用法】金银花、野菊花分别洗净，水煎2次，每次用水500毫升，煎半小时，两次混合，去渣留汁于锅中，加入"三豆"和清水200毫升，继续加热，用小火将豆煮至酥烂，下白糖，调溶。分2次食豆喝汤。

【功　效】适用于疖肿热疮。

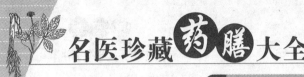

芸香绿豆

【原　料】芸香草25克，绿豆100克，红糖适量。

【制用法】芸香草和绿豆加水5碗，煎成2碗，再加红糖炖片刻即成。1日内分2次服完。

【功　效】清热解毒，消暑凉血。适用于疖疮以及咽喉痛。

蜜糖银花露

【原　料】蜜糖、金银花各50克。

【制用法】用砂锅加水煎金银花，煎至只剩2碗汁，放凉去渣。加蜂蜜调服，每日1次。

【功　效】清热解毒。适用于小儿夏天长暑疖、脓胞及痱子合并感染。

三花天葵公英饮

【原　料】银花、野菊花、紫花地丁、天葵子各10克，蒲公英15克，白糖适量。

【制用法】将以上各味同加水煎煮，取汁入白糖调服。代茶饮，每日1剂，连用3日。

【功　效】适用于疖肿破溃出脓期。

马齿苋银花饮

【原　料】马齿苋60克，金银花30克，白糖适量。

【制用法】上2味捣烂，绞取汁液30毫升，加冷开水100毫升，白糖适量。分2次服。

【功　效】清热解毒。适用于疖肿。

枸杞叶白糖饮

【原　料】鲜枸杞叶500克，白糖适量。

【制用法】鲜枸杞叶洗净、捣烂，取其汁液，加入白糖用滚开水冲服，每日2次。

【功　效】清血热，消肿解毒，消结化瘀。适用于疖肿。

金银花甘草酒

【原　料】金银花150克，甘草30克，黄酒250毫升。

【制用法】金银花、甘草放入砂锅内，加水500毫升煎至250毫升，去渣，加入黄酒，煎沸即成。每日1剂，3次分服。药渣外敷患处。

【功　效】解毒消痈。适用于痈疽恶疮、肺痈、肠痈初起等。

银花陈皮酒

【原　料】金银花、陈皮各9克，没药、乳香、天花粉、穿山甲（炙）、皂角刺（炒）、甘草、当归、赤芍、防风、浙贝母、白芷各3克，黄酒1000毫升。

【制用法】上药与黄酒共入砂锅内，文火煎至500毫升，滤取酒液即成。每取酒液适量饮服，以不醉为度，每日2～3次。

【功　效】清热解毒，消肿溃坚，活血止痛。适用于疮痈肿毒初起，局部红肿热痛。

银翘黄芪饮

【原　料】金银花、连翘各30克，当归15克，黄芪20克。

【制用法】将上4味水煎。代茶饮。

【功　效】清热解毒，补养气血。适用于痈破溃后脓出过多、气血两虚证。

甲状腺肿大

芋艿丸

【原　料】生芋艿（芋头）1000克，海蜇、荸荠各100克。

【制用法】芋头晒干研粉；海蜇、荸荠煮水去渣后加入芋头粉和丸，如绿豆大。每次服10克，每日2次，常服。

【功　效】适用于痰瘀积型单纯性甲状腺肿。

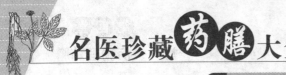

郁金昆布饮

【原　料】郁金15克，昆布20克。

【制用法】郁金、昆布洗净，放入砂锅中，加水适量，煎汤，汤成去渣取汁。每日1剂，分2次服用。

【功　效】活血化痰散结。适用于治疗单纯甲状腺肿。

消瘿红糖饮

【原　料】郁金9克，丹参、海藻各15克，红糖适量。

【制用法】将郁金、丹参、海藻煎汤去渣，调入红糖。每日1剂，连服4周。

【功　效】适用于痰血瘀积型单纯性甲状腺肿。

海藻酒

【原　料】海藻500克，黄酒1000毫升。

【制用法】海藻去杂洗净，晒干，切碎，浸入黄酒内，密封贮存，15日后即成。每次服15毫升，每日3次。

【功　效】消痰结，散瘿瘤。适用于缺碘性甲状腺肿大、高脂血症。

荔枝杏仁茶

【原　料】干荔枝50克，杏仁10克，茶叶3克，白糖适量。

【制用法】荔枝、杏仁、茶叶同放入砂锅中，加水适量，煎煮20分钟，去渣取汁，加入白糖，搅匀即可。每日1剂，当茶饮服。

【功　效】理气化痰，清散痰结。用于治疗甲状腺肿大、甲状腺瘤等症。

米醋泡海带

【原　料】海带120克，米醋1000毫升，香橼皮9克。

【制用法】海带、香橼皮浸泡于米醋中，7天后即可服用。每天吃海带6~9克，连服10~15日。

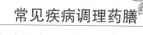

第四章 常见疾病调理药膳

【功　效】理气解郁。适用于单纯性甲状腺肿所致的肝郁气滞、心情不畅、胁痛腹胀，或月经前乳房、小腹胀痛等症。

海藻郁金丹参汤

【原　料】海藻、丹参各15克，郁金9克，红糖适量。

【制用法】前3味药煎汤取汁，调入红糖即成。每日1剂，连服2~4周。

【功　效】理气，化痰，软坚。适用于痰气郁结之甲状腺明显肿大、形成结节及胸闷气短等症。

海带猪骨粳米粥

【原　料】粳米、海带各100克，猪骨500克，姜丝、精盐、味精、麻油各适量。

【制用法】粳米淘净加水烧开后，加入洗净的海带、敲裂的猪胴骨和姜丝，慢熬成粥，下精盐、味精和麻油。分2次趁热空腹食用。

【功　效】用于甲状腺肿大及高血压、动脉硬化。

乳腺炎

乳腺炎以初产妇为多见，常因乳头皲裂、畸形、内陷和乳汁郁积而诱发。致病菌主要为金黄色葡萄球菌或链球菌。如果炎症得不到及时治疗或控制，易形成乳房脓肿。中医学称之为"乳痈"。

急性乳腺炎在临床上主要表现为：畏寒、发热等全身性症状；乳腺肿胀疼痛，肿块界限不清，触痛明显。皮肤表面发红、肿胀明显时，腋下可扪及肿大淋巴结，如脓肿形成时，乳头可排出脓液。

中医学认为，本病多因情志影响，急怒忧郁，肝气不舒，以致乳汁排泌不畅，气滞血瘀，壅聚肿硬。或因产后饮食不节，过食腥荤厚味，胃肠热盛，复感毒热之邪，毒热壅阻而成痈，热盛肉腐而成脓。

肝郁、胃热是乳腺炎发病的内在根据。由于肝郁和胃热，再感受毒热外邪，毒热壅盛，瘀滞的乳汁被腐，逐渐扩散而发病。

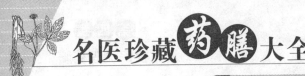

苍耳炒鸡蛋

【原　料】苍耳子仁10粒,鸡蛋2个,花生油、精盐各适量。

【制用法】苍耳子仁研成细末,与鸡蛋拌匀;起热锅,倒入花生油,烧至八成熟时,倒入已拌好的苍耳子与鸡蛋,煎熟鸡蛋,加精盐和少量清水,煮沸即可。每日2次,将鸡蛋和苍耳子末全部吃完。

【功　效】疏散风邪,化结消肿。适用于急性乳腺炎。

白果仁酒

【原　料】白果仁400克,白酒500毫升。

【制用法】白果仁研为细末,每取10克,以白酒15毫升冲服,每日2次。同时取药末20克,以低度白酒调敷患处,每日1次。

【功　效】消炎,收敛。适用于乳腺炎患处溃烂。

蒲公英酒

【原　料】鲜蒲公英50克,黄酒30毫升。

【制用法】蒲公英洗净晾干,捣烂取汁,对入黄酒调匀饮服。每日1~2剂。同时可用蒲公英渣外敷患处。

【功　效】清热解毒,消肿散结。适用于乳腺炎、乳房肿痛。

忍冬藤酒

【原　料】忍冬藤150克,生甘草30克。

【制用法】先将忍冬藤捶碎,与甘草同入砂锅内,加水500毫升,慢火煎到250毫升,加入好白酒250毫升,再煎沸10~15分钟,去渣取酒。分3次温饮。

【功　效】清热解毒,消肿止痛。适用于治疗急性乳腺炎初期、局部微红肿痛者。

香附粳米粥

【原　料】香附、红糖各30克,粳米50克。

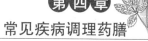

【制用法】香附子煎取汁，加入粳米、红糖同煮成稀薄粥。温热时吃，每日1剂，连服1周。

【功　效】适用于肝气郁结型乳腺炎。

三草红糖蛋

【原　料】夏枯草、蒲公英各15克，益母草20克，鸡蛋2个，红糖50克。

【制用法】夏枯草、蒲公英、益母草装入纱布袋内，扎口，置砂锅内，加清水适量，旺火煮沸，打入鸡蛋，加红糖，改文火煨60分钟，将汤、蛋倒入大碗中。吃蛋，喝汤。每日早、晚各1次。

【功　效】清热解毒，化瘀消肿。适用于产褥期急性乳腺炎。

公英虾肉

【原　料】虾肉、蒲公英各25克，白芍15克。

【制用法】3味共加水煎汤。食虾肉，饮汤。每日1剂，分2次食完，连用5日。

【功　效】适用于破溃期气血亏虚型急性乳腺炎。

瓜蒌酒

【原　料】全瓜蒌30克，黄酒100毫升。

【制用法】上药捣烂，放入瓷杯中，冲入黄酒，再将瓷杯放在蒸锅中以小火蒸20分钟，去渣，即成。口服。日服2次，每次温服20毫升。

【功　效】清热化痰，消肿止痛。适用于乳腺炎初起、红肿热痛者。

【宜　忌】因瓜蒌反乌头，故不可与含乌头的方子同用。

蒲金粥

【原　料】蒲公英60克，紫花地丁、金银花各30克，粳米100克，白糖适量。

【制用法】先煎蒲公英、金银花、紫花地丁，去渣取汁，再入粳米煮作粥，加白糖调味。每日2～3次，10日为1疗程。

【功　效】清热解毒。适用于急性乳腺炎、扁桃体炎、胆囊炎、眼结膜炎等。

痔　疮

痔疮是痔静脉曲张所引发的肛门疾病。根据发病的部位，可分为内痔、外痔及混合痔3种。内痔发生于肛门齿线以上，由内痔静脉丛曲张形成，表面为黏膜，易于出血。外痔由外痔静脉丛曲张形成，发生于肛门齿线以下，表面为皮肤。混合痔发生在齿线上下，有内痔和外痔同一部位存在。

痔疮的发生多与便秘、过食辛辣刺激性食物、久泻、久坐、久蹲、腹内肿物、妊娠、前列腺肥大、肝病等因素密切相关。内痔的早期多无明显的自觉症状，以后逐渐出现便血、内痔脱出、肛门痛痒等症状，血为鲜红色，不与粪便相混。单纯性外痔可无明显感觉，有时肛门处有异物感，检查时可见肛缘处有圆形或椭圆形隆起，触处有弹性，无压痛。

中医学认为，本病多因饮食不节、过食辛辣、久泻等，造成湿热下注、气血不畅、脉络阻滞所致。治宜清热利湿，活血化瘀，凉血止血。

荞麦猪苦胆丸

【原　料】荞麦面200克，猪苦胆1个，蜂蜜150毫升。

【制用法】猪苦胆汁与荞麦面和匀，以能成丸为度，每丸重10克。每服3丸，隔日1次，连用3次，以蜂蜜为引，白开水送下。

【功　效】适用于湿热型痔疮。

清蒸鳝鱼羹

【原　料】活鳝鱼1000克，火腿、猪板油各10克，玉兰片40克，香菇25克，葱白、豌豆苗、料酒、精盐、味精、淀粉、高汤各适量。

【制用法】鳝鱼宰杀，去头骨及内脏，用清水洗去血污，放入沸水锅中焯一下，用清水漂洗干净，切成6厘米长段，背面剞十字花刀摆在盘中；将葱白切段，火腿、玉兰片、香菇切成片，猪板油切成小丁，都撒在鳝鱼上。加入高汤、味精、精盐、料酒，上锅蒸15分钟，将原汤滗入锅中，加高汤煮沸

第四章 常见疾病调理药膳

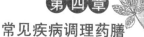

勾芡浇在鱼身上，撒上豌豆苗作点缀即可食用。佐餐食用。

【功　效】滋补壮阳，养血通络。用于体虚、久痢、痔疮出血、肝肾虚损、腰背痛等症。

苦参红糖鸡蛋

【原　料】苦参、红糖各60克，鸡蛋2个。

【制用法】先用水煎苦参，去渣，取汁液加入红糖，煮鸡蛋至熟。吃蛋喝汤，顿食，每日1剂，连用1周。

【功　效】适用于湿热型痔疮。

地瓜藤酒

【原　料】地瓜藤25克，白酒500毫升。

【制用法】地瓜藤切碎，浸入白酒内，密封，5～7日即成。每次服30毫升，每日2次。

【功　效】清热除湿，行气活血。适用于痔疮、腹泻、黄疸、消化不良、白带增多等。

血三七酒

【原　料】血三七（红三七）100克，白酒1000毫升。

【制用法】血三七浸入白酒内，密封，每日摇荡1次，7日后即可饮用。每次服20～25毫升，每晚睡前服1次。

【功　效】活血通络，祛瘀止痛。适用于痔疮。

白糖炖鱼肚

【原　料】鱼肚30克，白糖50克。

【制用法】鱼肚、白糖同放瓦锅内，加清水适量，用文火将鱼肚炖熟。日服1次，连服7日。

【功　效】清热毒，润肠通便。

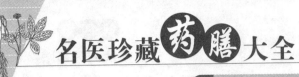

阿胶糯米粥

【原　料】阿胶30克，糯米100克，红糖50克。

【制用法】先将糯米煮粥，捣碎阿胶、红糖，粥将熟时加入，搅匀再煮2～3分钟即可。每日1次，3～5日为1疗程，可间断服食。

【功　效】适用于血虚型痔疮。

芝麻核桃糊

【原　料】黑芝麻粉、糯米粉、核桃粉各500克，蜂蜜250克。

【制用法】上药炒熟后用蜂蜜调匀，每天100克用沸水冲成糊状食用。

【功　效】补益肝肾，润肠通便。适用于内痔便秘肾虚患者。

无花果炖瘦猪肉

【原　料】无花果60克，猪瘦肉100克，调料适量。

【制用法】猪瘦肉洗净切块，与无花果一起放入砂锅中，加水文火炖煮，至瘦肉烂熟，去无花果加调料即成，饮汤吃肉。

【功　效】健胃理肠，清热解毒。适用于痔疮。

槐花荆芥粉

【原　料】槐花、荆芥穗各适量。

【制用法】槐花、荆芥穗各取等份，共研细末备用。每次服5克，以米汤送服，日服3次。

【功　效】适用于痔疮出血、肛裂出血。

凌霄槐花糯米粥

【原　料】凌霄花、槐花各等份，糯米50克。

【制用法】将凌霄花、槐花共研细末。将糯米煮粥，粥熟后调入药末5克。日服1～2次。

【功　效】适用于内痔出血、肛裂出血。

第四章
常见疾病调理药膳

脱　肛

脱肛是指肛管和直肠的黏膜层以及整个直肠壁脱落坠出，向远端移位、脱出肛外的一种疾病。中医称脱肛或直肠脱垂。脱肛发病原因与人体气血虚弱，机体的新陈代谢功能减弱，自身免疫力降低，疲劳、酒色过度等因素有关。

本病多见于老人、小孩久病体虚者和多产妇女。发病之初，患者可有肛门发痒红肿、坠胀等表现，排便后脱出的黏膜尚能够自动收缩，但随着病情的加深，患者可能出现大便脓血、脱肛不收，此时则需要用手将直肠托回肛门，甚至严重的咳嗽、打喷嚏均可引起直肠再次脱出。中医认为脱肛均为中气不足，气陷为主，治宜补益中气，固摄升提为主。

带鱼益气汤

【原　料】带鱼1斤，黄芪24克，炒枳壳9克。

【制用法】带鱼宰杀切段，与黄芪、炒枳壳（纱布包扎好）同入锅中，加清水适量，水煎至肉熟，去掉药包即可。饮汤食肉。

【功　效】益脾补虚。本方适用于治疗气虚所致的脱肛。

黄芪羊肉汤

【原　料】黄芪15克，羊肉250克，山药10克，黄酒、面粉、咸韭菜花末各适量。

【制用法】羊肉洗净切片；黄芪切片；山药切段。将上3味一同放砂锅内，加水、黄酒，同炖，至肉熟加面糊勾芡，吃时撒上腌咸的韭菜花末即可。每日分2次服用。食羊肉饮汤。

【功　效】益气健胃，滋阴补虚。适用于体质虚弱、中气下陷之脱肛、子宫下垂等症。

二麻猪大肠

【原　料】升麻10克，黑芝麻60克，猪大肠1段（约30厘米）。

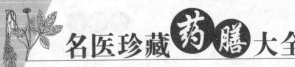

【制用法】猪大肠洗净，升麻和芝麻入袋，紧扎两端，加水适量煮熟，去升麻、黑芝麻，调味后饮汤吃猪大肠。

【功　效】升提中气，补益肝肾。适用于脱肛、子宫下垂。

巴戟猪大肠

【原　料】巴戟天30克，猪大肠150~200克。

【制用法】猪大肠洗净，把巴戟纳入猪大肠内，放入砂锅加水炖煮，至猪大肠烂熟，去巴戟加调料即成，喝汤吃肉。

【功　效】补肾壮阳，补益下焦。适用于脱肛。

黄芪鲫鱼汤

【原　料】鲫鱼250克，黄芪15克，生姜3片，精盐、味精各适量。

【制用法】鲫鱼去鳞及内脏，洗净切块。黄芪入砂锅中水煎2次，去渣，合汁1碗，同鲫鱼块、生姜、精盐共煮熟烂，调以味精即成。食肉，饮汤。

【功　效】益胃健脾，补气升阳。适用于气虚所致的脱肛、子宫脱垂及胃下垂等气短乏力等。

黄芪枳壳炖带鱼

【原　料】带鱼1000克，炒枳壳15克，黄芪50克，精盐、姜、葱、味精、料酒各适量。

【制用法】黄芪、炒枳壳洗净碎细，用白纱布包好，扎紧；将带鱼去头、除内脏，切成5指长的段，洗净，放入油锅中略煎片刻，再放入药包及葱、姜、料酒、精盐，注入清水适量，加入味精调好味即成。佐餐食用。

【功　效】温养脾胃，补气生血。适用于脱肛、胃下垂、子宫下垂、久泻等中气下陷病患者食用。

黄精益气酒

【原　料】黄精50克，白酒1000毫升。

【制用法】黄精洗净、切片、晾干，装入纱布袋中，封袋口，置酒坛中，加入白酒，密封浸泡1个月即可饮用。

【功　效】润心肺，强筋骨，补中益气。适用于体虚脱肛。

参芪清蒸羊肉

【原　料】熟羊肋条肉500克，水发香菇1个，玉兰片3片，党参、黄芪各15克，葱、姜、花椒、精盐、味精、胡椒面、鸡汤各适量。

【制用法】①水煮党参、黄芪2次，将药液浓缩至30毫升；羊肉切成6厘米长、3厘米宽的片。

②在碗内将玉兰片摆成尖朝外的三角形；香菇里面朝上，放于当中；羊肉整齐地码在上面，加入葱、姜、花椒、精盐、味精、胡椒面、鸡汤、参芪浓汁、清汤等，用盘扣住，武火上笼蒸30分钟取出。

③揭去盘子，余汁倒入锅内，添入清汤，撇去浮沫，浇在羊肉上。分次佐餐。

【功　效】温中益气，健脾利湿。适用于脾胃虚弱、气血不足、身倦乏力、食少、久泻、脱肛、子宫下垂、小便频数等症。

荨麻疹

荨麻疹是在皮肤上突然出现的暂时性水肿性风团，一般在24小时内消退。临床主要表现为：皮肤突然出现风团，形状大小不一，颜色为红色或白色，迅速发生，消退亦快，剧烈瘙痒。患者常有恶心、呕吐、腹痛、腹泻、咽部发紧、声哑、胸闷、呼吸困难等症状，甚至有窒息的危险。

根据临床特点，本病分为急性和慢性两种。

急性荨麻疹多因体质关系，又食鱼、虾、蟹、蛋等荤腥不新鲜食物；或因饮酒；或因内有食滞、邪热，复感风寒、风热之邪；或因平素体健汗出当风，风邪郁于皮肤腠理之间而诱发。也有因为服药、注射药物引起过敏而诱发。

慢性荨麻疹，多因情志不遂，肝郁不舒，郁久化热，伤及阴液，或因有慢性病（如肠寄生虫、肾炎、肝炎、月经不调等）平素体弱，阴血不足；或因皮疹反复发作，经久不愈，气血被耗。在此情况下，复感风邪，以致内不得疏泄，外不得透达，郁于皮肤腠理之间，邪正交争而发病。

菊芍饮

【原　料】冬瓜皮20克，黄菊花15克，赤芍12克，蜂蜜适量。

【制用法】前3味煎汤去渣，调入蜂蜜。代茶饮，每日1剂。连服1周。

【功　效】祛风清热。适用于风热郁积型、瘀血阻滞型荨麻疹。

芝麻黄酒羹

【原　料】黑芝麻40克，白糖10克，黄酒50毫升。

【制用法】黑芝麻炒焦，研为极细末，与黄酒同置碗内，搅匀，隔水蒸沸20分钟，取出，加入白糖调服。每日晨起空腹1次服下，轻者连服2～3日，重症者连服4～5日。

【功　效】补肝益肾，祛风止痒，润畅通便。适用于外感风邪或血虚生风所致的荨麻疹。

牛蒡蝉蜕酒

【原　料】牛蒡子500克，蝉蜕30克，黄酒1500毫升。

【制用法】牛蒡子打碎，与蝉蜕一同浸入酒内，密封贮存，10日后即成。每于饭后饮服30毫升，每日2次。

【功　效】散风宣肺，清热解毒。适用于风热袭表型荨麻疹，症见风团时有时消、痒甚或兼咳嗽、红肿疼痛等。

红枣炖猪胰

【原　料】猪胰1具，红枣250克，精盐适量。

【制用法】猪胰洗净，切成小块，炒熟再加精盐、红枣及适量水炖熟。喝汤、吃枣、猪胰，每日1剂，连服2周。

【功　效】适用于气血两虚型荨麻疹。

荸荠清凉散

【原　料】荸荠200克，鲜薄荷叶、白糖各10克。

【制用法】荸荠洗净去皮切碎搅汁，鲜薄荷叶加白糖捣烂，放荸荠汁中加水至200毫升，频饮。

【功　效】凉血，祛风，止痒。适用于血热者荨麻疹。

多皮饮

【原　料】地骨皮、五加皮、大腹皮、粉丹皮、川槿皮各10克，桑白皮、干姜皮各6克，白鲜皮、赤茯苓、冬瓜皮、扁豆皮各15克。

【制用法】将以上各味水煎2～3次。每天分2～3次温服。

【功　效】健脾除湿，疏风，调和气血。适用于慢性荨麻疹。

蝉蜕黄酒饮

【原　料】蝉蜕末（焙酥研末）10克，黄酒20毫升。

【制用法】取搪瓷缸1个，加水约150毫升，置炉火上待沸，加蝉蜕末、黄酒，再用武火煎1～2分钟，待温后即可服。每晚临睡前1次服下，不可间隔，至愈方止；服药后盖被取汗效果更好。

【功　效】止痒抗敏。适用于荨麻疹。

葛麻姜汤

【原　料】生姜、麻黄各6克，葛根12克，桂枝、甘草、白芍各6克，大枣4克。

【制用法】上几味同水煎饮服。每日1剂。日服2～3次。

【功　效】解肌发表。适用于各型荨麻疹。

绿豆刺蒺藜汤

【原　料】绿豆100克，刺蒺藜15克，蜂蜜适量。

【制用法】将刺蒺藜纱布包，与绿豆同煮汤，以蜂蜜调味。食绿豆饮汤，分2～3次服完。

【功　效】祛风，清热，止痒。适用于荨麻疹。

白果苡米粥

【原　料】去壳白果种仁8～12粒，薏苡仁100克，白糖或冰糖适量。

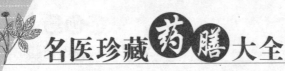

【制用法】以上各原料加水适量煮成粥。作早晚餐食。
【功　效】祛风排脓，清热消肿。适用于荨麻疹。
【宜　忌】禁食一切海鲜发物和一切辛辣刺激性食物。

皮肤瘙痒

皮肤瘙痒症是一种无原发性病变，仅有皮肤瘙痒及继发性抓痕、血痂、皮肤肥厚、苔藓样变等皮损的常见皮肤病。中医称之为痒风、风瘙痒，因部位不同又有阴痒、肛门痒等。本病可广泛发生全身，亦可局限于肢体一部。表现为阵发性瘙痒，往往以晚间为重，难以遏止，故而致失眠或夜寐不安，白天无精打采，精神不振，根据其临床表现可分为风热、风寒、湿热、血虚等4种类型。故选择食疗药膳时应当以疏风、清热、散寒利湿、养血润肤为治疗大法，予以辨证施食。

苍耳草粥

【原　料】苍耳草20克，粳米100克。
【制用法】粳米淘净；苍耳草洗净切碎，放入锅内加清水适量，用武火烧沸后，转用文火煮10~15分钟，去渣留汁。将粳米、苍耳草汁放入锅内，置武火上烧沸后，转用文火煮至米烂成粥即可。每日1次，作早餐食用。
【功　效】祛风解毒。适用于风热外侵之皮肤瘙痒。

苦参菊花止痒茶

【原　料】苦参15克，野菊花12克，生地10克。
【制用法】将上3味共研粗末，置保暖瓶中，冲入适量沸水，盖闷20分钟。代茶频频饮服，每日1剂。
【功　效】清热燥湿，凉血解毒。适用于痒疹属湿热夹血热证者。如痒疹红色，上肢、躯干为多、遇热加重、苔黄腻、舌质红等。

川芎白芷炖鱼头

【原　料】川芎、白芷各9克，鳙鱼头500克，葱、胡椒、姜、精盐各适量。

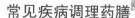

第四章 常见疾病调理药膳

【制用法】鱼头去鳃、洗净；川芎、白芷洗净。将鱼头、川芎、白芷放入砂锅内，加水适量，再放入葱、胡椒、姜，武火烧沸。再以文火炖半小时，入盐调味，分2次于早、晚食鱼喝汤。

【功　效】祛风散寒。适用于风寒侵表之皮肤瘙痒。

银耳竹叶茅根饮

【原　料】银耳10克，竹叶5克，白茅根30克，金银花3克，冰糖适量。

【制用法】将竹叶、白茅根洗净加水适量煎熬，煮沸后15分钟取液1次，反复3次，把药液合并待用；另将银耳用温水泡开，择洗干净。用药液将银耳上火烧沸后，改文火熬至银耳熟烂，加入冰糖。最后把洗净的金银花撒入银耳汤中，略煮沸即可服用。时时饮之。

【功　效】滋阴润燥，息风止痒。适用于血热蕴肤型皮肤瘙痒。

桃仁蝉蜕粥

【原　料】桃仁、赤芍、蝉蜕各15克，粳米100克。

【制用法】桃仁、赤芍、蝉蜕水煎取药汁。粳米淘洗干净，加药汁，加清水适量，同煮为粥。每日1剂，早晚服用。每7~15日为1疗程。

【功　效】活血祛瘀，散风，透疹。用于皮肤瘙痒症的辅助治疗。

风疹瘙痒茶

【原　料】生黄芪10克，野菊花15克，土茯苓20克，荆芥穗7克。

【制用法】以上各药共研粗末，置保温瓶中，冲入适量沸水，加闷10多分钟。代茶频频饮服。每日1剂。

【功　效】清热解毒，祛风利湿。适用于疹疹属风热湿毒者。如风团样瘙痒性丘疹，风团红肿消退后，可遗留丘疹剧痒，常对称分布于四肢、躯干和面部。

【宜　忌】脾虚血燥者不宜饮用。

豆奶核桃芝麻饮

【原　料】黄豆50克，大米60克，核桃仁、白芝麻各30克，牛奶300毫升，白糖适量。

【制用法】黄豆浸水泡1日，视豆浸胀后待研；大米用水浸1小时，与核桃仁、白芝麻、泡好的黄豆拌匀，加入牛奶、清水，倒入小磨里磨出浆，过滤入锅煮沸，加白糖少许，即可饮用。不拘时，时时饮之。

【功　效】补虚损，养血润肤。适用于血虚风燥型皮肤瘙痒症。

牛蒡子蝉蜕粥

【原　料】牛蒡子10克，蝉蜕、丹皮各15克，粳米50克。

【制用法】牛蒡子、蝉蜕、丹皮水煎取汁。粳米淘洗干净，加药汁，加清水适量，同煮为粥。早晚食用。

【功　效】散风除热，透疹解毒。用于皮肤瘙痒症、风疹的辅助治疗。

【宜　忌】牛蒡子滑肠，气虚便溏者忌食用。

防风生姜粥

【原　料】防风、生姜各15克，威灵仙10克，粳米100克。

【制用法】防风、生姜、威灵仙水煎取药汁。粳米淘洗干净，加药汁，加清水适量，同煮为粥。每日1剂，早晚服用。

【功　效】祛风除湿，解表散寒。用于皮肤瘙痒、类风湿性关节炎、风湿性关节炎的辅助治疗。

姜桂羊肉

【原　料】生姜15克，羊肉250克，桂皮3克。

【制用法】桂皮研成细粉，生姜切成小片。羊肉与姜片按常法煮熟。羊肉可沾桂皮粉食用。若无桂皮，也可以胡椒末代用。

【功　效】适于皮肤干燥、瘙痒不绝。

荆芥地黄绿豆汤

【原　料】荆芥、薄荷各10克，生地黄、绿豆各100克。

【制用法】前3种水煎取汁或纱布包，与绿豆同煮汤，去药包。分2次服用。

【功　效】清热凉血。适用于皮肤瘙痒症。

干姜桂枝枣汤

【原　料】干姜9克,红枣10枚,桂枝6克。

【制用法】3味一起加水适量,煎为汤。饮汤,食枣。每日1剂,连服7~8剂。

【功　效】疏风散寒。可辅治风寒侵表型皮肤瘙痒症。

芹菜红枣汤

【原　料】芹菜200~500克,红枣60~120克。

【制用法】芹菜洗净切段,红枣洗净,2味加水适量煮汤。分次饮用。

【功　效】养血清肝。适用于皮肤瘙痒。

白癜风

白癜风为一种皮肤色素缺乏症,是由于皮肤表皮与真皮交界处色素细胞功能丧失而不能产生黑色素所致。可发生于任何部位的皮肤上,但常见于面、颈、手、背、前臂等处,大小形态不一。患处皮肤色素消失而呈白色,界限清楚,毛发往往变白,边沿可有色素沉着,患处皮肤知觉、分泌及排泄功能均正常,无自觉症状。属于中医学"白癜"、"白驳"、"白驳风"的范围。

中医学认为,本病系风湿郁于皮毛、气血失和、肤失濡养所致,治疗原则以活血疏风、调和气血为主。

黄精首乌鸡

【原　料】黄精30克,何首乌20克,乌骨鸡750克,调料适量。

【制用法】乌鸡去头脚、内脏,切块;黄精、首乌用纱布袋包扎后与乌鸡加汤同煮。待熟去药袋,加姜、葱、酒、精盐调味即可。吃鸡喝汤,每周服2次,以6次为1疗程。可反复服。

【功　效】益气血,补肝肾,增色消斑。用于治疗风热血热、肝肾不足而引起的色素脱失、皮肤变白的白癜风病。

核桃仁肝片

【原　料】核桃仁 30 克，猪肝片 250 克，植物油、精盐、酒、白糖各适量。

【制用法】核桃仁去皮稍切小块状，猪肝用芡料或蛋清浆一下，油锅爆炒时加入核桃仁同炒，加精盐、酒、白糖等调味，熟后盛起即可。可作菜肴常吃。

【功　效】滋肝补肾。可提供酪氨酸，促进白癜风治愈。

黑豆芝麻粥

【原　料】黑豆 30 克，黑芝麻末 15 克，糯米 60 克，红糖适量。

【制用法】以上各物加水适量煮粥，加适量红糖。1 日服完，可常服。

【功　效】养血补肾，健脑增色。适用于治疗风热血热、肝肾不足而引起的色素脱失、皮肤变白的白癜风病。

苦参蜂房酒

【原　料】苦参 400 克，露蜂房 20 克，糯米 1000 克，酒曲 100 克。

【制用法】①糯米用清水 2 升浸泡 12 小时，捞出上笼蒸成熟米饭，然后与米泔水混匀，待温度降至 30℃左右时，拌入酒曲调匀，置瓷瓮中，密封瓮口。21 日后酒热启封，压去酒糟，滤取酒液备用。

②将苦参、露蜂房用凉开水快速淘洗，沥干水液，晒干，研为细末，用纱布袋包好，置于酒坛内，注入上述酒液，密封，隔水炖沸 6 小时，候凉，埋入地下 3 日，以去火毒，取出，滤取酒液即成。每服 30~50 毫升，每日 3 次。

【功　效】祛风解毒，杀虫。适用于白癜风。

马齿韭菜包子

【原　料】马齿苋 300 克，韭菜 150 克，面粉 1000 克，葱、姜、熟猪油、酱油、精盐、鸡蛋、味精各适量。

【制用法】①马齿苋、韭菜分别洗净，阴干 2 小时，切成碎末；将鸡蛋炒熟弄碎。

②马齿苋、韭菜、鸡蛋拌在一起，加上精盐、酱油、熟猪油、味精、葱、姜末为馅。和面制成包子，放在蒸笼里蒸熟食用。随量食。

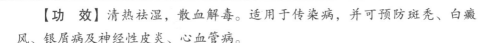

【功　效】清热祛湿，散血解毒。适用于传染病，并可预防斑秃、白癜风、银屑病及神经性皮炎、心血管病。

白癜风酊

【原　料】蛇床子、苦参饮片各40克，土槿皮20克，薄荷脑10克，75%的乙醇1升。

【制用法】以上诸药共研细末，置容器中，加入75%的乙醇，将药物渗透，放置6小时，然后加入75%的乙醇至1升，浸泡数日。最后加入薄荷脑，溶化、拌匀，即成。每次取此药酒涂擦患处，每日3~5次。

【功　效】清热，祛风，止痛。适用于白癜风。

脚　气

脚气是一种浅部真菌感染所致的常见皮肤病，可分为干性和湿性两种类型。干性脚气的症状为脚底皮肤干燥、粗糙、变厚、脱皮、冬季易皲裂等；湿性脚气的症状是脚趾间有小水疱、糜烂、皮肤湿润、发白、擦破老皮后可见潮红、渗出黄水等。二者均有奇痒的特点，也可同时出现，反复发作，春夏加重，秋冬减轻。本病属于中医学"脚湿气"的范围。治疗原则以清热利湿消肿为宜。

青风藤酒

【原　料】青风藤15克，白酒500毫升。

【制用法】青风藤捣碎，浸入白酒内，密封，每日摇荡1次，7日后去渣即成。每次服15~20毫升，每日2次。

【功　效】祛风湿，通经络。适用于脚气湿肿、风湿痹痛、麻木瘙痒等。

红枣花生赤豆汤

【原　料】生花生仁（带衣）90克，赤小豆100克，红枣50克。

【制用法】上3味洗净后，加水煮汤。食枣、豆、花生，饮汤。

【功　效】滋养，补血益气。适用于虚寒性脚气。

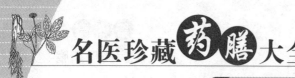

紫菜车前子汤

【原　料】紫菜、车前子各25克。

【制用法】紫菜与车前子加水煎汤。

【服　法】日服2次。

【功　效】祛湿，解热。适用于湿性脚气。

绿豆猪肝粥

【原　料】绿豆60克，猪肝、大米各100克。

【制用法】猪肝洗净切片备用；绿豆、大米分别洗净。先将绿豆入锅加水煮沸，改文火煮至豆熟，放入肝片和大米煮成粥，加调料即成。

【功　效】养血和脾，利水消肿。治疗脚气病、水肿。

附片猪蹄汤

【原　料】白附片、木瓜各30克，白术15克，猪蹄2000克。

【制用法】白附片、白术、木瓜三药用布包与猪蹄同炖，待猪蹄熟透后取出药袋，分餐食猪蹄，喝汤。

【功　效】温肾阳，祛寒湿，活血脉。适用于干脚气。

吴茱萸木瓜粥

【原　料】吴茱萸5克，木瓜10克，生姜2克，大枣4枚，粳米100克。

【制用法】吴茱萸、木瓜、生姜研为细末。再与大枣、粳米同煮作粥空腹食用。

【功　效】温经散寒，舒筋活络。适用于脾肾阳虚寒盛所致脚气。

豆仁粥

【原　料】赤小豆、生花生米各50克，薏苡仁30克，大蒜15克，红枣15枚。

【制用法】上5味同煎做粥，任意食用。

【功　效】健脾利湿。适用于湿脚气患者。

十 五官科疾病

耳鸣耳聋

耳鸣、耳聋是耳科疾病的主要症状之一，是听觉系统中传音、感音或综合分析部分的功能异常，致使听力不同程度地减退，按病变性质可分为器质性耳聋和功能性耳聋，前者据病变部位可划分为感音性耳聋、导音性耳聋及混合性耳聋3类。中医认为本病的发生多因外感邪毒或毒物，内损脏腑，致阴阳气血失调而成，其中与肝、脾、肾关系密切，且往往兼夹有血脉瘀阻、痰气壅结等，故临床上根据耳鸣耳聋的症状、体征与患者的全身情况，一般分风热侵袭、肝火上炎、痰气壅结、脾胃气虚、肾精亏损、气滞血瘀6大证型。本病在治疗的同时可配合食疗，疗效将更佳。

骨碎补磁石粥

【原　料】骨碎补15克，磁石20克，粳米100克，白糖适量。

【制用法】先将骨碎补、磁石煎煮，取汁去渣，再将粳米放入砂锅内煮粥，待粥将熟时，加入白糖稍煮即可。每日1~2次，3~5日为1疗程。

【功　效】补益肝肾，强健筋骨。适用于肝肾不足耳鸣耳聋及链霉素中毒所致的耳鸣耳聋。

【宜　忌】发热期间或小便淋涩者，均不宜食用。

菖蒲薄荷饮

【原　料】石菖蒲6克，薄荷、荆芥各10克。

【制用法】上3味煎水，代茶饮。

【功　效】疏散风热，开窍聪耳。适用于风热侵袭之耳鸣耳聋。

首乌红枣粥

【原　料】制何首乌40克，红枣5枚，粳米100克，红糖20克。

【制用法】首乌洗净，切成薄片，煎汁去渣；红枣洗净去核；粳米淘洗

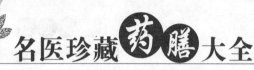

净,共入药汁中煮粥,粥熟加红糖调匀。每日1~2次,7日为1疗程。隔几日后可继续服食。

【功　效】补肝肾,益精血。适用于肝肾亏损、头发早白、头昏耳鸣、腰膝酸痛、便秘、冠心病、高血脂症、神经衰弱等病症。

【宜　忌】大便溏泻者不宜食之。服药粥期间忌葱、蒜。

扁豆苡仁粥

【原　料】扁豆50克,薏苡仁100克,荷叶150克,大米30克。

【制用法】上4味一同加水煮粥,至扁豆、薏苡仁烂熟时,除去荷叶,分2次食。

【功　效】健脾利湿,益气升阳。适用于脾胃气虚之耳鸣耳聋。

杞地人参酒

【原　料】枸杞子、熟地各60克,红参10克,首乌30克,菖蒲15克,白酒800毫升。

【制用法】将上药共浸入酒内,封严,1个月后服用,每晚服10毫升。

【功　效】补肾益精,补气通窍。适用于肾精亏损之耳鸣耳聋。

舒肝活血通窍粥

【原　料】柴胡、石菖蒲、香附各10克,丹参30克,大米60克。

【制用法】前4味洗净煎汤取汁,加入大米煮粥,分2次温服。

【功　效】舒肝,活血,通窍。适用于气滞血瘀之耳鸣耳聋。

地黄首乌粥

【原　料】制何首乌30克,熟地黄15克,粳米100克,大枣2枚,冰糖适量。

【制用法】先将何首乌、熟地黄入砂锅煎取浓汁,去渣取汁,入粳米、大枣(去核)、冰糖,同煮为粥。供早、晚餐服食。

【功　效】益肾抗老,养肝补血。适用于肝肾不足、阴血亏损、头晕耳鸣、头发早白、贫血、神经衰弱以及高血脂、动脉硬化等病症。

第四章 常见疾病调理药膳

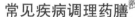

【宜　忌】本品有通便作用,大便溏薄者忌食。服地黄首乌粥期间,忌吃葱、蒜、萝卜、猪肉、羊肉。

益肾明目酒

【原　料】覆盆子50克,巴戟天、肉苁蓉、远志、川牛膝、五味子、续断各35克,山萸肉30克,醇酒1000克。

【制用法】将上药共捣为粗末,用布袋盛,置于净坛中,注酒浸之,封口。春夏5日,秋冬7日,然后添冷开水1000毫升,和匀备用。每日早、晚各1次,每次空腹温饮10~15毫升。

【功　效】益肾补肝,养心,聪耳明目,悦容颜。适用于肝肾虚损、耳聋目昏、腰酸腿困、神疲力衰等症。

菖蒲桂心酒

【原　料】石菖蒲2克,木通1克,桂心、磁石各15克,防风、羌活各30克,白酒500毫升。

【制用法】石菖蒲以米泔水浸一宿到焙,桂心去粗皮。上6味药,共捣碎,白纱布包之,置干净容器中,倒入白酒浸7日,去渣备用。每日早、晚各1次,每次空腹温饮10~15毫升。

【功　效】开窍祛风,纳气潜阳。适用于耳聋耳鸣。

中耳炎

化脓性中耳炎是因化脓性细菌感染而引起的中耳黏骨膜的化脓性炎症。中医称"脓耳",是以耳鼓膜穿孔、耳内流脓为主要表现的耳病。中医认为本病外因为邪毒侵袭,内因为脏腑功能失调所致,临床根据邪毒的性质、患者脏腑功能强、弱的不同大体分为:肝胆火盛、邪热外侵,脾虚湿困,肾元亏损3大证型。

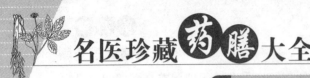

银花黄芩茶

【原　料】银花10克，黄芩6克，白糖30克。

【制用法】银花、黄芩加水煎15～20分钟，加入白糖即成。趁热饮服，每日2剂，连用10日。

【功　效】适用于肝火型，病程尚短者中耳炎。

苍术莲子粥

【原　料】苍术10克，莲子25克，大米50克。

【制用法】苍术水煎取液；莲子、大米洗净，加水及苍术液煮粥。1次顿服，每日1剂，常服。

【功　效】适用于脾虚型中耳炎。

清耳排脓汤

【原　料】穿山甲、大花粉各15克，皂角刺10克。

【制用法】以上药物加水煎汤。每日1剂，连服1周。

【功　效】解毒排脓。适用于治疗耳道已有稠脓外流的化脓性中耳炎。

猪腰人参防风粥

【原　料】猪肾1对，粳米160克，葱白2根，人参1克，防风6克。

【制用法】猪肾洗净，去臊腺，切成碎块，与粳米、葱白、人参、防风等共煮成粥。作早、晚餐。

【功　效】益气补肾通阳。适用于中耳炎。

生地麦冬汤

【原　料】生地、白芍、白术、大枣、磁石、生牡蛎、麦冬各10克，甘草3克，葱白6克。

【制用法】每日1剂，水煎2次，分2次服。

【功　效】健脾益气，滋阴潜阳。主治慢性化脓性中耳炎。

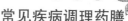

枸杞黄精汤

【原　料】枸杞子、黄精、冰糖各10克。

【制用法】黄精制成粗末，和枸杞子、冰糖用开水冲泡。代茶饮，每日1剂，连用15日。

【功　效】适用于肾虚型中耳炎。

鼻　炎

鼻炎包括急性鼻炎和慢性鼻炎。

急性鼻炎是常见的鼻腔黏膜急性感染性炎症，往往为上呼吸道感染的一部分。临床主要表现为：鼻塞、流涕伴有嗅觉减退，闭塞性鼻音。中医称之为"伤风鼻塞"，基本病机为风寒或风热之邪入侵，上犯鼻腔，宣降失常，通窍不利。

慢性鼻炎是一种常见的鼻腔和黏膜下层的慢性炎症。通常包括慢性单纯性鼻炎和慢性肥厚性鼻炎，后者多由前者发展而来。本病的发病原因很多，但主要是由急性鼻炎反复发作或治疗不彻底转化而来。长期吸入污染的空气，如水泥、烟草、煤炭、面粉等也是致病原因。另外，许多全身慢性疾病，如贫血、糖尿病、风湿病等以及慢性便秘均可引起鼻腔血管长期瘀血或反射性充血而致病。

薏苡荷叶粥

【原　料】薏苡仁30克，荷叶1张，淀粉、砂糖、桂花各适量。

【制用法】先煮薏苡仁，将成粥时盖上荷叶再煮，熟后放入淀粉少许，再加砂糖、桂花。作早点或夜宵食用，每日1剂，连用1周。

【功　效】适用于脾胃湿热型鼻窦炎。

丝瓜藤煲猪肉

【原　料】丝瓜藤（近根部者佳）1~1.5米，猪瘦肉60克，精盐、味精各适量。

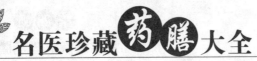

【制用法】丝瓜藤洗净，剪段；猪肉洗净切块，同入砂锅内煮汤，至肉熟，加精盐、味精调味即可。日服1次，5次为1疗程，连服1～3个疗程。

【功　效】清热解毒，通窍活血。适用于慢性鼻炎急性发作及萎缩性鼻炎、鼻流脓涕、头晕头痛等症。

橘红酒

【原　料】白酒500毫升，橘红30克。

【制用法】橘红浸入白酒中，封闭1个月。每晚睡前服20毫升。

【功　效】行气活络通窍。适用于气滞血瘀之慢性鼻炎。

藿香辛芷丸

【原　料】广藿香180克，细辛9克，白芷、茶叶各30克，猪胆6个，辛夷4.5克。

【制用法】藿香、细辛、白芷3味药研为细末，拌匀；将猪胆煮汁，混合上药粉成丸，每丸6克；辛夷煎汤。每日3次，每次1丸，用茶叶水和辛夷汤送服。

【功　效】辛散化浊。适用于鼻炎、慢性副鼻窦炎。

苍耳桔梗桂枝茶

【原　料】桔梗、苍耳子各10克，桂枝7克，红茶20克。

【制用法】4味共放锅内，加清水500毫升，用文火煎30分钟，过滤去渣，留取药汁300毫升。1日分2～3次服完，加温为宜。

【功　效】清热除风。适用于鼻炎、副鼻窦炎等症。

辛夷百合粳米粥

【原　料】辛夷适量，百合20克，粳米50克。

【制用法】将辛夷研为细末，百合和粳米同煮粥，食粥时调入辛夷末1～2食匙。日服1次，连服1～2周。

【功　效】适用于过敏性鼻炎。

第四章
常见疾病调理药膳

黄芪橘皮荷叶汤

【原　料】黄芪、橘皮各15克，荷叶1张。

【制用法】先将黄芪、橘皮煎汤去渣，加入荷叶浸20分钟，取汤。代茶饮，每日1剂，连用15日。

【功　效】适用于脾肺气虚型鼻窦炎。

辛夷鼻炎酒

【原　料】辛夷、细辛各10克，藁本12克，僵蚕、蝉衣、菊花、黄芩、连翘、防风各15克，川芎、生地各30克，50°白酒2500毫升。

【制用法】上药11味加工成粗末，以纱布包，置容器中，加入50°白酒2500毫升，密封，每日振摇1次。放置14～21日后，过滤去渣，贮瓶备用。每次温服15～20毫升，每日服2～3次。

【功　效】辛温通络，解痉消肿。适用于慢性鼻炎。

苍耳子茶

【原　料】苍耳子12克，辛夷、白芷各6克，薄荷4.5克，葱白3根，茶叶2克。

【制用法】上6味共研为末，以沸水冲泡10分钟即可。每日1剂，不拘时频频温服。

【功　效】发汗通窍，散风祛湿。适用于鼻炎、鼻窦炎及副鼻窦炎等。

辛夷花鸡蛋汤

【原　料】辛夷花10克，鸡蛋2个。

【制用法】辛夷花、鸡蛋共加水煮，至蛋熟后，去壳放汤中稍煮片刻即可。吃鸡蛋喝汤，每日1剂，连用5日。

【功　效】适用于风寒型慢性鼻炎。

黄芪冬瓜汤

【原　料】黄芪30克，冬瓜150克。

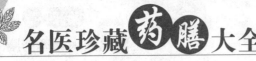

【制用法】黄芪煎汤去滓，加入去皮、子后切成块的冬瓜，再熬成汤。作汤食用，每日1剂，连用15日。

【功　效】适用于脾肺气虚型鼻窦炎。

鼻出血

鼻出血又称鼻衄，轻者只有鼻涕带血，重者纯血流出。如反复流鼻血，并有口渴、心烦等，系由阴虚燥热所致；若反复流鼻血，伴见面色少血、气短、精神困倦等，则系气虚不能摄血所致。中医认为，本病与肺、胃、肝、肾、脾关系密切，常由肺、肾、肝三个脏腑邪热壅食，迫血妄行，或肝肾阴亏，虚为火动血，或脾虚失统，血不循经，而致鼻出血。

桑菊饮

【原　料】桑叶、菊花、白茅根各15克，冰糖适量。

【制用法】以上各味水煎后加冰糖。代茶饮。

【功　效】清热凉血。适用于治疗鼻出血伴鼻中有热蒸感或有发热感。

桑白皮茅根粥

【原　料】桑白皮30克，白茅根15克，粳米100克，冰糖适量。

【制用法】桑白皮、白茅根洗净后放入砂锅，加水适量煎取药汁，去渣，入粳米、冰糖，再加水煮成稀粥。每日早晚温热服之，3～5日为1疗程。

【功　效】清肺化痰，止咳降气。适用于肺热鼻衄及急性支气管炎、大叶性肺炎所致的咳嗽咳痰。

茅根酒

【原　料】白茅根250克，米酒1000毫升。

【制用法】白茅根与米酒同置一容器中，用小火煎煮至减半时，离火，去渣取汁，候温备用。

【功　效】凉血，养阴，止衄。适用鼻出血。

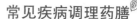

第四章 常见疾病调理药膳

藕节粳米粥

【原　料】藕节10克，粳米50克，蜂蜜适量。

【制用法】藕节洗净切碎，粳米炒至微黄。先将藕节入锅加水煮15分钟后去渣，然后入粳米煮为粥，加入蜂蜜调匀。作早餐。

【功　效】润肺补燥，清热凉血。适用于鼻出血。

【宜　忌】忌食羊肉、狗肉等热性食物，避免辛辣刺激性食物。

旱莲草猪肝

【原　料】旱莲草60克，猪肝250克，精盐适量。

【制用法】猪肝洗净，切片，与旱莲草同放瓦锅内，加水适量煎汤，加精盐调味服食。食猪肝，饮汤。每日1剂，连服数剂。

【功　效】滋阴补肾。适用于因肾阴不足所致的鼻出血。

仙鹤草粥

【原　料】仙鹤草、旱莲草各20克，粳米100克，白糖适量。

【制用法】仙鹤草、旱莲草煎煮，取汁去渣，再加入粳米煮粥，粥将熟时，加入白糖，稍煮即成。每日2次，空腹食。

【功　效】滋阴清热，凉血止血。适用于阴虚燥热所致的鼻衄、干咳少痰。

生地黄汁粥

【原　料】生地黄汁约50毫升（或干地黄60克），粳米60克，生姜2片。

【制用法】鲜生地黄洗净切段，榨取汁备用。或用干地黄煎取药汁备用。先用粳米加水煮粥，粥沸后加入地黄汁和生姜，再煮成稀粥。每日2次，温服。

【功　效】清热生津，凉血止血。适用于阴虚燥热所致的鼻出血、热病后期、阴液耗伤、低热不退、劳热骨蒸、口干作渴。

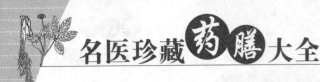

咽 炎

咽炎有急性和慢性之分。急性咽炎是发于咽部的急性炎症。本病常为呼吸道感染的一部分，多由急性鼻炎向下蔓延所致，也有开始即发生于咽者，临床主要表现为：咽部红、肿、热、痛，吞咽困难，可伴有全身症状。中医称本病为"急喉痹"或"风热喉痹"，基本病机为风热毒邪侵袭，内犯肺胃，外邪引动肺胃火热上蒸咽喉。慢性咽炎是咽部黏膜的一种慢性炎症，多因屡发急性咽炎治疗不彻底，而转变为慢性，其次是烟酒过度，嗜食刺激性食物，常接触污浊空气、鼻塞而需张口呼吸等，均可诱发本病。主要为咽部不适感，如灼热感、痒感、干燥感或异物感，咽部常有黏性分泌物，不易咳出，早晨刷牙常引起反射性恶心呕吐。中医称本病为"慢喉痹"或"虚火喉痹"，基本病机为肺肾阴虚，虚火上炎，灼伤咽喉。本病当以疏风散热，利咽止痛，养阴润肺，生津利咽为治。

蜜糖银花粥

【原　料】金银花、蜂蜜各50克，粳米100克。

【制用法】金银花洗净，加水约两碗，放在文火上煎煮，剩一碗水时去渣取汁。粳米淘净煮粥，煮至半熟时倒入金银花汁，同煮成稀粥，待粥晾至温热时倒入蜂蜜搅匀。早晚餐温热服。

【功　效】清热解毒。适用于咽喉炎。

生地螃蟹汤

【原　料】生地50克，鲜蟹1只。

【制用法】螃蟹洗净后，同生地放锅中，加清水适量，置火上煎成汤1碗，去渣、蟹壳即可。饮汤，食蟹。1次顿服，连服3次。

【功　效】清热凉血，解毒止痛。适用于急性咽喉炎饮食不下。

茶菊蜜饮

【原　料】绿茶、菊花、刀豆各6克，蜂蜜1匙。

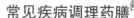

【制用法】先将刀豆加适量水煎沸片刻,然后冲泡绿茶、菊茶,加盖闷片刻后,调入蜂蜜,徐徐饮汁。每日服2次。

【功　效】清热化痰,润喉止渴。治疗慢性喉炎。

防疫清咽茶

【原　料】金银花、桔梗各15克,杭菊花、麦冬各10克,板蓝根20克,甘草3克,茶叶6克,冰糖适量。

【制用法】将以上各味共捣为细末,纱布袋分装成3包。每次服1包,每日1包,可当茶反复冲泡饮服。

【功　效】清热解毒。适用于急慢性咽炎。

沙参麦冬饮

【原　料】北沙参20克,麦冬10克,鲜萝卜汁适量。

【制用法】前2味煎水取汁,入鲜萝卜汁,以白糖调味,1次饮,每日2次。

【功　效】养阴清热,润燥利咽。适用于肺肾阴虚之咽炎。

清咽顺气茶

【原　料】薄荷、绿茶各5克,冰片0.2克。

【制用法】薄荷、绿茶、冰片同放入茶杯中,用沸水冲泡,3分钟后即可饮用。代茶饮。

【功　效】清热生津,消食下气。适用于急、慢性咽炎,腹中胀满、矢气不通等。

胖大海冬瓜子茶

【原　料】胖大海3枚,生冬瓜子10克。

【制用法】胖大海、冬瓜子洗净,用沸水冲泡20分钟。代茶频饮。

【功　效】清咽润喉,美声色,利湿消肿。适用于急慢性咽喉炎、声带及喉头水肿导致的声音嘶哑。

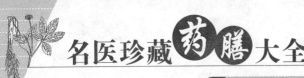

罗汉果速溶饮

【原　料】罗汉果、白糖各250克。

【制用法】罗汉果打碎，水煎3次，每次30分钟，合并煎液，文火浓缩到稍黏稠将要干锅时，停火，晾凉，拌入白糖粉，混匀，晒干，压碎，装瓶。每次10克，沸水冲化饮，次数不限。

【功　效】清利咽喉。适用于急慢性咽炎、喉炎等。

甘桔薄荷粥

【原　料】甘草6克，桔梗10克，干薄荷15克（鲜品30克），粳米50～100克，冰糖适量。

【制用法】甘草、桔梗、薄荷煎汤候冷，再将粳米煮成稠粥，待粥将熟时，加入冰糖及上药汤，再煮1～2沸即可。每日1～2次，凉服。

【功　效】疏散风热，清利咽喉。适用于风热所致咽喉红肿疼痛、头痛目赤。

蝉蜕胖大海粥

【原　料】蝉蜕5克，胖大海10克，粳米50克，冰糖适量。

【制用法】蝉蜕与胖大海煎煮，取汁去渣，粳米淘净煮粥，粥将熟时，放入上述药汁及冰糖，稍煮即成。每日服2～3次，温服。

【功　效】清热润肺，利咽开音。适用于喉痛、干咳无痰、失音、急慢性咽炎。歌唱演员常服，可保持嗓音清亮、不哑。

扁桃体炎

扁桃体炎有急慢性之分。急性扁桃体炎多见于10～30岁之间的青年人，好发于春秋季节，通常与急性咽炎同时发生，主要由细菌感染而引起，常见致病菌为溶血性链球菌、葡萄球菌和肺炎双球菌。细菌通过空气飞沫、食物或直接接触而传染。慢性扁桃体炎多由扁桃体炎的急性反复发作或隐窝引流不畅，细菌在隐窝内繁殖而导致，也可继发于某些急性传染病，如猩红热、麻疹、百喉等。扁桃体炎中医上称为"乳蛾"、"喉蛾"，中医认为外感风热毒邪是本病发生的主要原因。本病急性者多为风火热毒之症。慢性者多属阴亏燥热之候。治疗当以清火、滋阴、润燥为基本法则。急性宜食疏风清热、消肿解毒之食物；慢性宜食养阴清热之食物。

消炎茶

【原　料】蒲公英、金银花各400克，薄荷200克，甘草100克，胖大海50克，淀粉30克。

【制用法】先取薄荷、甘草、胖大海及蒲公英、金银花磨成细粉，过筛备用；将剩下的蒲公英、金银花加水煮2次，合并煎液，过滤，浓缩至糖浆状，与淀粉浆混合均匀，成软块，过20目筛制粒，烘干。沸水冲泡10分钟，喝上面的澄清液，每次10克，日服3次。

【功　效】清热解毒。适用于扁桃体炎、急性咽喉炎等。

百合炖香蕉

【原　料】百合15克，去皮香蕉2个，冰糖适量。

【制用法】上3味加水，同炖，服食之。

【功　效】养阴清肺，生津润燥。适用于肺阴亏虚型扁桃体炎。

豆腐双花汤

【原　料】金银花、野菊花各30克，鲜豆腐200克，精盐适量。

【制用法】豆腐加清水适量煲汤，再置入银花、野菊花同煲10分钟，用精盐少许调味，饮汤（豆腐可吃可不吃）。

【功　效】疏散风热，清热解毒。适用于急性扁桃体炎。

银连大柴胡姜汤

【原　料】生姜、柴胡各15克，黄芩、银花、芍药、连翘、半夏、枳实各9克，大黄6克，大枣5枚。

【制用法】上药共煎水服。每日1剂，日服2~3次。

【功　效】解表攻里。适用于急性扁桃体炎。

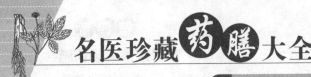

蒲公英粥

【原　料】蒲公英20克（鲜品30克），粳米100克。

【制用法】蒲公英洗净，切碎，煎汁去渣。粳米淘洗干净，加药汁，加清水适量，同煮为粥。每日分3次，稍温食用。3日为1疗程。

【功　效】清热解毒，消肿散结。用于急性扁桃体炎、呼吸道感染等病症的辅助治疗。

无花果炖猪肉

【原　料】无花果100克，瘦猪肉120克，精盐3克。

【制用法】无花果、瘦猪肉洗净，同置炖盅内，隔水文火慢炖熟，加精盐调味食用。

【功　效】健胃清肠，解毒消肿。用于急性扁桃体炎、急性咽炎等病症的辅助治疗。

【宜　忌】有动脉硬化、冠心病者以及老年人不宜多食。

桑菊茶

【原　料】桑叶、菊花各3~5克，薄荷叶2~3克。

【制用法】干桑叶晒后搓揉碎。把桑叶碎片同菊花、新鲜薄荷叶一同放入茶杯内，用沸水浸泡5~10分钟即可。或把桑叶、菊花及薄荷叶适量一同放入搪瓷杯内，加水适量，煮沸后即可饮用。每日2~3次，当清凉饮料每天饮用1~2杯。连用3~5日。

【功　效】清热解毒，消炎利咽。适用于小儿急性扁桃体炎、咽喉疼痛、小儿夏季风热感冒、发热、头痛、目赤、咳吐黄痰。

百合羹

【原　料】百合20克，桑叶9克。

【制用法】百合去衣，加桑叶所煎出的汁，合煮为羹，每日食1小碗。

【功　效】养阴清肺，生津润燥。适用于慢性扁桃体炎。

第四章 常见疾病调理药膳

牙痛

牙痛是由牙病引起的。可分以下几种情况：龋齿牙痛为牙体腐蚀有小孔，遇到冷、热、甜、酸时才感疼痛；患急性牙髓炎是引起剧烈牙痛的主要原因；患急性牙周膜炎，疼痛剧烈，呈持续性的跳痛。临床辨证可分为风热牙痛、寒凝牙痛、胃火牙痛、肾虚牙痛等证型。

生姜粥

【原　料】生姜10克，粳米50克。

【制用法】先用粳米煮粥，粥熟后加入生姜片，再略煮片刻即成。空腹趁热吃，每日1剂。

【功　效】适用于风寒凝型牙痛。

二花茶

【原　料】银花、菊花各30克，白糖适量。

【制用法】以上加水煎沸5分钟，或用沸水冲泡。代茶饮，每日1剂。

【功　效】适用于胃火型牙痛。

玉竹旱莲汤

【原　料】玉竹15克，旱莲草9克，食醋适量。

【制用法】将玉竹、旱莲草煎水，加醋。每日1剂，连服3~5剂。

【功　效】适用于胃火型牙痛。

沙参煲鸡蛋

【原　料】沙参30克，鸡蛋2个，白糖或冰糖适量。

【制用法】沙参、鸡蛋加水同煮，待蛋熟去壳，再放入后同煮半小时，加入白糖或冰糖。

【功　效】养阴生津，补益脾胃。适用于肾虚牙痛。

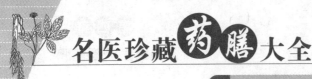

骨碎补粥

【原　　料】骨碎补20克，粳米50克。

【制用法】骨碎补水煎，取汁加米煮粥调味。

【功　　效】益肾健齿，固齿止痛。适用于肾虚牙痛。

蛤壳槐花汤

【原　　料】蛤壳粉50克，槐花25克。

【制用法】槐花炒焦研末，与蛤粉调匀。每次用5克，每日3次，以温开水冲服，连服数次即有效果，病症很少复发。

【功　　效】胃肠实热致牙龈出血，血色鲜红，兼有牙龈红肿、口臭、大便干结、脉滑数，宜清热泻火、和胃理肠，此汤适合作调养之用。

白芷粥

【原　　料】白芷10克，粳米50克。

【制用法】白芷研成极细末，先将米煮熟后调入白芷末，再煮至粥稠，趁热服用。

【功　　效】散风解表止痛。适用于寒凝牙痛。

牙痛酒

【原　　料】生草乌15克，冰片10克，木通50克，细辛30克，50°白酒500毫升。

【制用法】将前4味加工成粗末，以纱布包，置容器中，加入50°白酒500毫升，密封，放置14日后，即可取用。浸泡期间每日振摇数次。

白芷冰片膏

【原　　料】白芷、细辛、制川乌、制草乌、冰片各10克。

【制用法】将上药共研细末，过80目筛，混合后用适量医用凡士林调成膏状。将龋洞内食物残渣清除后，取药膏适量放入龋洞。

【功　　效】祛风散寒，散热止痛。主治龋齿痛、风火牙痛。

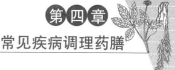

口 疮

口疮即口腔溃疡,是口腔黏膜疾病中最常见的溃疡性损害,具有周期性复发的规律,所以常称为复发性口疮。历代医学家将口疮的病因、病机概括分为虚、实两类。实证的表现是:发病迅速、病程短,一般7~10日逐步愈合,愈合后不留斑痕;溃疡好发于口腔前半部,多见于唇、舌、颊、口底等部,龈、腭少见;初起的红赤稍隆起,中央出现溃点,逐渐扩大,凹陷,呈绿豆粒大小或黄豆粒大小,圆形或椭圆形,表面多覆有黄白色膜,周围绕有红晕。虚证的表现是:发病稍缓,病程长、易反复发作;间歇期时间长短不等,终年不断,此起彼伏;溃疡多发于口腔前半部,但久病者逐渐向口腔后部移行,侵及软腭及腭弓;溃疡大小不等,周围微红不肿;溃点数量少而分散;溃疡疼痛轻微或不痛。本病是属中医"口疳"、"口疮"范畴。发病与心肾不交、虚火上炎或脾胃湿热有关。治宜滋阴清炎、清泄胃热。

竹叶芯茶

【原　料】取竹叶卷芯30支,石斛5克。

【制用法】取竹叶卷芯、石斛热开水冲泡15分钟。代茶频饮,要天天饮服,坚持15日。平日不发溃疡时也可饮服。

【功　效】养阴清热,生津利尿。适用于心胃火盛型口疮。

枣泥红糖茯苓包

【原　料】大枣500克,红糖150克,茯苓粉550克,面粉适量。

【制用法】大枣煮熟去皮、核,加入红糖调匀,茯苓粉和面粉调和,放碱发面,包成糖枣包,蒸熟。早餐食用。

【功　效】健脾补中,补脾和胃,益气生津。适用于脾胃虚寒型口疮。

牛膝石斛饮

【原　料】怀牛膝、石斛各15克,白糖适量。

【制用法】怀牛膝、石斛水煎10分钟,取汁,加白糖即成。频频饮服,

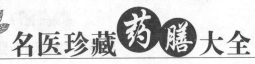

每日1剂，连用1周。

【功　效】适用于阴虚火旺型口腔溃疡。

生地黄芩竹叶汤

【原　料】生地黄、淡竹叶各25克，黄芩15克，白糖适量。

【制用法】以上3味分别洗净，置瓦煲内，加水4碗，煲出味，去渣，加白糖调味搅匀。饮用几次即可治愈。

【功　效】适用于心胃火盛型口疮。

甘草糯米粥

【原　料】炙甘草10克，糯米50克。

【制用法】炙甘草水煎10分钟，取汁加糯米煮熬成粥。1次顿服，每日1剂，连用5日。

【功　效】适用于脾胃虚寒型口腔溃疡。

竹叶粥

【原　料】鲜竹叶30克或干品15克，生石膏45克，粳米50克，砂糖适量。

【制用法】生石膏先煎20分钟，再放入竹叶同煎7~8分钟，取汁加粳米煮至粥熟，加入砂糖搅匀。冷服，每日1剂，连服3~5日。

【功　效】适用于心胃火盛型口腔溃疡。

竹叶糯米酒

【原　料】淡竹叶250克，糯米、酒曲各适量。

【制用法】淡竹叶水煎取汁，与淘洗干净的糯米共煮成米饭，放入酒坛内，拌入酒曲，密封至酒熟，压去酒糟，取出酒液即成。每日不拘时徐徐饮下，以愈为度。

【功　效】清心利尿。适用于小便赤涩热痛、心烦口渴、口舌生疮、舌质红、苔薄黄、脉浮数。

第四章 常见疾病调理药膳

莲栀茶

【原　料】莲子心3克，栀子9克，连翘、甘草各6克。

【制用法】以上诸味同洗净，开水浸泡代茶服用。每剂浸泡数次，每日1剂，连服2～3日。

【功　效】清心除火。适用于心火上炎之口疮。

荷叶冬瓜汤

【原　料】鲜荷叶2片，鲜冬瓜500克，精盐3克。

【制用法】荷叶、冬瓜加清水适量，同放入砂锅文火煲汤，捞去荷叶，加精盐调味，饮汤食冬瓜。

【功　效】清热解毒，生津止渴。用于暑热心烦、口舌生疮等症。

沙麦石斛饮

【原　料】沙参、麦冬各15克，石斛10克，生甘草适量。

【制用法】沙参、麦冬、石斛、生甘草按常法水煎取汁。代茶饮。

【功　效】生津益胃，清热养阴，润肺解毒。适用于阴虚火旺型口疮。

结膜炎

结膜炎，即指眼结膜的炎症，是最常见的眼科疾病。此病可分为急性、慢性两种，急性型俗称"红眼"或"赤眼"，多为细菌或病毒感染所致，也可由物理、化学等因素引起。患眼红肿，分泌物多，易于传染。慢性型可能由未经彻底治疗的急性型演变而成，也可与灰尘刺激，眼力疲劳有关。此病在用抗炎药治疗的同时，应将洗手、洗脸用具分开使用，不用手揉眼是预防结膜炎的有效措施。

桑叶猪肝汤

【原　料】猪肝100克，桑叶15克，精盐适量。

【制用法】猪肝切成片状，与桑叶加清水适量煲汤，用精盐少许调味即

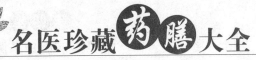

成。佐餐食,吃猪肝,饮汤。

【功　效】疏风清热,养肝明目。适用于眼结膜炎。

决明菊花粥

【原　料】决明子、白菊花、白糖各15克,粳米100克。

【制用法】决明子炒出香味,凉后与白菊花同煎,去渣取汁,澄清沉淀,淘洗净的粳米与药汁同入锅,加适量清水煮成粥,食时加入白糖。每日1次,7日为1疗程。

【功　效】清肝明目,润肠通便。适用于结膜炎所致的目赤肿痛、视物模糊以及高血压病、高血脂症等。

【宜　忌】大便溏泻者不宜食之。

合欢花蒸猪肝

【原　料】合欢花15克,猪肝150克,精盐适量。

【制用法】合欢花用水浸泡半日;再把猪肝切片,与合欢花同放入碗内,加精盐,盖上盖,隔水蒸熟。吃猪肝,饮汤。

【功　效】消风明目,舒郁理气,养肝安神。适用于眼结膜炎、失眠。

合欢花菊花粥

【原　料】合欢花10克,菊花末15克,粳米100克,白糖适量。

【制用法】先煎合欢花、菊花,去渣取汁,加入粳米煮粥,待粥熟时,调入白糖,稍煮即可。供早晚餐温热服食。夏季食用尤好。

【功　效】散风热,清肝火,解郁安神。适用于急性结膜炎所致目赤肿痛、肝火头痛、心烦失眠。

【宜　忌】平素脾虚便溏者不宜服。

清肝明目茶

【原　料】决明子25克,茺蔚子10克。

【制用法】决明子、茺蔚子用文火炒黄,压碎,放入砂锅中,加水适量,

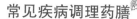

煎煮20分钟，取汁。代茶饮用，每日1剂。

【功　效】祛风散热，清肝明目。适用于预防夏季急性结膜炎。

明目粥

【原　料】枸杞子、白菊花各10克，决明子15克，粳米50克，冰糖适量。

【制用法】先把枸杞子、菊花、决明子放入砂锅内，加水适量，煎汁去渣，放入粳米煮粥，煮将熟时，加入冰糖，再煮1~2沸即可。每日2次，5~7日为1疗程。

【功　效】养肝明目，疏风清热。适用于急性结膜炎、目赤肿痛、视物模糊、迎风流泪、头晕头痛、口苦目眩及习惯性便秘。

【宜　忌】脾虚便溏者忌用。

银耳冰糖茶

【原　料】银耳30克，清茶6克，冰糖60克。

【制用法】上3味共入锅中，加水煎汤。吃银耳，饮汤，每日1剂，连服数日。

【功　效】疏风清热。适用于初起红眼、痛痒交替、流泪作痛、怕热羞明等症。银耳清肺热、益脾胃、滋阴、生津、益气活血、润肠强心、健脑、补肾解酒。

金莲菊花甘草饮

【原　料】金莲花、菊花各10克，生甘草3克。

【制用法】金莲花、菊花、生甘草加水适量，煎煮20分钟，滤取煎液。分次饮用。每日1剂。

【功　效】适用于急性结膜炎。

菊花黄柏茶

【原　料】黄连（酒炒）、天花粉、菊花、川芎、薄荷叶、连翘各30克，黄柏（酒炒）180克，茶叶360克。

【制用法】上药共制粗末，和匀（最好用滤泡纸袋包装，每袋6克）即可。每日3次，每次取末6克，以沸水泡闷10分钟，饮服。

【功　效】清热泻火，祛风明目。适用于两眼赤痛、眵多眵燥、紧涩畏光、赤眩贯睛、大便秘结等。

马齿苋黄花粥

【原　料】黄花菜、马齿苋各30克，粳米100克。

【制用法】先将黄花菜和马齿苋洗净，入锅内加水600毫升，煮至400毫升时，去渣留汁，然后放入洗净的粳米煮成稀粥，加少许白糖调味。早、晚餐服食。

【功　效】清热解毒。适用于眼结膜炎。

青光眼

青光眼是以眼压持续升高或反复升高为主要特征的常见致盲性眼症，根据致病原因不同，临床上可分为原发性、继发性、先天性和外伤性。这里仅就原发性青光眼加以介绍，其属中医学的"绿风内障"与"青风内障"范畴，本病的病因病机尚不十分清楚，但本病的发作往往与情绪过于激动有关。临床上大体可分肝阳上亢、风痰上扰、肝郁脾虚、阴虚火旺等证型。病情严重者在药物或手术治疗的同时配合恰当的食疗，尤有神益。

桑杞五味茶

【原　料】桑葚60克，枸杞子15克，五味子10克。

【制用法】将上3味分作3份。每次用1份，沸水冲泡，代茶饮。

【功　效】补肝益肾。适用于原发性青光眼。

阿胶鸡子黄饮

【原　料】阿胶6克，石决明25克，生地黄12克，鸡蛋黄2枚。

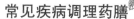

第四章 常见疾病调理药膳

【制用法】将石决明、生地黄煎水,取汁,入阿胶溶化,再入鸡蛋黄,搅匀温服。分2次服完,每日1剂。

【功　效】滋阴养血,柔肝息风,平肝明目。适用于原发性青光眼。

双花夏枯草茶

【原　料】夏枯草15克,槐花、菊花各10克,绿茶3克。

【制用法】夏枯草、槐花、菊花、绿茶同放入砂锅,加水煮沸,滤渣取汁。代茶饮。

【功　效】清肝凉血。对青光眼有疗效。

枸杞羊肾粥

【原　料】羊肾1对,粳米120克,鲜枸杞叶250克,枸杞子30克。

【制用法】羊肾去筋膜,切成片。把枸杞子、羊肾、粳米同放入砂锅中。加水煮熟,加枸杞叶,加调料,即可食用,但要适量。

【功　效】补肝肾,益气血。对青光眼有疗效。

菟丝子鸭子汤

【原　料】菟丝子15克,鸭子肉150克。

【制用法】将鸭肉切块,与菟丝子同煮汤。吃鸭肉饮汤。每日1剂。

【功　效】适用于青光眼、双目昏花、视物不清。

天麻焖鸡块

【原　料】母鸡1只(约重1500克),天麻、鸡油各15克,水发冬菇50克,鸡汤500克,料酒、精盐各5克,植物油75毫升,葱、姜、味精、糖各适量。

【制用法】天麻洗净切薄片,放碗内上屉蒸熟(约10分钟);母鸡去骨,切成3厘米见方的块,用油汆一下。将葱、姜用油煸出香味,加入鸡汤和调料,再倒入鸡块,用小火焖40分钟,加天麻片再煸5分钟左右,用淀粉勾汁,淋以鸡油即成。佐餐。

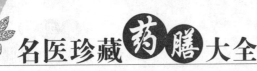

【功　效】平肝息风，祛风止痛，温中益气，补气健脾，和胃益肾。适用于青光眼。

决明绿豆汤

【原　料】决明子20克，绿豆100克。

【制用法】把绿豆洗净，与决明子同入砂锅中。加水煎煮成汤。每日1次，长期饮用。

【功　效】清肝明目。对青光眼、双目肿痛有疗效。

羊肝汤

【原　料】羊肝100克，谷精草、白菊花各15克。

【制用法】羊肝、谷精草和白菊花加水适量，先武火烧开，后改用文火煎60分钟。喝汤食肝。每日1剂，连服数日。

【功　效】适于风热上扰型（症见头痛、目赤、口渴、咽痛）与肝火上炎型（症见耳鸣、眩晕、面赤、口苦、烦躁易怒）的青光眼。

【宜　忌】痰火上扰型（症见胸闷泛恶、苔腻）和脾胃虚寒型（症见食少便溏、畏寒肢冷）的青光眼不宜多食。

天麻明目饮

【原　料】天麻、菊花、陈皮各10克。

【制用法】三者同加水按常法煎取药汁。日分3次饮服。

【功　效】平肝息风，祛风止痛，清肝明目。

鸡冠花玄参丝瓜饮

【原　料】鸡冠花30克，玄参15克，丝瓜1条。

【制用法】将上3味洗净，水煎服。每日服2次，日服1剂。

【功　效】适用于青光眼。

白术酒

【原　料】白术15克，白酒60毫升。

【制用法】白术用酒浸泡后，加水1150毫升，文火煎煮，煮取50毫升饮用。

【功　效】燥湿和中，祛风利窍。适用于青光眼。

近视眼

近视眼是以视近物清楚，视远物模糊为特征的眼病，中医古称"能近怯远症"，其中先天近视程度较高者又称近觑，俗称觑觑眼。患者多从中小学生开始，一般发展缓慢。

近视眼多由于不注意用眼卫生，过度使用目力，使眼肌极度疲劳，耗伤气血，或因禀赋不足，先天遗传而成。

根据患者近视程度的深浅，病程的久暂以及身体状况的不同可分为气血不足、肝肾阴虚与心脾两虚3大类型，临床以药疗与食疗有机配合，对提高视力或控制病情发展，可收到更好效果。

枸杞红枣鸡蛋汤

【原　料】枸杞子15克，红枣6枚，鸡蛋2个。

【制用法】枸杞子、红枣、鸡蛋加水同煮。蛋熟后去壳，小火煮半小时。吃蛋饮汤。每日或隔日服1次。

【功　效】适用于近视眼。

枸杞地黄酒

【原　料】枸杞子250克，生地黄300克，白酒1500毫升。

【制用法】将上药共浸入酒内，密封贮存，每日摇荡1次，15日后去渣即成。每次服20毫升，每日2次，空腹温服。

【功　效】补精益肾，养肝明目。适用于视物模糊、腰膝酸软等。

【宜　忌】忌食香菜、葱、蒜等。

黄芪鸡

【原　料】蜜炙黄芪片100克，母鸡肉1000克。

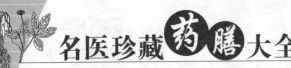

【制用法】黄芪片装入纱布袋内扎牢,与鸡肉同炖,直至熟烂脱骨为止。去黄芪,每天食肉汤1小碗,连服3~4周。

【功 效】补中益气,生精明目。适用于治疗气血不足之近视眼。

枸杞鸡蛋方

【原 料】鸡蛋2只,枸杞子30克。

【制用法】鸡蛋、枸杞子加适量水共煎煮,蛋熟后去壳再煮片刻。食蛋饮汤,连服3~5日。

【功 效】适用于近视。

人参远志饮

【原 料】人参10克,远志30克。

【制用法】人参、远志共杵为末,每日8克,每次1包,沸水冲泡代茶饮,连服7~10日。

【功 效】补肾益气,养心安神。适用于心脾两虚之近视眼。

女贞子炖肉

【原 料】女贞子100克,猪肉500克,精盐适量。

【制用法】猪肉切成小块,女贞子用纱布袋包扎,同炖至肉烂,加入精盐调味,每日食用,约50~100克,连服10~15日。

【功 效】补肝明目。适用于肝肾亏之近视眼。

归芪牛肉汤

【原 料】当归30克,黄芪100克,牛肉1000克,精盐、胡椒粉各适量。

【制用法】当归、黄芪同装入纱布袋内扎定与牛肉及调料同炖至烂熟为止。每次食1小碗肉汤。连服3~4周。

【功 效】补益气血,强筋健骨。适用于气血不足之近视眼。

党参桂圆粥

【原 料】党参30克,龙眼肉15克,粳米150克。

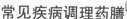

第四章 常见疾病调理药膳

【制用法】党参煎水取汁，入龙眼肉、粳米煮粥，分2次食。

【功　效】补气养血，养胃和中。适用于气血不足之近视眼。

白内障

晶状体混浊称白内障。临床分为老年性白内障、先天性白内障、外伤性白内障、并发性白内障、药物及中毒性白内障等，其中以老年性白内障最为常见。老年性白内障为双眼病，两眼先后发病。患者自觉眼前有固定不动的黑点，呈渐进性、无痛性视力减退。视力障碍出现时间因混浊部位不同而异。可有单眼复视、多视和屈光改变等。随着晶体混浊程度的加重，视力逐渐丧失至眼前手动或光感。白内障目前尚无疗效肯定的药物，故以手术治疗为主。以往认为白内障成熟期为最佳手术时机，现在由于手术技术的进步，一般视力低于0.5影响患者工作及生活时即可手术。

杞子萸肉粥

【原　料】枸杞子、山萸肉各15克，芡实30克，大米100克，白糖适量。

【制用法】山萸肉洗净去核，与枸杞子、芡实、大米按常法煮粥。分早晚服食，白糖调味。

【功　效】滋补肝肾，益精明目。适用于肝肾亏损之白内障。

沙苑菟丝鸡

【原　料】沙苑子100克，菟丝子50克，母鸡1只，精盐适量。

【制用法】沙苑子、菟丝子装入纱布袋内扎紧，与母鸡同放入砂锅中，炖至鸡烂熟，去药袋，加入精盐调味。每日佐餐服用。

【功　效】补益肝肾，益精明目。适用于肝肾亏损之白内障。

清蒸枸杞桂圆

【原　料】枸杞子30克，龙眼肉20克。

【制用法】上2味同放碗中，加水适量蒸熟。分2～3次服。

【功　效】滋养肝肾，养血明目。适用于老年白内障。

名医珍藏药膳大全

沙苑仔鸡

【原　料】沙苑子150克，鸡肉500克，姜片、精盐各适量。

【制用法】鸡洗净，切块；沙苑子纱布包，与鸡肉同放锅内，加水适量炖至鸡烂熟，去沙苑子布包，放姜片、精盐调味。分3次服食。

【功　效】补肝肾，益气血。适用于老年性白内障。

羊肾羹

【原　料】羊肾1个，菟丝子30克，作料各适量。

【制用法】羊肾剖开去内部筋膜，切成连刀腰花，菟丝子煎汤取汁，两煎合并约100毫升。将羊肾爆炒后，放入作料，再将菟丝子加入汁，做成羹。

【功　效】补肝养肾，生精明目。可用于治疗肝肾亏虚引起的老年白内障。

疏风明目酒

【原　料】枸杞子250克，黄酒2000毫升。

【制用法】枸杞子浸入黄酒中，密封贮存，4个月即成。每饮30～50毫升，每日2次，饭后服用。

【功　效】清热疏风，养肝明目。适用于肝虚所致的白内障、迎风流泪等。

苹果皮苍术饮

【原　料】杏3个，苹果皮15克，苍术10克。

【制用法】将3味共放锅内，加水煎取汁。每日1～2次。

【功　效】适用于白内障。

五味子酒

【原　料】五味子60克，低度白酒500毫升。

【制用法】五味子洗净晾干，浸泡在酒内封固。10日后即可饮用。每晚睡前饮用1小盅。

【功　效】滋肾敛肺，涩精明目。适用于肺肾阴虚之老年性白内障。